Onicomicosis

Guía ilustrada de diagnóstico y tratamiento

Onicomicosis

Guía ilustrada de diagnóstico y tratamiento

Antonella Tosti
Departamento de Dermatología y Cirugía Dermatológica, University of Miami. Miami, Florida, Estados Unidos.

Roberto Arenas
Sección de Micología, Hospital General Dr. Manuel Gea González. México D. F., México.

Tracey C. Vlahovic
Departamento de Medicina Podiátrica, Temple University School of Pediatric Medicine. Filadelfia, Pensilvania, Estados Unidos.

EDICIONES
journal

Tosti, Antonella
Onicomicosis: Guía ilustrada de diagnóstico y tratamiento
Antonella Tosti; Tracey C. Vlahovic; Roberto Arenas.
1a ed.- Ciudad Autónoma de Buenos Aires: Journal, 2019.
228 p.; 24 x 17 cm.

ISBN 978-987-4922-07-6

1. Dermatología. I. Vlahovic, Tracey C. II. Arenas, Roberto III. Título.
CDD 616.5

Este libro fue publicado originalmente en idioma inglés bajo el título de: Onychomycosis: An Illustrated Guide to Diagnosis and Treatment. Antonella Tosti, Tracey C. Vlahovic, Roberto Arenas. ISBN 978-3-319-44852-7.
Publicado por Ediciones Journal en acuerdo con Springer International Publishing AG.

Viamonte 2146 1"A" (C1056ABH) CABA, Argentina
ediciones@journal.com.ar | www.edicionesjournal.com

Producción editorial: Ediciones Journal S.A.
Diagramación: Helena Ribero
Diseño de tapa: Le Voyer
Traducción: Mariana Román
Revisión científica: Roberto Arenas, Sección de Micología, Hospital General Dr. Manuel Gea González. México D. F., México.

Libro de edición argentina
Impreso en India – Printed in India, 11/2018.
Replika Press Pvt Ltd, Haryana, 131028

Queda hecho el depósito que establece la Ley 11.723
Se imprimieron 1000 ejemplares

Prefacio

La onicomicosis es la onicopatía más frecuente y afecta a una gran cantidad de personas en todo el mundo. No se trata únicamente de un problema estético, sino que es una infección que requiere tratamiento y que causa complicaciones importantes, sobre todo a los pacientes que presentan otras enfermedades comúnmente asociadas, tales como diabetes o vasculopatías periféricas.

Esta obra está diseñada a modo de guía simple para que los dermatólogos, los podólogos, los médicos de cabecera y otros profesionales sanitarios puedan comprender de qué modo se presenta la onicomicosis y cómo diagnosticarla tempranamente para poder elegir la mejor prueba diagnóstica y el mejor tratamiento en función del cuadro clínico y de las características del paciente.

Tengo el placer de preparar la edición de este libro junto con dos grandes amigos y expertos especialmente capacitados en el tema.

La doctora Tracey Vlahovic es profesora titular de Temple University School of Podiatric Medicine. Trabaja diariamente con casos de onicomicosis y comparte en este libro sus conocimientos y experiencia en podología. El doctor Roberto Arenas es un líder de opinión mundialmente reconocido en el campo de la micología y su aporte es de suma importancia para definir los métodos de referencia para el diagnóstico y el tratamiento de la onicomicosis. Espero que el libro resulte de utilidad al profesional y que la información en él contenida le permita asegurar la mejor calidad de atención a sus pacientes.

Antonella Tosti
Miami, Florida, Estados Unidos

Colaboradores

Abrahams, Jennifer L.
Departamento de Dermatología y Cirugía Dermatológica, Miller School of Medicine, University of Miami. Miami, Florida, Estados Unidos.

Adigun, Chris G.
Dermatóloga especialista en onicopatías. Chapel Hill, Carolina del Norte, Estados Unidos.

Arenas, Roberto
Sección de Micología, Hospital General Dr. Manuel Gea González. México D. F., México.

Asz-Sigall, Daniel
Sección de Micología, Hospital General Dr. Manuel Gea González. México, D. F., México.

Bui, Christina
Departamento de Medicina Podiátrica, Temple University School of Podiatric Medicine. Filadelfia, Pensilvania, Estados Unidos.

Campos-Macías, Pablo
Dermatología, Aranda de la Parra. León, Guanajuato, México.

Dawes, Cara L.
Departamento de Podología, Chestnut Hill Hospital. Filadelfia, Pensilvania, Estados Unidos.

Fernández-Martínez, Ramón
Sección de Micología, Hospital General Dr. Manuel Gea González. México D. F., México.

Flores-Gavilán, Paola
División de Dermatología, Sección de Dermatopatología, Hospital General Dr. Manuel Gea González. México, D. F., México.

Fowler, Emilie
Departamento de Dermatología y Cirugía Dermatológica, Miller School of Medicine, University of Miami. Miami, Florida, Estados Unidos.

Freedman, Jeremy Brandon
Miller School of Medicine, University of Miami. Miami, Florida, Estados Unidos.

Glinos, George
Miller School of Medicine, University of Miami. Miami, Florida, Estados Unidos.

Hernández-Castro, Rigoberto
Departamento de Ecología de Agentes Patógenos, Hospital General Dr. Manuel Gea González. México, D. F., México.

Jacobsen, Audrey A.
Departamento de Dermatología y Cirugía Dermatológica, Miller School of Medicine, University of Miami. Miami, Florida, Estados Unidos.

Jesús-Silva, Miriam América
Clínica de Oncodermatología, Facultad de Medicina UNAM, Universidad Nacional Autónoma de México. México D. F., México.

Maddy, Austin J.
Departamento de Dermatología y Cirugía Dermatológica, Miller School of Medicine, University of Miami. Miami, Florida, Estados Unidos.

Mlacker, Stephanie
Departamento de Dermatología y Cirugía Dermatológica, Miller School of Medicine, University of Miami. Miami, Florida, Estados Unidos.

Moreno-Coutiño, Gabriela
Sección de Micología, Hospital General Dr. Manuel Gea González. México, D. F., México.

Roldán-Marín, Rodrigo
Facultad de Medicina, Universidad Nacional Autónoma de México. México D. F., México.

Ruiz-Esmenjaud, Julieta
Sección de Micología, Hospital General Dr. Manuel Gea González. México, D. F., México.

Sebag, Joshua A.
Departamento de Medicina Podiátrica, Temple University School of Podiatric Medicine. Filadelfia, Pensilvania, Estados Unidos.

Shah, Vidhi V.
Departamento de Dermatología y Cirugía Dermatológica, Miller School of Medicine, University of Miami. Miami, Florida, Estados Unidos.

Shaw, Kyle
Departamento de Medicina Podiátrica, Temple University School of Podiatric Medicine. Filadelfia, Pensilvania, Estados Unidos.

Torres-Guerrero, Edoardo
Sección de Micología, Hospital General Dr. Manuel Gea González. México, D. F., México.

Tosti, Antonella
Departamento de Dermatología y Cirugía Dermatológica, Miller School of Medicine, University of Miami. Miami, Florida, Estados Unidos.

Toussaint-Caire, Sonia
División de Dermatología, Sección de Dermatopatología, Hospital General Dr. Manuel Gea González. México, D. F., México.

Vega, Diana C.
Sección de Micología, Hospital General Dr. Manuel Gea González. México, D. F., México.

Vella, Joseph
Impression Foot and Ankle. Gilbert, Arizona, Estados Unidos.

Vlahovic, Tracey C.
Departamento de Medicina Podiátrica, Temple University School of Podiatric Medicine. Filadelfia, Pensilvania, Estados Unidos.

Índice

Sección 1 | ¿La onicomicosis es una enfermedad o un problema estético?

Sección 2 | Por qué se debería confirmar el diagnóstico y cómo hacerlo

Sección 3 | Cómo brindar el mejor tratamiento

Sección 1 | ¿La onicomicosis es una enfermedad o un problema estético?

1

Los hongos y las uñas

Jeremy Brandon Freedman ▪ Antonella Tosti

Conceptos principales

- Las micosis de las uñas son sumamente frecuentes.
- Los hongos patógenos que con más frecuencia producen infección en las uñas son los dermatofitos, pero esas infecciones también pueden ser causadas por mohos no dermatofitos y hongos levaduriformes.
- Tanto la especie de hongo como su mecanismo de invasión son factores determinantes de la presentación clínica.
- El tipo de invasión fúngica más frecuente es la onicomicosis subungueal distal y lateral (OSDL).
- Para que una micosis ungueal se inicie y se establezca, uno de los pasos fundamentales es la invasión de la queratina. Lamentablemente, aún no se sabe con exactitud cuáles son los mecanismos de invasión.

Introducción

Desde el punto de vista clínico, las uñas son simplemente estructuras especializadas compuestas de queratina que se encuentran en la cara dorsal de los dedos de las manos y de los pies. Sin embargo, para cualquier persona, representan mucho más que eso. Las uñas son estructuras protectoras, resultan útiles para tomar objetos pequeños, son perfectas para aliviar la picazón mediante el rascado e importantes en lo que respecta al aspecto general: las personas dedican tiempo a cortarlas, limarlas y a veces a decorarlas para verse "presentables". Una vez entendido esto, es sencillo comprender por qué las enfermedades de las uñas pueden tener consecuencias físicas y psicosociales importantes.[1]

De hecho, las personas con distrofias ungueales suelen sufrir dolor y malestar considerables, pueden tener problemas para caminar y tienen riesgo de presentar complicaciones significativas, tales como sobreinfección bacteriana y celulitis.[2] Además, según estudios recientes, las personas con determinadas onicodistrofias suelen sufrir el rechazo de otros en su vida personal y profesional por cuestiones estéticas.[3]

Si bien hay diversos trastornos (tanto cutáneos como sistémicos) que pueden afectar las uñas, más de la mitad de las onicodistrofias son causadas por infecciones fúngicas (onicomicosis).[4] Lamentablemente, las micosis ungueales suelen ser difíciles de diagnosticar con certeza, porque muchas onicopatías (sean de origen fúngico o no lo sean) pueden causar una gran variedad de anomalías ungueales. En consecuencia, cualquier anomalía puede ser la manifestación de distintas enfermedades. Por lo tanto, es importante confirmar la sospecha clínica de onicomicosis con pruebas de laboratorio. Además, hay muchas especies de hongos que pueden invadir las uñas y varios mecanismos de invasión fúngica, dos factores que pueden contribuir a la presentación clínica.[5, 6]

En tanto que las micosis de las uñas son habitualmente superficiales, y muy rara vez ponen en riesgo la vida, muchas de ellas son particularmente difíciles de tratar, por lo que los pacientes no suelen recibir tratamiento o presentan fracaso terapéutico y recidivas.

Dado que prácticamente todos los pacientes que concurren al consultorio del médico tienen uñas, y la prevalencia de onicomosis puede llegar a ser de hasta el 50% en pacientes de más de 70 años de edad,[7] es sumamente probable que la mayoría de los médicos encuentren muchos casos de micosis ungueales a lo largo de su vida profesional. Por lo tanto, es conveniente que todos los médicos comprendan bien el modo en que un hongo puede afectar las uñas.

Conocimientos actuales

Como ya se mencionó, la onicomicosis puede ser causada por diferentes especies de hongos: dermatofitos, no dermatofitos y levaduriformes.[8]

La gran mayoría de las micosis ungueales son causadas por dermatofitos (hongos patógenos que se alimentan de queratina),[9] particularmente *Trichophyton rubrum* y *T. mentagrophytes*. Esas especies son responsables del 80%-90% de las onicomicosis.[10]

Otros hongos patógenos que afectan las uñas son los mohos no dermatofitos, de los cuales los cinco que se aíslan con mayor frecuencia son *Scopulariopsis brevicaulis*, especies de *Fusarium*, especies de *Aspergillus*, *Scytalidium dimidiatum* y especies de *Acremonium*.[5, 11] Las infecciones causadas por estos hongos no suelen responder bien a los antimicóticos y son difíciles de curar.[5] Por fortuna, son relativamente infrecuentes; la prevalencia es de alrededor del 10%.[11] La presentación clínica es muy similar a la de la onicomicosis por dermatofitos, pero suele estar asociada a inflamación periungueal pronunciada y posible supuración.[5, 11, 12]

Rara vez la onicomicosis es causada por hongos levaduriformes.[13] La onicomicosis por *Candida* afecta con más frecuencia las uñas de las manos y suele observarse solo en pacientes inmunodeprimidos,[12] en particular los que presentan candidiasis mucocutánea

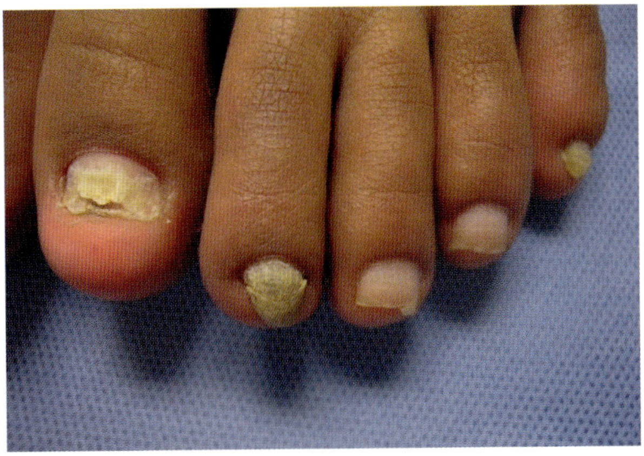

Figura 1.1 Onicomicosis por *Candida* en un caso de candidiasis mucocutánea crónica.

crónica (Figura 1.1). Obsérvese que la *Candida* es un componente de la flora normal del ser humano y un parásito comensal de la piel y que suele colonizar la cara inferior de la uña sin causar efectos patológicos.[4, 6]

Aparte de existir diversos hongos causales, también hay varias posibles vías de invasión que los hongos pueden usar para infectar la uña. Sin embargo, para poder entender bien los diferentes mecanismos de invasión fúngica, es importante contar con conocimientos sólidos de anatomía de la uña y del proceso de crecimiento ungueal.

La uña se compone de la matriz ungueal, la lámina ungueal, el lecho ungueal subyacente y los pliegues ungueales. La lámina ungueal está formada por células queratinizadas que crecen desde la matriz ungueal (cuya parte distal visible se asemeja a una media luna, por lo que se llama "lúnula"), nace por debajo del pliegue ungueal proximal y la cutícula (que protege la matriz ungueal) y se encuentra limitada a cada lado por los pliegues ungueales laterales. Se extiende sobre el lecho ungueal y habitualmente se corta en su extremo distal, algo más allá del hiponiquio (zona de la piel de la yema del dedo contigua al lecho ungueal), en el borde libre de la uña (Figura 1.2).[14, 15]

Existen cinco tipos de micosis ungueales generalmente aceptados, cada uno de los cuales presenta un mecanismo de invasión ligeramente distinto. Estas variantes son onicomicosis subungueal distal y lateral (OSDL), onicomicosis superficial (OS), onicomicosis subungueal proximal (OSP), onicomicosis endonix (OE) y onicomicosis distrófica total (ODT).[16]

La variante más frecuente de micosis ungueal es la OSDL.[4, 6] Se produce cuando el hongo invade el lecho ungueal y la cara inferior de la lámina ungueal a través del hiponiquio (habitualmente por diseminación de una tiña de los pies o de las manos) y se extiende en sentido proximal a lo largo de las crestas epidérmicas del lecho ungueal, orientadas longitudinalmente.

La OS se conocía anteriormente como onicomicosis blanca superficial (OBS), pero esa expresión se volvió imprecisa una vez que se descubrió que la OS presenta otras características (tales como penetración profunda, coloración marrón o negra, etc.) según cual sea el

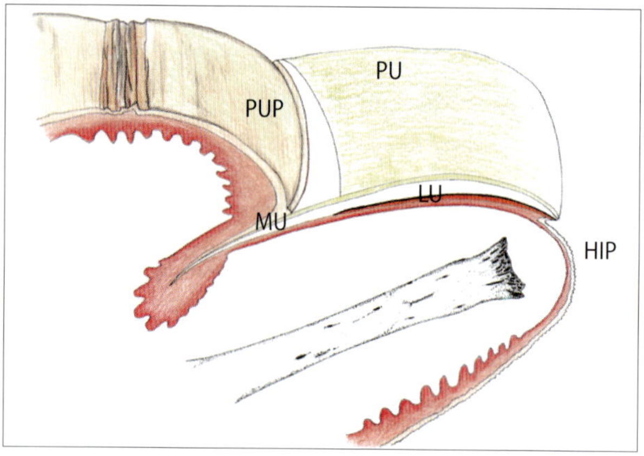

Figura 1.2 Esta ilustración de un corte sagital del dedo de la mano permite observar algunos detalles internos y externos de la anatomía de la uña. La lámina o placa ungueal (PU) se origina en la matriz ungueal (MU) y se extiende sobre el lecho ungueal (LU). Está limitada por el pliegue ungueal proximal (PUP) en sentido proximal y por el hiponiquio (HIP) en sentido distal.

organismo causal.[6] En los casos de OS, el hongo se localiza superficialmente en la cara dorsal de la lámina ungueal y forma colonias (que se observan como placas opacas y escamosas con bordes definidos), que se pueden raspar fácilmente. Algunos mohos no dermatofitos en realidad penetran en la lámina ungueal a mayor profundidad y causan una OS difusa con invasión profunda de la lámina que puede extenderse más allá del pliegue ungueal proximal y se visualiza a través de la cutícula.[5, 17]

En los casos de OSP, los hongos invaden la cara ventral más profunda de la lámina ungueal desde la porción proximal de la uña y migran en sentido distal, de modo que se forma un parche o una banda de leuconiquia que se desplaza en sentido distal a medida que crece la uña. La OSP es un subtipo relativamente infrecuente que puede sugerir la posibilidad de que el paciente presente infección por el VIH u otros tipos de inmunodepresión.[4] También puede ser secundaria a paroniquia (infección e inflamación de los pliegues ungueales).[6] Como se mencionó anteriormente, cuando la OSP se asocia a inflamación periungueal, se debe sospechar la presencia de una infección por mohos no dermatofitos.

En los casos de OE, el hongo invade directamente la lámina ungueal distal, sin afectar el lecho ungueal. Es una presentación muy infrecuente, caracterizada por la invasión de la lámina ungueal sin hiperqueratosis subungueal (porque no está afectado el lecho ungueal).[6, 16]

Si bien la onicomicosis se clasifica en estas cinco categorías generales, algunos pacientes presentan características de más de un tipo de infección ungueal, un cuadro que se denomina "onicomicosis mixta".[6, 16] Las dos combinaciones más frecuentes son la OSDL concomitantemente con OS (especialmente en una zona en donde un dedo del pie se superpone a otro) y la OS que se extiende por debajo del pliegue ungueal proximal y genera un mayor riesgo de OSP.

Con el paso del tiempo, si no se evita que la micosis avance, la totalidad de la uña se engrosará y presentará distrofia. Este estadio final al que puede llegar la infección ungueal se denomina ODT (Figura 1.3).[4, 6, 16]

No obstante, para que cualquiera de estas presentaciones clásicas tenga lugar el hongo debe primero iniciar y establecer una infección, para lo cual deben completarse tres pasos: el contacto, la adhesión al estrato córneo y la invasión de las capas de queratina.[18] A continuación examinaremos las tres fases en casos de infección por dermatofitos.

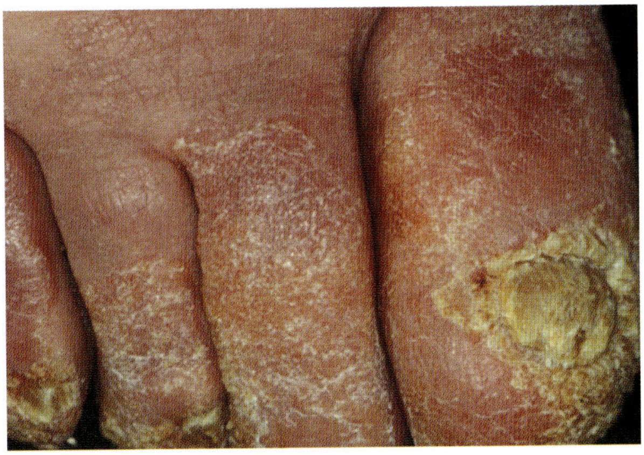

Figura 1.3 Onicomicosis distrófica total. Obsérvese la tiña de los pies extensa concomitante.

En la primera fase, la persona toca una superficie contaminada o a una persona infectada. Naturalmente, determinadas zonas del cuerpo son más sensibles a la infección, debido a factores ambientales o anatómicos tales como la humedad, la temperatura y el pH, entre otros. Es por ello que la frecuencia de onicomicosis es mucho mayor en los pies que en las manos (relación de 19:1).[19] El ambiente cálido, húmedo y cerrado que genera el calzado oclusivo, conjuntamente con el crecimiento más lento y la menor irrigación de las uñas de los pies que de las manos, son factores que favorecen la mayor vulnerabilidad de los pies y los dedos de los pies. Además, determinados pacientes presentan una predisposición general a contraer onicomicosis debido a factores genéticos.[20-22]

Una vez establecido el contacto, los artroconidios de los hongos (esporas primitivas formadas por fragmentación o desarticulación de hifas preexistentes) completan la segunda fase durante las horas siguientes (entre dos horas y doce horas) al adherirse a la capa externa de la piel.[18, 23] Lamentablemente, poco se sabe sobre los factores específicos que influyen en la adhesión de los dermatofitos.[23] Se sabe que los artroconidios de los hongos producen adhesinas fibrilares cortas y largas que se encargan de anclar las estructuras fúngicas a la superficie de la piel y que el hongo secreta proteasas que pueden modificar tanto la superficie de las células epiteliales como el hongo en sí, lo que genera cambios conformacionales que pueden facilitar la adhesión.[18, 23, 24] También se sabe que los dermatofitos expresan en su superficie ciertas adhesinas específicas para hidratos de carbono presentes en la superficie cutánea, pero no hay investigaciones suficientes que permitan determinar de qué manera influyen en la adhesión, si es que lo hacen.[18, 23]

Es importante destacar la resistencia de los artroconidios, porque suelen ser la forma primaria involucrada en la propagación de la infección. Al tener paredes celulares de mayor grosor y no contar con requerimientos nutricionales exógenos inmediatos, pueden permanecer en el ambiente incluso en condiciones adversas.[25, 26] Además, las esporas de los hongos son muy resistentes a los antimicóticos y requieren una dosis de 10-1000 veces superior a la dosis letal para las hifas en crecimiento.[25, 27] Este es uno de los factores que explican la alta tasa de recidiva de la onicomicosis: el tratamiento no suele eliminar por completo los artroconidios resistentes, por lo que queda un reservorio de infección.[25, 28]

Una vez que los dermatofitos se adhirieron al estrato córneo, liberan enzimas (queratinasas, lipasas, proteasas inespecíficas, etc.), que presentan actividad óptima con el nivel de pH de la piel del ser humano.[29] De este modo comienza la tercera y última fase: después de la germinación de los artroconidios, las hifas fúngicas penetran en el tejido del huésped y buscan nutrientes, por lo que digieren la queratina que luego convierten en péptidos y aminoácidos de cadena corta para poder asimilarla.[23, 29] No obstante, el conocimiento de los mecanismos de adhesión y de invasión de los hongos sigue siendo limitado.[23]

Lamentablemente, los modelos animales tienen una utilidad limitada para entender las dermatofitosis, porque no reproducen con exactitud las infecciones humanas.[30] Además, la mayoría de las infecciones por dermatofitos en seres humanos son causadas por *T. rubrum*, que requiere específicamente un hospedador humano. No obstante, los modelos animales pueden ser útiles para evaluar procedimientos diagnósticos y probar nuevos tratamientos.[30]

Perspectiva: avances futuros

Por diversas razones, tratar la onicomicosis es difícil. El tratamiento oral es más eficaz que el tópico, pero es costoso, requiere controlar al paciente para evaluar la toxicidad y puede generar múltiples interacciones medicamentosas. El tratamiento tópico es un proceso prolongado para el que suele ser necesario el desbridamiento de la uña y que el paciente regrese varias veces al consultorio; además, la tasa de éxito es relativamente baja. La propia naturaleza de la lámina ungueal dura y protectora dificulta la penetración del medicamento tópico para eliminar los hongos patógenos que se encuentran por debajo de esa estructura.

Por fortuna, estudios recientes aportaron información que puede mejorar las opciones actuales de tratamiento tópico. Por ejemplo, en un estudio se demostró de manera definitiva que debido a los cambios estructurales que se producen durante las micosis la lámina ungueal se vuelve más permeable a moléculas hidrofílicas pequeñas.[31] Esta información es importante porque en la actualidad la mayoría de los medicamentos tópicos se administran en un sustrato relativamente lipofílico, por lo que no se aprovecha al máximo esa mayor permeabilidad.

Además, aunque el proceso de dermatofitosis (específicamente la adhesión y la invasión) aún no se comprende por completo, se están realizando estudios para intentar analizar el genoma de los dermatofitos y su perfil de expresión genética durante la infección a fin de sentar las bases que permitan desarrollar nuevos fármacos para el tratamiento y la prevención de la enfermedad.[23]

Síntesis para el profesional

La onicomicosis es una infección muy frecuente que puede ser causada por diferentes especies de hongos. La gran mayoría de los casos son causados por dermatofitos, pero los mohos no dermatofitos y los hongos levaduriformes también pueden ser los responsables de la infección.

Los hongos pueden invadir la uña mediante diversos mecanismos, lo que influirá en la presentación clínica de la enfermedad. Es importante distinguir bien entre los distintos tipos de onicomicosis, porque el tratamiento varía en función de la especie de hongo y del mecanismo de invasión.

Se están realizando estudios para investigar los mecanismos exactos de adhesión e invasión fúngica. Se espera que esos descubrimientos permitan lograr avances terapéuticos.

Reflexiones clínicas

- Dado que la onicomicosis puede ser causada por diferentes especies de hongos, es importante confirmar cuál es el agente causal mediante técnicas de laboratorio.

Bibliografía

1 Chacon A, Franca K, Fernandez A, Nouri K. Psychosocial impact of onychomycosis: a review. Int J Dermatol 2013; 52 (11): 1300-7.

2 Reich A, Szepietowski JC. Health-related quality of life in patients with nail disorders. Am J Clin Dermatol 2011; 12 (5): 313-20.

3 Chan HH, Wong ET, Yeung CK. Psychosocial perception of adults with onychomycosis: a blinded, controlled comparison of 1,017 adult Hong Kong residents with or without onychomycosis. Biopsychosoc Med 2014; 8: 15-4.

4 Piraccini BM, Alessandrini A. Onychomycosis: a review. J Fungi 2015; 1: 30-43.

5 Tosti A, Piraccini BM, Lorenzi S. Onychomycosis caused by nondermatophytic molds: clinical features and response to treatment of 59 cases. J Am Acad Dermatol 2000; 42 (2): 217-24.

6 Hay RJ, Baran R. Onychomycosis: a proposed revision of the clinical classification. J Am Acad Dermatol 2011; 65 (6): 1219-27.

7 Thomas J, Jacobson GA, Narkowicz CK. Toenail onychomycosis: an important global disease burden. J Clin Pharm Ther 2010; 35 (5): 497-519.

8 Elewski BE. Onychomycosis: pathogenesis, diagnosis, and management. Clin Microbiol Rev 1998; 11 (3): 415-29.

9 Foster KW, Ghannoum MA, Elewski BE. Epidemiologic surveillance of cutaneous fungal infection in the United States from 1999 to 2002. J Am Acad Dermatol 2004; 50 (5): 748-52.

10 Loo DS. Onychomycosis in the elderly: drug treatment options. Drugs Aging 2007; 24 (4): 293-302.

11 Gupta AK, Drummond-Main C, Cooper EA, et al. Systematic review of nondermatophyte mold onychomycosis: diagnosis, clinical types, epidemiology, and treatment. J Am Acad Dermatol 2012; 66 (3): 494-502.

12 Tosti A, Piraccini BM, Lorenzi S, et al. Treatment of nondermatophyte mold and Candida onychomycosis. Dermatol Clin 2003; 21 (3): 491-7.

13 Ebihara M, Makimura K, Sato K, et al. Molecular detection of dermatophytes and nondermatophytes in onychomycosis by nested polymerase chain reaction based on 28S ribosomal RNA gene sequences. Br J Dermatol 2009; 161 (5): 1038-44.

14 Haneke E. Surgical anatomy of the nail apparatus. Dermatol Clin 2006; 24 (3): 291-6.

15 Cohen JL, Scher RK, Pappert AS. The nail and fungus infections. In: Elewski B (ed). Cutaneous fungal infections. New York: Igaku-Shoin, 1992; p. 106-22.

16 Baran R, Hay RJ, Tosti A, et al. A new classification of onychomycosis. Br J Dermatol 1998; 139 (4): 567-71.

17 Piraccini BM, Tosti A. White superficial onychomycosis: epidemiological, clinical, and pathological study of 79 patients. Arch Dermatol 2004; 140 (6): 696-701.

18 Mendez-Tovar LJ. Pathogenesis of dermatophytosis and tinea versicolor. Clin Dermatol 2010; 28 (2): 185-9.

19 Gupta AK, Jain HC, Lynde CW, et al. Prevalence and epidemiology of onychomycosis in patients visiting physicians' offices: a multicenter Canadian survey of 15,000 patients. J Am Acad Dermatol 2000; 43 (2): 244-8.

20 Zaias N, Tosti A, Rebell G, et al. Autosomal dominant pattern of distal subungual onychomycosis caused by Trichophyton rubrum. J Am Acad Dermatol 1996; 34 (2): 302-4.

21 Zaias N, Rebell G. Chronic dermatophytosis syndrome due to Trichophyton rubrum. Int J Dermatol 1996; 35 (9): 614-7.

22 Gupta AK, Simpson FC, Brintnell WC. Do genetic mutations and genotypes contribute to onychomycosis? Dermatology 2014; 228 (3): 207-10.

23 Baldo A, Monod M, Mathy A, et al. Mechanisms of skin adherence and invasion by dermatophytes. Mycoses 2012; 55 (3): 218-23.

24 Hay RJ. Fungal skin infections. Arch Dis Child 1992; 67 (9): 1065-7.

25 Hashimoto T, Blumenthal HJ. Survival and resistance of Trichophyton mentagrophytes arthrospores. Appl Environ Microbiol 1978; 35 (2): 274-7.

26 Yazdanparast SA, Barton RC. Arthroconidia production in Trichophyton rubrum and a new ex vivo model of onychomycosis. J Med Microbiol 2006; 55 (11): 1577-81.

27 Seidl HP, Jäckel A, Müller J, et al. Sporicidal effect of amorolfine and other antimycotics used in the therapy of fungal nail infections. Mycoses 2015; 58 (10): 610-9.

28 Ghannoum M, Isham N. Fungal nail infections (onychomycosis): a never-ending story? PLoS Pathog 2014; 10 (6): e1004105.

29 Martinez-Rossi NM, Persinoti GF, Peres NT, et al. Role of pH in the pathogenesis of dermatophytoses. Mycoses 2012; 55 (5): 381-7.

30 Saunte DM, Hasselby JP, Brillowska-Dabrowska A, et al. Experimental guinea pig model of dermatophytosis: a simple and useful tool for the evaluation of new diagnostics and antifungals. Med Mycol 2008; 46 (4): 303-13.

31 McAuley WJ, Jones SA, Traynor MJ, et al. An investigation of how fungal infection influences drug penetration through onychomycosis patient's nail plates. Eur J Pharm Biopharm 2016; 102: 178-84.

2

Factores predisponentes de onicomicosis

Audrey A. Jacobsen ▪ Antonella Tosti

Conceptos principales

- La onicomicosis es la onicopatía más prevalente y afecta la calidad de vida de manera considerable.
- La edad es el principal de los factores de riesgo no modificables de onicomicosis.
- Las enfermedades tales como la diabetes, la infección por el VIH, la inmunosupresión, la tiña de los pies concomitante y la arteriopatía periférica aumentan el riesgo de onicomicosis.
- Entre los factores físicos y ambientales que incrementan el riesgo de onicomicosis se encuentran la obesidad, ciertas actividades deportivas y, posiblemente, el tabaquismo.

Introducción

La onicomicosis es la onicopatía más prevalente: representa hasta el 50% de los problemas ungueales y el 30% de todas las dermatofitosis.[1] Se estima que en los Estados Unidos más de diez millones de personas presentan onicomicosis,[2] que afecta al 2%-26% de la población general.[2-6] En Europa, se calcula que un cuarto de la población presenta tiña de los pies y onicomicosis.[7] La onicomicosis afecta significativamente la calidad de vida: genera vergüenza y otras secuelas psicológicas,[8-10] además de causar problemas físicos tales como dolor y pérdida de destreza.[11]

Los agentes causales de la mayoría de los casos de onicomicosis son dermatofitos, seguidos en orden de frecuencia por hongos levaduriformes y hongos no dermatofitos.[12] Es importante que los médicos conozcan cuáles son los factores predisponentes, así como los factores que influyen en la recidiva y la reinfección, a fin de poder optimizar las estrategias terapéuticas para tratar personas que presentan riesgo de contraer esta infección. Los factores predisponentes incluyen factores de riesgo genéticos y no modificables, enfermedades, y factores físicos y ambientales (Tabla 2.1).

Conocimientos actuales

Factores de riesgo genéticos y factores no modificables

La edad es el principal factor de riesgo no modificable para el desarrollo de onicomicosis. La prevalencia de la onicomicosis aumenta significativamente con la edad.[13]

Se estima que la infección afecta al 15%-47,7% de la población de edad avanzada,[8, 14, 15] al 0,44%-0,6% de los niños[8, 16] y al 10%-20% de los adultos.[8] Se ha sugerido que esta diferencia respecto de la edad obedece a factores tales como mala circulación periférica, traumatismo ungueal reiterado, inmunodepresión, crecimiento de las uñas más lento y una exposición más prolongada a hongos patógenos.[8] No obstante, si bien la prevalencia más baja se observa en

Tabla 2.1 Factores predisponentes de onicomicosis

Categoría	Factores citados en la bibliografía
Factores de riesgo genéticos y no modificables	▪ Edad avanzada[8, 13-15] ▪ Sexo masculino[13] ▪ Padres o hijos con onicomicosis[13] ▪ Patrón hereditario autosómico dominante en los casos de onicomicosis subungueal distal[18-21] ▪ El HLA-DR53[22] y el HLA-DR6[23] pueden conferir protección ▪ Deficiencia de ICAM-1 en casos de candidiasis ungueal crónica[25] ▪ Polimorfismo de un solo nucleótido en el gen receptor de la dectina 1[26]
Problemas médicos	▪ Diabetes[27-31] ▪ Inmunodepresión[13, 18, 33, 35] ▪ Infección por el VIH[18, 33, 34] ▪ Tiña de los pies concomitante[13, 36] ▪ Psoriasis[13, 37, 38] ▪ Arteriopatía periférica[40-42] ▪ Insuficiencia venosa[41, 43]
Factores físicos y ambientales	▪ Actividad deportiva, especialmente natación[2, 13, 44, 45] ▪ Traumatismo unguea[l8] ▪ Obesidad[8, 46] ▪ Tabaquismo[40] ▪ Mayor prevalencia de hongos patógenos oportunistas en el ambiente[47]

la población pediátrica, en ese grupo etario la onicomicosis se pasa por alto con más frecuencia.[2] Por último, el sexo también influye: en la mayoría de los estudios se observó una mayor prevalencia en varones.[13]

Los factores genéticos, tales como los patrones de herencia, la función de los antígenos leucocitarios humanos (HLA) y la intensidad de la respuesta inmunitaria,[17] también han sido estudiados como posibles factores predisponentes. La onicomicosis subungueal distal causada por *Trichophyton rubrum* presenta un patrón hereditario autosómico dominante (Figura 2.1).[18-21] Otro factor predisponente es tener padres o hijos con onicomicosis.[13]

Varios estudios han identificado la posible participación de ciertos antígenos HLA en la respuesta inmunitaria de los linfocitos T a los péptidos fúngicos; el HLA-DR53[22] y el HLA-DR6[23] pueden conferir protección. Sin embargo, otro estudio indicó que es improbable la presencia de mecanismos inmunitarios controlados por antígenos HLA.[24] Otros factores de riesgo genéticos son la deficiencia de moléculas de adhesión intercelular ICAM-1 en la candidiasis ungueal crónica familiar.[25] Además, se identificó un polimorfismo de un solo nucleótido en un alelo del gen receptor de dectina-1 en una familia con predisposición a onicomicosis y a candidiasis vulvovaginal.[26]

Factores médicos

Ciertas enfermedades adquiridas concomitantes, tales como enfermedades oncológicas, infecciosas, endocrinas, vasculares y cutáneas, son importantes factores predisponentes de onicomicosis.[8] Por ejemplo, los diabéticos tienen un riesgo considerablemente mayor de

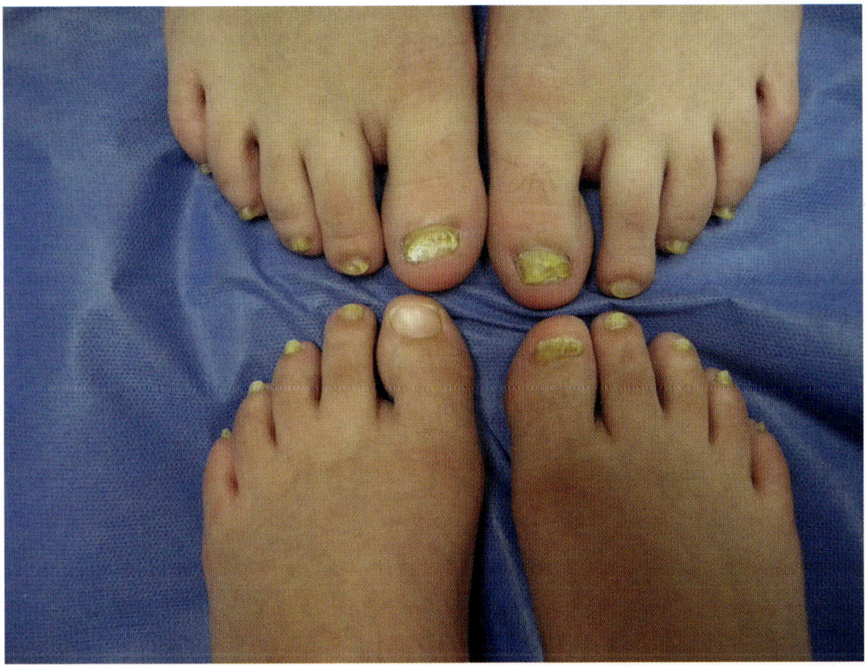

Figura 2.1 Onicomicosis subungueal distal y lateral causada por *Trichophyton rubrum* en dos hermanas.

presentar onicomicosis;[27, 28] la enfermedad afecta aproximadamente a un tercio de las personas con diabetes (Figura 2.2).[27, 29] En pacientes con complicaciones de pie diabético el riesgo es aún más elevado: en un estudio se observó una prevalencia del 53,3%.[30]

Además, la onicomicosis asociada a diabetes puede dar lugar a complicaciones graves, tales como infecciones que supongan riesgo de amputación de una extremidad debido a las secuelas microvasculares, macrovasculares y neurológicas de la diabetes.[29] Las personas con diabetes también son propensas a sufrir micosis menos comunes, por ejemplo, por *Aspergillus*.[31] Por último, hay datos que indican que la onicomicosis en diabéticos puede ser resistente al tratamiento; no obstante, los resultados de los estudios son contradictorios.[8, 32]

Los pacientes inmunodeprimidos, tales como los que presentan infección por el VIH[18, 33] o cáncer,[13] también tienen un mayor riesgo de sufrir onicomicosis. En algunos estudios se ha estimado una prevalencia de onicomicosis en personas infectadas por el VIH del 25%[33] al 30,3%,[18, 34] en tanto que en las personas inmunocompetentes del grupo control fue del 6,9%[33] al 12,6%[34] (Figura 2.3). En la población de personas con infección por el VIH, los factores asociados son un recuento de linfocitos CD4 menor de 370/mm^3, tener antecedentes familiares, tener antecedentes de tiña de los pies, nadar en piscinas y caminar descalzo.[33] La onicomicosis subungueal proximal también afecta con más frecuencia a pacientes inmunodeprimidos.[33, 35] En un paciente que presentaba un defecto en la quimiotaxis de los neutrófilos, se identificó onicomicosis subungueal proximal recurrente.[35] Los pacientes inmunodeprimidos también presentan riesgo de diseminación sistémica, particularmente de especies de *Fusarium*.[18] Cabe destacar que en los casos en que el sistema inmunitario está comprometido, la dosis y la duración habituales del tratamiento posiblemente no sean apropiadas, y debe prestarse atención a las interacciones medicamentosas.[18]

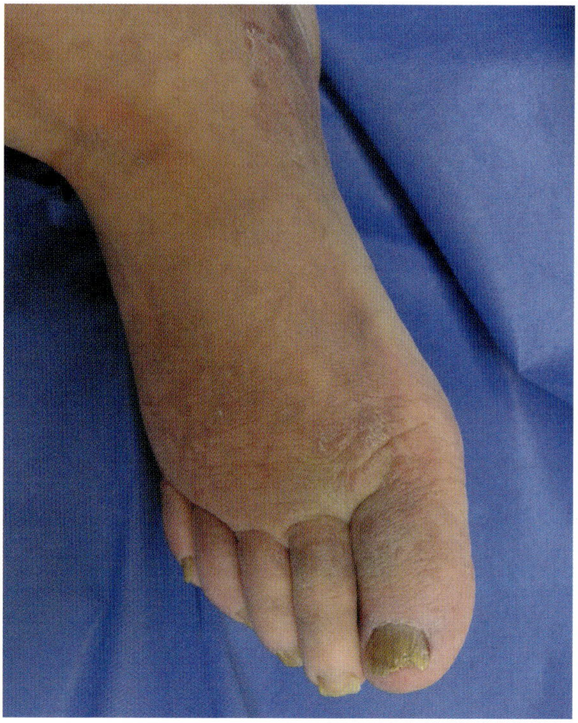

Figura 2.2 Onicomicosis subungueal distal y lateral y tiña de los pies en una persona con diabetes.

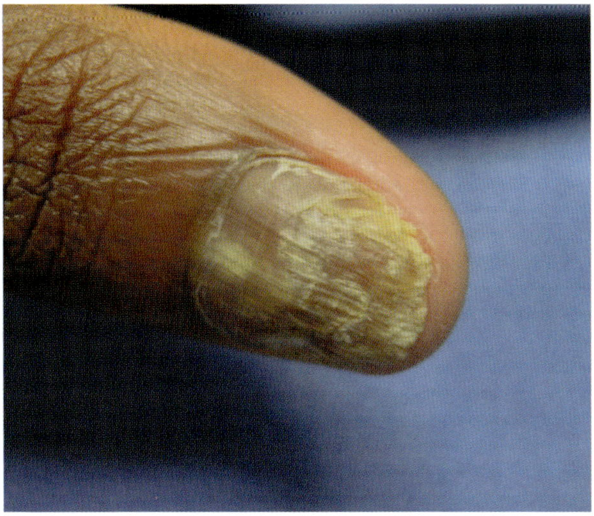

Figura 2.3 Onicomicosis subungueal proximal e infección por el VIH.

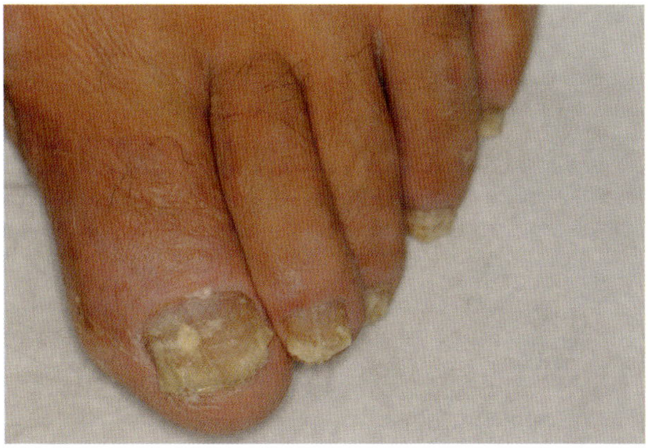

Figura 2.4 Onicomicosis subungueal distal y lateral y psoriasis.

La tiña de los pies concomitante aumenta el riesgo de onicomicosis.[13, 36] Están implicadas tanto la forma "en mocasín" como la interdigital.[13] La tiña de los pies también se asocia a onicomicosis asintomática, en la que se aíslan hongos de las uñas sin que el paciente presente manifestaciones clínicas. En un estudio de tiña de los pies presentaron onicomicosis asintomática seis pacientes (17%) de los 35 sujetos del grupo de estudio y solo un paciente (1,5%) de los 66 participantes del grupo control.[36] La onicomicosis asintomática también afecta con frecuencia a las personas con diabetes y se asocia a neuropatía y mal control glucémico.[29]

La invasión dermatofítica de las uñas afectadas por psoriasis es más frecuente de lo que solía creerse (Figura 2.4).[37] Los microorganismos aislados de pacientes con psoriasis son similares a los de la población general, pero en comparación con las personas de la misma edad y el mismo sexo la posibilidad que tienen las personas con psoriasis de presentar onicomicosis es más elevada.[13, 38] Sin embargo, en el ámbito hospitalario, la prevalencia de onicomicosis entre los pacientes con psoriasis y los que presentan otras afecciones cutáneas podría no diferir.[39]

Asimismo, se considera que la arteriopatía periférica y la insuficiencia venosa confieren un mayor riesgo de onicomicosis.[40-42] Sin embargo, los resultados de los estudios son contradictorios. Ozkan y cols. encontraron un aumento significativo de casos de onicomicosis en pacientes con insuficiencia venosa pero no en pacientes con arteriopatía periférica.[41] Este resultado se contrapone con el de un estudio realizado por Fukunaga y cols., quienes encontraron una proporción considerablemente mayor de casos de onicomicosis en pacientes con arteriopatía periférica que en pacientes sin esta enfermedad.[43]

Otras afecciones que se asocian a un mayor riesgo de onicomicosis son angioedema, urticaria y asma.[13] No obstante, estas asociaciones no fueron significativas ni se confirmaron en otros estudios.

Factores de riesgo físicos y ambientales

Hay factores de riesgo físicos y ambientales que también tienen importancia en el desarrollo de onicomicosis. Por ejemplo, la actividad deportiva frecuente parece aumentar el riesgo de sufrir esta enfermedad.[2, 44] Los deportistas tienen más riesgo de presentar problemas en las uñas de los pies, y con frecuencia presentan onicomicosis. No obstante, la asociación entre el nivel de actividad y la presencia de onicomicosis es más significativa en niños y adultos jóvenes que en adultos mayores.[2] En varios estudios, la natación se asoció con un aumento del riesgo;[13] en un estudio, se estimó que el riesgo de presentar onicomicosis en los pies era tres veces superior para quienes practican natación que para el resto de la población.[45] Además, el uso de calzado oclusivo para correr o andar en bicicleta suele asociarse a onicomicosis.[2, 8]

Otros factores físicos y ambientales que pueden aumentar el riesgo de onicomicosis son la obesidad,[8, 46] las lesiones ungueales,[8] el tabaquismo[40] y la prevalencia de hongos oportunistas en determinados ambientes.[47] La obesidad también puede tener un efecto negativo en el resultado del tratamiento; en dos estudios, se observó que el efinaconazol tópico al 10% fue menos eficaz en el tratamiento de pacientes con sobrepeso u obesos.[8] La evidencia respecto del tabaquismo es menos clara porque los resultados de los estudios son contradictorios. En un estudio no se encontró relación alguna, pero no se incluyeron demasiados grandes fumadores, lo que no permite arribar a conclusiones significativas.[13] En otro estudio, realizado por Gupta y cols., se encontró una asociación en fumadores que asistían a una clínica vascular. Sin embargo, el cociente de posibilidades de riesgo fue mucho más alto para las personas con arteriopatía periférica (4,8) que para los fumadores (1,9).[40]

Perspectiva: avances futuros

Los factores de riesgo de recidiva y reinfección son los mismos que los factores predisponentes de onicomicosis.[18] Sin embargo, los factores de riesgo de dermatofitosis no son los mismos que los de onicomicosis por mohos. Además, no se ha identificado ningún factor predisponente sistémico o local para onicomicosis por mohos.[48] En el futuro, serán objetivos importantes el reconocimiento de factores predisponentes de onicomicosis por mohos, si es que existen, así como la optimización y la personalización de los planes terapéuticos en función de las enfermedades de base y predisponentes de cada paciente.

Síntesis para el profesional

Los factores que predisponen a onicomicosis pueden ser genéticos, médicos, físicos y ambientales. Ciertas afecciones concomitantes, como la diabetes o la inmunodepresión, se asocian particularmente con una mayor prevalencia de onicomicosis. Además, el tratamiento de pacientes con determinadas enfermedades, como la diabetes y la obesidad, puede ser menos eficaz. Es importante identificar y tratar estas afecciones subyacentes.

Bibliografía

1 Summerbell RC, Kane J, Krajden S. Onychomycosis, tinea pedis and tinea manuum caused by non-dermatophytic filamentous fungi. Mycoses 1989 ;32 (12): 609-19.

2 Caputo R, De Boulle K, Del Rosso J, Nowicki R. Prevalence of superficial fungal infections among sports-active individuals: results from the Achilles survey, a review of the literature. J Eur Acad Dermatol Venereol 2001; 15 (4): 312-6.

3 Elewski BE, Charif MA. Prevalence of onychomycosis in patients attending a dermatology clinic in northeastern Ohio for other conditions. Arch Dermatol 1997; 133 (9): 1172-3.

4 Heikkila H, Stubb S. The prevalence of onychomycosis in Finland. Br J Dermatol. 1995; 133 (5): 699-703.

5 Sais G, Jucgla A, Peyri J. Prevalence of dermatophyte onychomycosis in Spain: a cross-sectional study. Br J Dermatol 1995; 132 (5): 758-61.

6 Ghannoum MA, Hajjeh RA, Scher R, et al. A large-scale North American study of fungal isolates from nails: the frequency of onychomycosis, fungal distribution, and antifungal susceptibility patterns. J Am Acad Dermatol 2000; 43 (4): 641-8.

7 Pierard G. Onychomycosis and other superficial fungal infections of the foot in the elderly: a pan-European survey. Dermatology 2001; 202 (3): 220-4.

8 Elewski BE, Tosti A. Risk factors and comorbidities for onychomycosis: implications for treatment with topical therapy. J Clin Aesthet Dermatol 2015; 8 (11): 38-42.

9 Belyayeva E, Gregoriou S, Chalikias J, et al. The impact of nail disorders on quality of life. Eur J Dermatol. 2013; 23 (3): 366-71.

10 Schein JR, Gause D, Stier DM, Lubeck DP, Bates MM, Fisk R. Onychomycosis. Baseline results of an observational study. J Am Podiatr Med Assoc 1997; 87 (11): 512-9.

11 Milobratovic D, Jankovic S, Vukicevic J, Marinkovic J, Jankovic J, Railic Z. Quality of life in patients with toenail onychomycosis. Mycoses 2013; 56 (5): 543-51.

12 Papini M, Piraccini BM, Difonzo E, Brunoro A. Epidemiology of onychomycosis in Italy: prevalence data and risk factor identification. Mycoses 2015; 58 (11): 659-64.

13 Sigurgeirsson B, Steingrimsson O. Risk factors associated with onychomycosis. J Eur Acad Dermatol Venereol 2004; 18 (1): 48-51.

14 Polat M, Ilhan MN. Dermatological complaints of the elderly attending a dermatology outpatient clinic in Turkey: a prospective study over a one-year period. Acta Dermatovenerol Croat 2015; 23 (4): 277-81.

15 Deo MS, Kerse N, Vandal AC, Jarrett P. Dermatological disease in the older age group: a cross-sectional study in aged care facilities. BMJ Open 2015; 5 (12): e009941.

16 Gupta AK, Sibbald RG, Lynde CW, et al. Onychomycosis in children: prevalence and treatment strategies. J Am Acad Dermatol 1997; 36 (3): 395-402.

17 Gupta C, Das S, Ramachandran VG, et al. Possible role of trichophytin antigen in inducing impaired immunological clearance of fungus in onychomycosis. Mycopathologia 2016; 181 (3-4): 247-51.

18 Tosti A, Hay R, Arenas-Guzman R. Patients at risk of onychomycosis-risk factor identification and active prevention. J Eur Acad Dermatol Venereol 2005; 19 (1): 13-6.

19 Zaias N, Tosti A, Rebell G, et al. Autosomal dominant pattern of distal subungual onychomycosis caused by Trichophyton rubrum. J Am Acad Dermatol 1996; 34 (2): 302-4.

20 English MP. Trichophyton rubrum infection in families. Br Med J 1957; 1 (5021): 744-6.

21 Many H, Derbes VJ, Friedman L. Trichophyton rubrum: exposure and infection within household groups. Arch Dermatol 1960; 82: 226-9.

22 Zaitz C, Campbell I, Moraes JR, et al. HLA-associated susceptibility to chronic onychomycosis in Brazilian Ashkenazic Jews. Int J Dermatol 1996; 35 (9): 681-2.

23 Asz-Sigall D, Lopez-Garcia L, Vega-Memije ME, et al. HLA-DR6 association confers increased resistance to T. rubrum onychomycosis in Mexican Mestizos. Int J Dermatol 2010; 49 (12): 1406-9.

24 Svejgaard E, Jakobsen B, Svejgaard A. HLA studies in chronic dermatophytosis caused by Trichophyton rubrum. Acta Derm Venereol 1983; 63 (3): 254-5.

25 Zuccarello D, Salpietro DC, Gangemi S, et al. Familial chronic nail candidiasis with ICAM-1 deficiency: a new form of chronic mucocutaneous candidiasis. J Med Genet 2002; 39 (9): 671-5.

26 Ferwerda B, Ferwerda G, Plantinga TS, et al. Human dectin-1 deficiency and mucocutaneous fungal infections. N Engl J Med 2009; 361 (18): 1760-7.

27 Gupta AK, Konnikov N, MacDonald P, et al. Prevalence and epidemiology of toenail onychomycosis in diabetic subjects: a multicentre survey. Br J Dermatol 1998; 139 (4): 665-71.

28 Dogra S, Kumar B, Bhansali A, Chakrabarty A. Epidemiology of onychomycosis in patients with diabetes mellitus in India. Int J Dermatol 2002; 41 (10): 647-51.

29 Elbendary A, El Tawdy A, Zaki N, Alfishawy M, Rateb A. Subclinical onychomycosis in patients with type II diabetes. Dermatol Reports 2015; 7 (3): 6099.

30 Papini M, Cicoletti M, Fabrizi V, Landucci P. Skin and nail mycoses in patients with diabetic foot. G Ital Dermatol Venereol 2013; 148 (6): 603-8.

31 Wijesuriya TM, Kottahachchi J, Gunasekara TD, et al. Aspergillus species: an emerging pathogen in onychomycosis among diabetics. Indian J Endocrinol Metab 2015; 19 (6): 811-6.

32 Vlahovic TC, Joseph WS. Efinaconazole topical, 10 % for the treatment of toenail onychomycosis in patients with diabetes. J Drugs Dermatol 2014; 13 (10): 1186-90.

33 Gupta AK, Taborda P, Taborda V, et al. Epidemiology and prevalence of onychomycosis in HIV-positive individuals. Int J Dermatol 2000; 39 (10): 746-53.

34 Cribier B, Mena ML, Rey D, et al. Nail changes in patients infected with human immunodeficiency virus. A prospective controlled study. Arch Dermatol 1998; 134 (10): 1216-20.

35 Gianni C, Cerri A, Capsoni F, Ongari AM, Rossini P, Crosti C. Recurrent proximal white subungual onychomycosis associated with a defect of the polymorphonuclear chemotaxis. Eur J Dermatol 1999; 9 (5): 390-2.

36 Walling HW. Subclinical onychomycosis is associated with tinea pedis. Br J Dermatol 2009; 161 (4): 746-9.

37 Staberg B, Gammeltoft M, Onsberg P. Onychomycosis in patients with psoriasis. Acta Derm Venereol 1983; 63 (5): 436-8.

38 Gupta AK, Lynde CW, Jain HC, et al. A higher prevalence of onychomycosis in psoriatics compared with non-psoriatics: a multicentre study. Br J Dermatol 1997; 136 (5): 786-9.

39 Larsen GK, Haedersdal M, Svejgaard EL. The prevalence of onychomycosis in patients with psoriasis and other skin diseases. Acta Derm Venereol 2003; 83 (3): 206-9.

40 Gupta AK, Gupta MA, Summerbell RC, et al. The epidemiology of onychomycosis: posible role of smoking and peripheral arterial disease. J Eur Acad Dermatol Venereol 2000; 14 (6): 466-9.

41 Ozkan F, Ozturk P, Ozyurt K, et al. Frequency of peripheral arterial disease and venous insufficiency in toenail onychomycosis. J Dermatol 2013; 40 (2): 107-10.

42 Saez de Ocariz MM, Arenas R, Ranero-Juarez GA, Farrera-Esponda F, Monroy-Ramos E. Frequency of toenail onychomycosis in patients with cutaneous manifestations of chronic venous insufficiency. Int J Dermatol 2001; 40 (1): 18-25.

43 Fukunaga A, Washio K, Ogura K, et al. Onychomycosis as a warning sign for peripheral arterial disease. Acta Derm Venereol 2013; 93 (6): 747-8.

44 Eisele SA. Conditions of the toenails. Orthop Clin North Am 1994; 25 (1): 183-8.

45 Gudnadottir G, Hilmarsdottir I, Sigurgeirsson B. Onychomycosis in Icelandic swimmers. Acta Derm Venereol 1999; 79 (5): 376-7.

46 Nurhan Doner SY. Tugba Rezan Emekci Evaluation of Obesity-Associated Dermatoses in Obese and Overweight Individuals. Turkderm 2011; 45 (3): 146-51.

47 Bandh SA, Kamili AN, Ganai BA, Lone BA. Opportunistic fungi in lake water and fungal infections in associated human population in Dal Lake, Kashmir. Microb Pathog 2016; 93: 105-10.

48 Tosti A, Piraccini BM, Lorenzi S. Onychomycosis caused by nondermatophytic molds: clinical features and response to treatment of 59 cases. J Am Acad Dermatol 2000; 42 (2): 217-24.

3

Onicomicosis subungueal distal

Jeremy Brandon Freedman ▪ Antonella Tosti

Conceptos principales

- Más del 85% de las micosis de las uñas (onicomicosis) se manifiestan como onicomicosis subungueal distal y lateral (OSDL).
- Los principales factores predisponentes son la edad avanzada, la diabetes y la arteriopatía periférica.
- La presentación clínica general de la OSDL consiste en cambios del color de la uña, hiperqueratosis subungueal y onicólisis.
- Es fácil confundir la OSDL con otras distrofias ungueales que presentan un aspecto similar (traumatismo, psoriasis, liquen plano, etc.). Por lo tanto, es necesario confirmar el diagnóstico mediante un examen con hidróxido de potasio (KOH), cultivo fúngico o tinción de ácido peryódico de Schiff (PAS)
- Las recidivas y las reinfecciones son frecuentes.

Introducción

La onicomicosis subungueal distal y lateral (OSDL) es la forma más frecuente de micosis de las uñas y representa aproximadamente el 41% de todas las alteraciones ungueales.[1] Se caracteriza por invasión fúngica del lecho ungueal desde la porción inferior del borde libre de la uña (el hiponiquio), por lo general por diseminación de una tiña de los pies (Figura 3.1). Se asocia a hiperqueratosis subungueal, engrosamiento y cambio de color de la lámina ungueal y, con el tiempo, onicólisis (separación de la uña del lecho ungueal).

Si bien la OSDL no supone un riesgo para la vida, el aspecto antiestético de las uñas es el signo de una afección más compleja que lo que aparenta, que puede causar dolor considerable

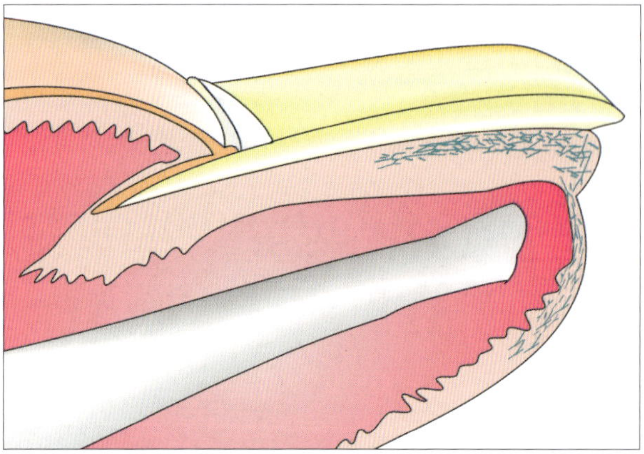

Figura 3.1 Este esquema ilustra el avance de la micosis en los casos de OSDL, específicamente la invasión del lecho ungueal a través del hiponiquio.

y dificultar la realización de actividades cotidianas sencillas como caminar y usar calzado. Además, si avanza, la OSDL puede causar complicaciones importantes tales como sobreinfección bacteriana y celulitis.

Más allá de los síntomas físicos, es importante tener en cuenta el impacto psicosocial significativo que la OSDL puede tener en la calidad de vida. Muchos pacientes refieren que sufren mucha vergüenza por el aspecto de las uñas micóticas, problemas de autoestima y aislamiento social.[2, 3] Encuestas recientes confirman que las personas que presentan onicomicosis son más propensas a ser excluidas de actividades sociales y son consideradas menos capaces de establecer buenas relaciones y de tener éxito en el trabajo.[4]

Lamentablemente, pese a las posibles complicaciones y el aspecto claramente enfermo de las uñas infectadas, la OSDL suele subestimarse y considerarse un problema "meramente" estético, por lo que por lo general no se tiene en cuenta o no se trata adecuadamente. Es probable que esta conducta guarde relación con la gran dificultad que supone tratar las micosis ungueales, en parte debido a factores inherentes a la propia uña: el crecimiento lento de la uña implica que las partes afectadas se reemplazan lentamente, y la lámina ungueal dura dificulta la penetración de los medicamentos tópicos hasta los hongos patógenos que se encuentran en el lecho ungueal. Además, los pacientes sufren recidivas y reinfecciones periódicas[5, 6] y se enfrentan al dilema de optar entre medicamentos sistémicos por vía oral, que requieren estudios de laboratorio para controlar la toxicidad, o tratamientos tópicos prolongados que suelen requerir el desbridamiento de la uña y varias consultas, por lo que naturalmente muchos pacientes no cumplen con el plan terapéutico. De este modo se complica la evolución de la enfermedad.

Si bien la OSDL puede afectar tanto las uñas de los pies como las de las manos, lo hace con muchísima más frecuencia en las de los pies, con una relación de 19:1.[1] La gran mayoría de las onicomicosis de los pies (más del 90% de los casos) son causadas por dermatofitos (hongos parásitos que se alimentan de queratina), aunque con menos frecuencia pueden ser causadas por mohos no dermatofitos y hongos levaduriformes. Los microorganismos causales de las onicomicosis de las manos son casi siempre dermatofitos.

Epidemiología

Lamentablemente, es difícil cuantificar la prevalencia exacta de la OSDL, porque las estimaciones varían mucho entre un estudio y otro (oscilan entre el 2% y el 13%).[1, 7-14] Esto se debe en parte a la diferencia de la prevalencia de OSDL (y de onicomicosis en general) en función de la región geográfica y en parte a la diferencia metodológica de los estudios, como la observada en la fuente de la población (p. ej., si la población del estudio estaba conformada por pacientes que consultaban por problemas ungueales o simplemente por pacientes que acudían para un control). De hecho, incluso se ha sugerido que, si bien las micosis ungueales son frecuentes, la prevalencia general ha sido ligeramente sobreestimada por estudios realizados en hospitales.[9]

No obstante, sin lugar a dudas, los casos se han incrementado a ritmo constante en las últimas décadas. En 1979, en un estudio poblacional realizado en los Estados Unidos se informó que la prevalencia de onicomicosis era algo superior al 2%.[15] Menos de veinte años después, esa cifra había llegado a más del 8,5%.[7] Más recientemente, en un estudio multicéntrico a gran escala se informó una prevalencia del 13,8%.[8] Teniendo en cuenta que la OSDL representa más del 85% de los casos de onicomicosis, el incremento mencionado se traduce en una incidencia cada vez mayor de OSDL. Este aumento notable puede asociarse a cambios culturales de la sociedad actual, el más importante de los cuales es el uso cada vez mayor de calzado oclusivo que, al generar un ambiente cerrado, cálido y húmedo, favorece mucho el crecimiento de hongos. De hecho, se ha demostrado que la prevalencia de onicomicosis (y, por extensión, de OSDL) es menor en poblaciones que usan calzado abierto, como las sandalias.[16] Otro factor que favorece la diseminación de micosis como la OSDL es el uso cada vez mayor de piscinas públicas, vestuarios de gimnasios, etc., donde el suelo mojado proporciona el ambiente ideal para la reproducción de los hongos y donde las personas suelen estar descalzas.[17]

En varios estudios se ha observado que los familiares de los pacientes infectados con OSDL tienen un mayor riesgo de contraer la enfermedad.[18] Inicialmente se pensaba que ese aumento del riesgo obedecía únicamente a la transmisión intrafamiliar (una mayor exposición a un reservorio de infección). Sin embargo, según estudios más recientes, la OSDL tiene un componente genético: la susceptibilidad a la infección por *Trichophyton rubrum* parece tener un patrón hereditario autosómico dominante.[19, 20] Estudios posteriores identificaron genotipos específicos que afectan el sistema inmunitario, que evitan "la producción de una respuesta inmunitaria adaptativa completa", por lo cual estas personas son propensas a sufrir infecciones crónicas y recurrentes.[21]

Además, en varios estudios se ha observado que los varones tienen casi tres veces más probabilidad de sufrir onicomicosis que las mujeres.[22] Si bien no se conocen completamente las causas, es probable que la diferencia entre los sexos obedezca a factores sociales o genéticos.

Además de la cultura, el ambiente y la genética, el factor que más predispone a una persona a presentar OSDL parece ser la edad: varios estudios demostraron una mayor prevalencia de onicomicosis a edades avanzadas.[1, 23] La tasa de micosis ungueales en la población general es de aproximadamente el 10%, pero en personas mayores de 70 años esa cifra puede llegar a ser de hasta el 50%.[5, 23] La explicación más probable de ese aumento de la prevalencia es que a mayor edad las uñas crecen más lentamente y la infección puede avanzar con facilidad. Además, las personas de edad avanzada suelen presentar problemas concomitantes que

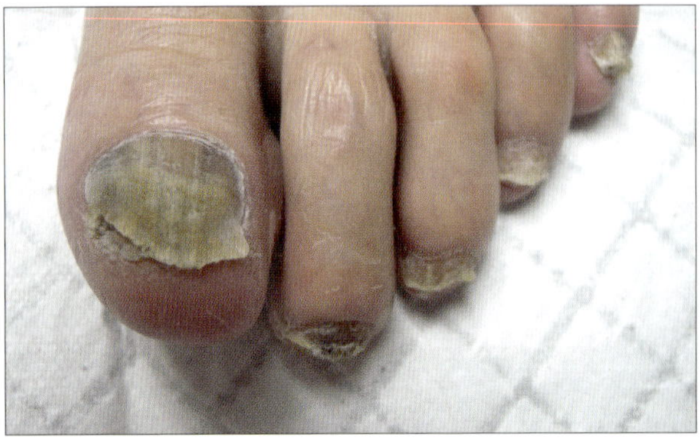

Figura 3.2 OSDL asociada a diabetes. Todas las uñas están afectadas. Obsérvense la descamación por tiña de los pies y el hematoma del dedo gordo (secundario a calzado inadecuado, lo que es frecuente debido a la neuropatía).

también son factores de riesgo de OSDL, tales como mala circulación periférica, diabetes, inmunodepresión, traumatismos ungueales reiterados, mayor exposición a hongos patógenos e incluso la mera incapacidad de mantener un buen cuidado de los pies.

No es entonces de extrañar que la OSDL rara vez afecte a los niños. En un estudio multicéntrico prospectivo llevado a cabo en consultorios de Estados Unidos y Canadá, se observó una prevalencia de micosis ungueales en niños de menos de 18 años inferior al 0,5%.[24] Aparte de la ausencia relativa de los factores de riesgo de OSDL antes mencionados, las razones que explican la tasa increíblemente baja de infección en relación con la observada en adultos son la menor prevalencia de tiña de los pies, el crecimiento más rápido de las uñas y el menor tamaño de las uñas, que implica menos superficie para la invasión fúngica.

Como se mencionó anteriormente, la diabetes es una enfermedad concomitante frecuente en pacientes con OSDL. Aproximadamente un tercio de los diabéticos presentan micosis ungueal, y la probabilidad de que las personas que sufren diabetes tengan onicomicosis es 2,77 veces mayor que la de la población general (Figura 3.2).[22] Además, los problemas de cicatrización y la neuropatía sensitiva exponen a estas personas a un mayor riesgo de sufrir complicaciones más graves que impliquen un riesgo de amputación. Los bordes irregulares de las uñas gruesas y quebradizas pueden dañar el tejido blando circundante y crear un punto de acceso imperceptible por el que pueden penetrar las bacterias, los hongos u otros agentes patógenos y generar infecciones importantes que con el tiempo pueden hacer necesaria la amputación.[25] En estudios retrospectivos, se ha determinado que los diabéticos que presentan micosis como la OSDL tienen una probabilidad de 3-5 veces mayor de sufrir úlceras pedias o gangrena que los diabéticos que no sufren onicomicosis.[26]

Es especialmente importante tener en cuenta la relación que existe entre la OSDL y la tiña de los pies.[6] El principal agente causal de ambas micosis es el mismo (*T. rubrum*),[9, 27] por lo que cualquiera de ellas puede servir como reservorio de infección a la otra. Es por ello que la OSDL casi siempre es precedida (o acompañada) por tiña de los pies (Figura 3.3). Esta relación explica en parte la frecuencia mucho mayor de OSDL de los pies que de las manos: dada la mayor incidencia de tiña de los pies que de las manos, es mayor la posibilidad de infección de las uñas de los pies.

Sin duda, si los pacientes se rascan o se tocan los pies, los dedos o las uñas de los pies infectados por hongos, es posible que el hongo pase a las manos, lo que puede causar tiña

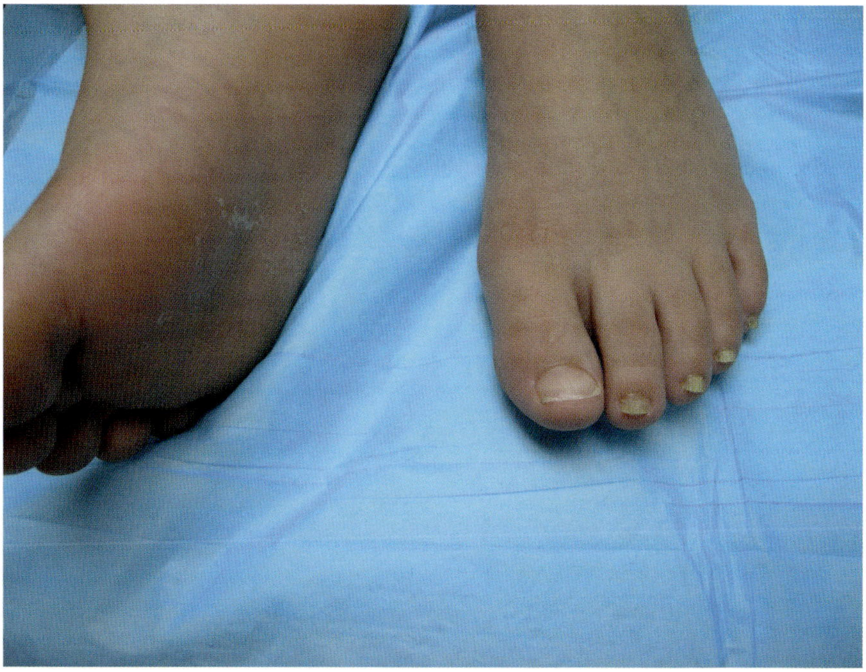

Figura 3.3 OSDL y tiña de los pies concomitante en la planta del pie opuesto por infección con *T. rubrum*.

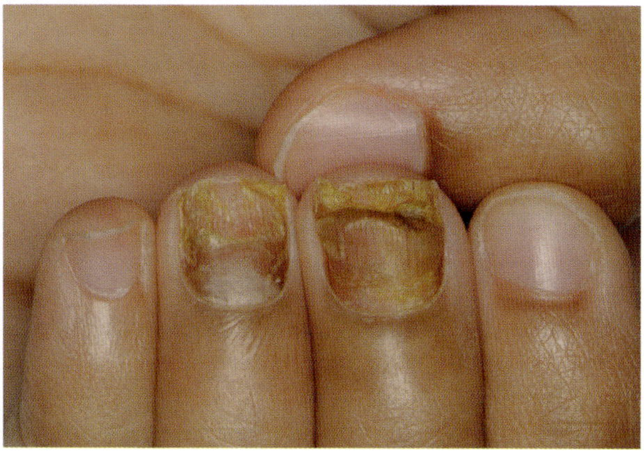

Figura 3.4 Ejemplo de OSDL en las uñas de la mano.

de las manos u OSDL de las manos (Figura 3.4). En estos casos, los pacientes presentan un tipo de infección relativamente común conocida como síndrome de "una mano y dos pies" (Figura 3.5).[28, 29]

En líneas generales, se espera que la incidencia de OSDL continúe aumentando, en gran medida debido al incremento de factores de riesgo críticos como el envejecimiento poblacional, conjuntamente con una mayor prevalencia de diabetes y vasculopatía periférica.

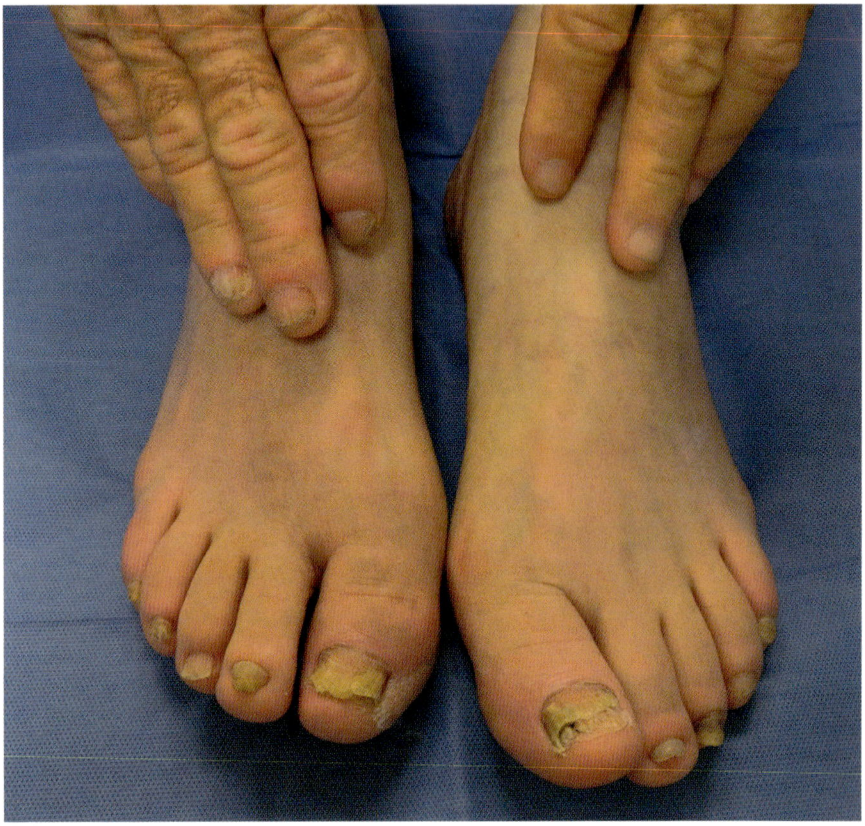

Figura 3.5 Se observa OSDL en las uñas de los dos pies y de la mano derecha, pero la mano izquierda no está afectada (síndrome de "una mano y dos pies").

Cuadro clínico

Los signos característicos de OSDL son el cambio de color de la uña, la hiperqueratosis subungueal y la onicólisis (Figura 3.6).

Como su nombre lo indica, en los casos de OSDL, el hongo invade el lecho ungueal en la porción distal de la uña. El microorganismo suele infectar primero la palma de la mano o la planta del pie y causar tiña de las manos o de los pies, y luego se propaga al lecho ungueal a través del hiponiquio o del pliegue ungueal lateral.

En los primeros estadios de la infección, el hongo solo infecta el lecho ungueal, y la lámina ungueal puede tener un aspecto normal. Durante ese período, el estrato córneo del lecho ungueal suele comenzar a engrosarse (hiperqueratosis subungueal) debido a la inflamación leve provocada por la micosis. El material queratósico resultante empuja hacia arriba la lámina ungueal y con el tiempo causa onicólisis.

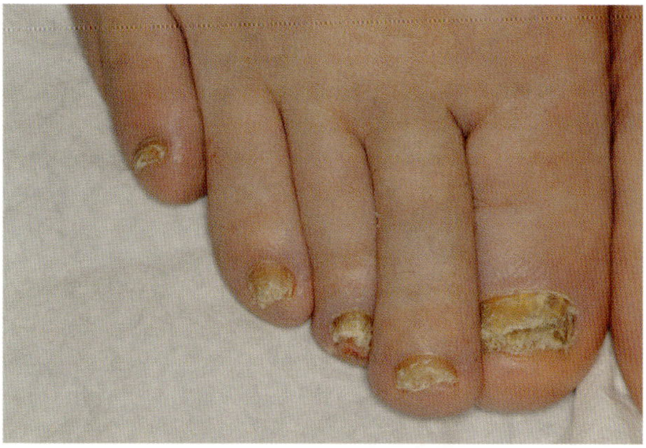

Figura 3.6 OSDL. Obsérvense la coloración amarilla, la hiperqueratosis subungueal marcada y la onicólisis.

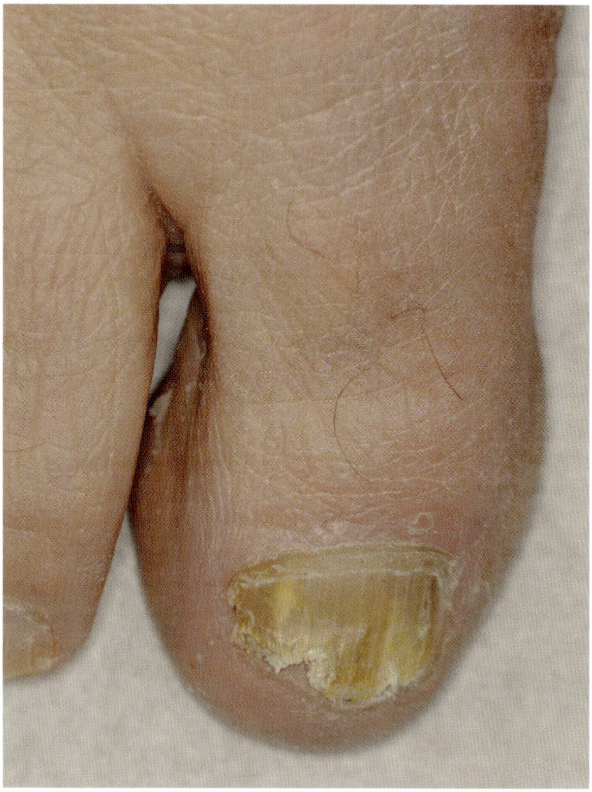

Figura 3.7 El avance de la micosis en sentido proximal da lugar a bandas amarillas orientadas hacia el pliegue ungueal proximal. Obsérvese además la descamación por tiña de los pies.

Desde el sitio inicial de la infección, los hongos migran en sentido proximal (hacia la cutícula) a lo largo de las crestas epidérmicas del lecho ungueal, orientadas longitudinalmente. Esto explica la presencia de picos y estrías longitudinales amarillas, anaranjadas o blancas, que son un signo típico del avance de la enfermedad (Figuras 3.7 y 3.8).

La lámina ungueal también puede presentar una coloración difusa amarilla, anaranjada o blanca. Con menos frecuencia, en los casos en que la OSDL es causada por mohos no dermatofitos, que producen melanina, la uña presenta una coloración marrón o negruzca (melanoniquia

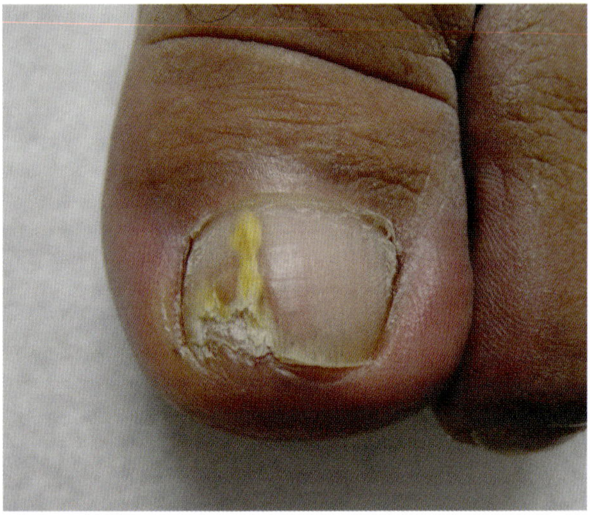

Figura 3.8 Otro ejemplo de una banda longitudinal coloreada debido al avance de la micosis en sentido proximal. En este caso se extiende hasta la lúnula. Se observa además hiperqueratosis subungueal.

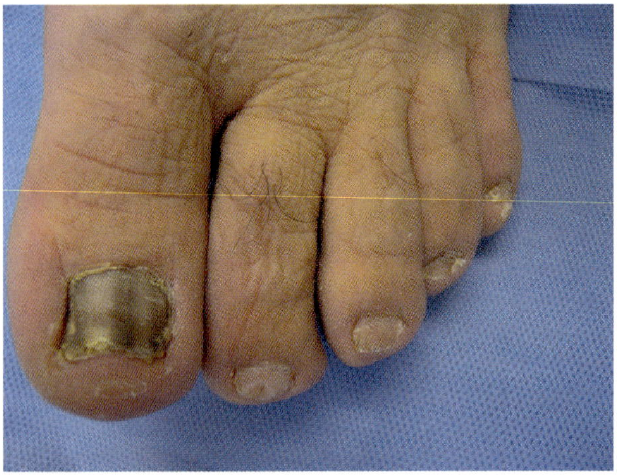

Figura 3.9 Melanoniquia fúngica subungueal distal y lateral.

ungueal) similar en su aspecto al melanoma ungueal (Figura 3.9). Afortunadamente, este no es un cuadro muy frecuente, dado que muchas de las infecciones por microorganismos que causan melanoniquia ungueal (p. ej., *Neoscytalidium dimidiatum*) no responden a los tratamientos antimicóticos y son muy difíciles de curar.[30]

En ocasiones, se observan dermatofitomas (zonas redondeadas o lineales amarillentas particularmente densas) (Figuras 3.10 y 3.11). Se trata por lo general de una forma más avanzada de la enfermedad y se considera un factor pronóstico negativo. La presencia de un dermatofitoma indica absceso fúngico (una masa de hifas y esporas) por debajo de la uña. Los hongos de esas masas forman una biopelícula y son particularmente difíciles de tratar sin realizar el desbridamiento de la uña.

Con el tiempo, la OSDL puede evolucionar a onicomicosis distrófica total (ODT), que se caracteriza por el engrosamiento y el desmenuzamiento de la uña distrófica. Sin embargo, como los pacientes suelen cortar la lámina ungueal que está separada, sobre todo en los dedos de las manos, la presentación clínica puede ser menos característica (Figura 3.12).

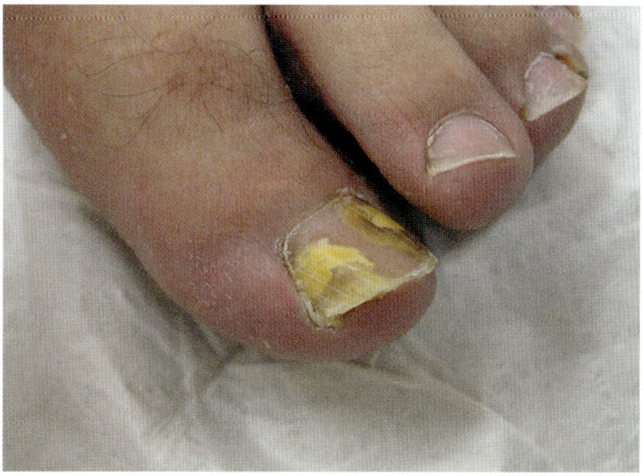

Figura 3.10 Obsérvense los dermatofitomas prominentes en el dedo gordo del pie.

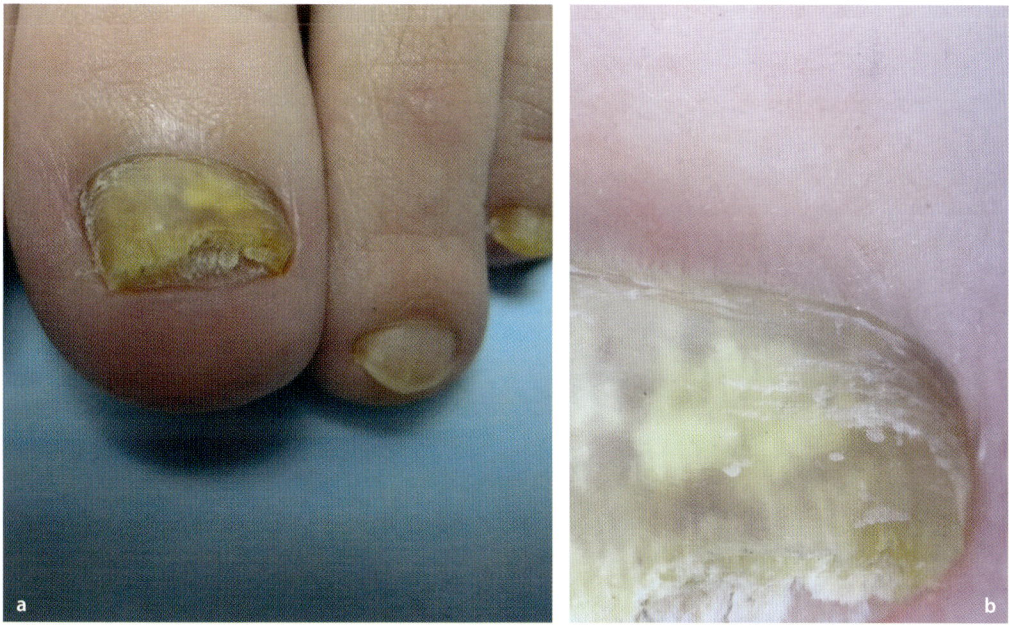

Figura 3.11 a Cambio de color de la uña, hiperqueratosis subungueal, onicólisis y un dermatofitoma. **b** Imagen dermatoscópica de un parche que no llega al borde libre de la uña.

Diversos signos clínicos característicos se consideran factores que predicen una mala respuesta al tratamiento. Entre ellos se encuentran los dermatofitomas, los casos en que la afectación supera el 50% de la uña (especialmente si hay compromiso significativo de la porción lateral), los casos con más de 2 mm de hiperqueratosis subungueal y aquellos en que la enfermedad ha evolucionado a ODT con compromiso de la matriz. Otros factores pronósticos negativos están relacionados con el hongo causal (p. ej., un hongo del género *Neoscytalidium*, como ya se mencionó) o con el paciente (la probabilidad de fracaso terapéutico es mayor si se trata de un paciente inmunodeprimido o con mala circulación periférica).

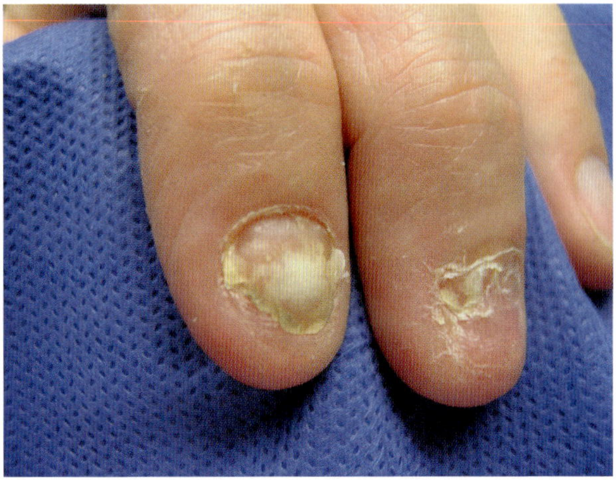

Figura 3.12 OSDL en las uñas de la mano, recortadas por el paciente.

La gravedad de la infección también puede determinarse mediante el índice de gravedad de la onicomicosis (OSI, por su sigla en inglés). Este sencillo sistema de clasificación tiene en cuenta el porcentaje de afectación micótica de la uña, la proximidad de la infección a la matriz ungueal y la presencia de dermatofitomas, estrías longitudinales o hiperqueratosis subungueal de más de 2 mm. Se asigna una puntuación de 1 a 35. La enfermedad leve recibe una puntuación de 5 o menos, la enfermedad moderada, de 6 a 15 y la grave, de 16 a 35.[31] Al contar con una medición objetiva de la gravedad de la enfermedad, que puede evaluarse rápidamente a medida que cambia el cuadro clínico, el seguimiento durante el tratamiento puede ser más preciso.

Indicios diagnósticos

Llegar al diagnóstico clínico definitivo de OSDL puede ser difícil porque muchos de los signos clásicos (cambio de color de la uña, hiperqueratosis subungueal, onicólisis y uñas gruesas, dañadas y frágiles) también están presentes en otras distrofias ungueales (p. ej., traumatismo, psoriasis, liquen plano, onicogriposis, etc.). Sin embargo, los mecanismos de evolución de la micosis permiten observar una gran cantidad de signos clínicos que pueden sugerir un diagnóstico de OSDL e indicar que es necesario realizar más análisis de laboratorio para confirmarlo.

Dado que el hongo suele infectar primero la palma de la mano o la planta del pie y luego se disemina al lecho ungueal, se debe inspeccionar en primer lugar la piel de las plantas, las yemas de los dedos de las manos y la zona situada entre los dedos de los pies para detectar signos de descamación por tiña de las manos o de los pies. Si bien la ausencia de descamación no necesariamente descarta el diagnóstico de OSDL, su presencia puede contribuir a diagnosticarla con certeza.

Una vez que el hongo invade el lecho ungueal y que el estrato córneo comienza a engrosarse, la hiperqueratosis subungueal causa onicólisis. El material queratósico que levanta la uña crea un aspecto singular por debajo del borde libre, que De Crignis y cols. denominaron "aspecto ruinoso".[32] Al inspeccionar el hiponiquio con un dermatoscopio, se puede visualizar

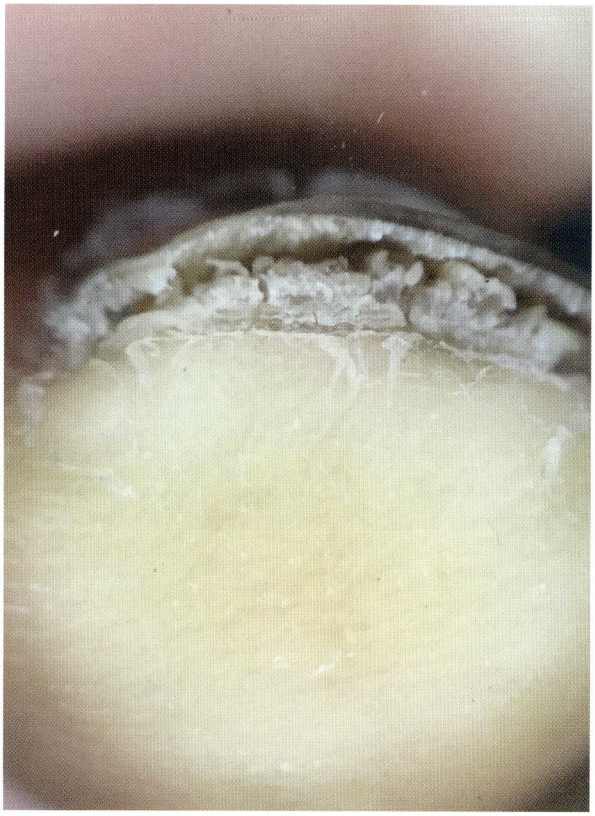

Figura 3.13 Imagen dermatoscópica del borde distal de la uña, en la que se observa el "aspecto ruinoso".

claramente ese aspecto (Figura 3.13). La ausencia de este signo no necesariamente descarta el diagnóstico de OSDL; no obstante, su presencia es muy indicativa de un diagnóstico de certeza.

A medida que el hongo se extiende longitudinalmente por las crestas epidérmicas del lecho ungueal, provoca un tipo de pigmentación longitudinal específico que permite diferenciar de manera no invasiva entre la OSDL y lesiones que simulan esta enfermedad, por ejemplo, onicólisis traumática, la segunda distrofia ungueal en orden de frecuencia. Al examinar la uña, debe emplearse un dermatoscopio para inspeccionar el borde más proximal de la zona afectada por onicólisis a fin de detectar un borde irregular con proyecciones puntiagudas hacia el pliegue ungueal proximal (Figura 3.14). Este signo (al que Piraccini y cols. describieron como un "borde irregular con picos") es característico y exclusivo de la OSDL en virtud del patrón de migración del hongo en sentido proximal. La onicólisis traumática presenta un borde liso lineal sin hendiduras.[33, 34]

Otro hallazgo dermatoscópico causado por la migración del hongo en sentido proximal es la coloración mate irregular distribuida en estrías longitudinales sobre la lámina ungueal levantada. Dado que forma un patrón similar a una aurora boreal, Piraccini y cols. le dieron el nombre de "signo de la aurora boreal". Su presencia también es un claro indicio de OSDL.[33]

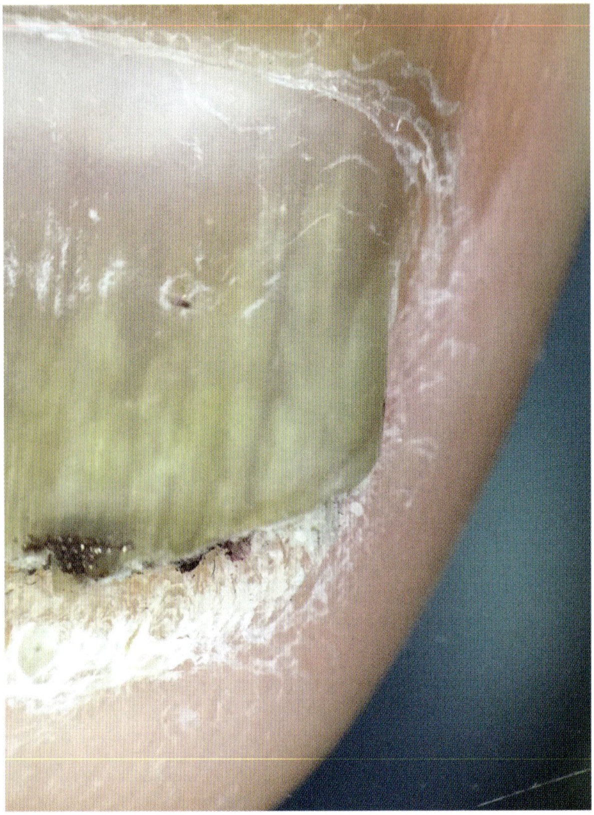

Figura 3.14 Imagen dermatoscópica en la que se observan "picos" en el borde proximal, lo que le da a la uña el aspecto de "borde irregular".

Síntesis para el profesional

- La OSDL es sumamente frecuente y puede causar problemas físicos y psicosociales significativos. Debido a la incidencia cada vez mayor de factores de riesgo importantes, se espera que aumenten simultáneamente los casos de OSDL en los próximos años.
- Dado que solo la mitad de todas las anomalías ungueales pueden atribuirse a micosis, es importante poder diferenciar entre la OSDL verdadera y otras lesiones de aspecto similar antes de comenzar el tratamiento, que puede ser prolongado, difícil y costoso.
- Lamentablemente, las profundas similitudes entre muchas de las distrofias ungueales dificultan mucho el diagnóstico clínico definitivo. Por lo tanto, si bien la presentación clínica conjuntamente con las imágenes dermatoscópicas y los antecedentes pueden orientar al profesional hacia el diagnóstico de OSDL, es importante confirmar este diagnóstico con técnicas de laboratorio.[35]
- Actualmente, estas técnicas son el examen con KOH, el cultivo fúngico o la tinción del ácido peryódico de Schiff (PAS). No obstante, en el futuro probablemente se usen con más frecuencia técnicas más recientes de reacción en cadena de la polimerasa (PCR), por sus ventajas en relación con estos otros métodos: la PCR es más rápida (los resultados se obtienen en días y no en semanas), no se ve afectada por la viabilidad del hongo y es menos sensible a la contaminación.

- Otro método fiable es la tira reactiva para la detección de dermatofitos, que ha demostrado tener una tasa de concordancia general del 95%.[36] Si bien hay que tener en cuenta que con estas tiras reactivas solo se identifican infecciones por dermatofitos, son esos microorganismos los responsables de la mayoría de los casos de onicomicosis.

Reflexiones clínicas

- Si un paciente presenta tiña de los pies, considere la posibilidad de onicomicosis.
- Si un paciente presenta onicopatía en las manos, examine las uñas de los pies y viceversa.
- Aconseje a los pacientes afectados que se pongan las medias antes de la ropa interior para evitar transmitir el hongo a los pliegues inguinales, lo que causa tiña inguinal.
- Si bien las mujeres y los niños presentan una menor incidencia de infección, consultan con más frecuencia al médico. Pregunte acerca de otros familiares, porque es probable que alguno esté infectado.

Bibliografía

1 Gupta AK, Jain HC, Lynde CW, et al. Prevalence and epidemiology of onychomycosis in patients visiting physicians' offices: a multicenter Canadian survey of 15,000 patients. J Am Acad Dermatol 2000; 43 (2): 244-8.

2 Reich A, Szepietowski JC. Health-related quality of life in patients with nail disorders. Am J Clin Dermatol 2011; 12 (5): 313-20.

3 Chacon A, Franca K, Fernandez A, Nouri K. Psychosocial impact of onychomycosis: a review. Int J Dermatol 2013; 52 (11): 1300-7.

4 Chan HH, Wong ET, Yeung CK. Psychosocial perception of adults with onychomycosis: a blinded, controlled comparison of 1,017 adult Hong Kong residents with or without onychomycosis. Biopsychosoc Med 2014; 8: 15.

5 Rose AE. Therapeutic update: onychomycosis. J Drugs Dermatol 2014; 13 (10): 1173-5.

6 Gupta AK, Elewski BE, Rosen T, et al. Onychomycosis: strategies to minimize recurrence. J Drugs Dermatol 2016; 15 (3): 279-82.

7 Elewski BE, Charif MA. Prevalence of onychomycosis in patients attending a dermatology clinic in northeastern Ohio for other conditions. Arch Dermatol 1997; 133 (9): 1172-3.

8 Ghannoum MA, Hajjeh RA, Scher R, et al. A large-scale North American study of fungal isolates from nails: the frequency of onychomycosis, fungal distribution, and antifungal susceptibility patterns. J Am Acad Dermatol 2000; 43 (4): 641-8.

9 Sigurgeirsson B, Baran R. The prevalence of onychomycosis in the global population: a literature study. J Eur Acad Dermatol Venereol 2014; 28 (11): 1480-91.

10 Heikkilä H, Stubb S. The prevalence of onychomycosis in Finland. Br J Dermatol 1995; 133 (5): 699-703.

11 Ioannidou DJ, Maraki S, Krasagakis SK, et al. The epidemiology of onychomycoses in Crete, Greece, between 1992 and 2001. J Eur Acad Dermatol Venereol 2006; 20 (2): 170-4.

12 Perea S, Ramos MJ, Garau M, et al. Prevalence and risk factors of tinea unguium and tinea pedis in the general population in Spain. J Clin Microbiol 2000; 38 (9): 3226-30.

13 Roberts DT. Prevalence of dermatophyte onychomycosis in the United Kingdom: results of an omnibus survey. Br J Dermatol 1992; 126 (39): 23-7.

14 Svejgaard EL, Nilsson J. Onychomycosis in Denmark: prevalence of fungal nail infection in general practice. Mycoses 2004; 47 (3-4): 131-5.

15 Kraning KK, Odland GF. Prevalence, morbidity, and cost of dermatological diseases. J Invest Dermatol 1979; 73: 395-401.

16 Nickerson WJ, Irving L, Mehmert HE. Sandals, and hygiene and infections of the feet. Arch Derm Syphilol 1945; 52: 365-8.

17 Aly R. Ecology and epidemiology of dermatophyte infections. J Am Acad Dermatol 1994; 31(3): 21–5.

18 Many H, Derbes VJ, Friedman L. Trichophyton rubrum: exposure and infection within household groups. Arch Dermatol 1960; 82: 226-9.

19 Zaias N, Tosti A, Rebell G, et al. Autosomal dominant pattern of distal subungual onychomycosis caused by Trichophyton rubrum. J Am Acad Dermatol 1996; 34 (2): 302-4.

20 Zaias N, Rebell G. Chronic dermatophytosis syndrome due to Trichophyton rubrum. Int J Dermatol 1996; 35 (9): 614-7.

21 Gupta AK, Simpson FC, Brintnell WC. Do genetic mutations and genotypes contribute to onychomycosis? Dermatology 2014; 228 (3): 207-10.

22 Gupta AK, Konnikov N, MacDonald P, et al. Prevalence and epidemiology of toenail onychomycosis in diabetic subjects: a multicentre survey. Br J Dermatol 1998; 139 (4): 665-71.

23 Thomas J, Jacobson GA, Narkowicz CK. Toenail onychomycosis: an important global disease burden. J Clin Pharm Ther 2010; 35 (5): 497-519.

24 Gupta AK, Sibbald RG, Lynde CW, et al. Onychomycosis in children: prevalence and treatment strategies. J Am Acad Dermatol 1997; 36 (3): 395-402.

25 Brem H, Sheehan P, Boulton AJ. Protocol for treatment of diabetic foot ulcers. Am J Surg 2004; 187 (5A): 1-10.

26 Doyle JJ, Boyko WL, Ryu S, Gause D. Onychomycosis among diabetic patients: prevalence and impact of nonfungal foot infections [poster]. San Antonio: The American Diabetes Association 60th Scientific Sessions, 2000; reference ID: 104.

27 Foster KW, Ghannoum MA, Elewski BE. Epidemiologic surveillance of cutaneous fungal infection in the United States from 1999 to 2002. J Am Acad Dermatol 2004; 50 (5): 748-52.

28 Daniel 3rd CR, Gupta AK, Daniel MP, Daniel CM. Two feet-one hand syndrome: a retrospective multicenter survey. Int J Dermatol 1997; 36 (9): 658-60.

29 Zhan P, Ge YP, Lu XL, et al. A case-control analysis and laboratory study of the two feet-one hand syndrome in two dermatology hospitals in China. Clin Exp Dermatol 2010; 35 (5): 468-72.

30 Finch J, Arenas R, Baran R. Fungal melanonychia. J Am Acad Dermatol 2012; 66 (5): 830-41.

31 Carney C, Tosti A, Daniel R, Scher R, Rich P, DeCoster J, Elewski B. A new classification system for grading the severity of onychomycosis: onychomycosis severity index. Arch Dermatol 2011; 147 (11): 1277-82.

32 De Crignis G, Valgas N, Rezende P, Leverone A, Nakamura R. Dermatoscopy of onychomycosis. Int J Dermatol 2014; 53 (2): 97–9.

33 Piraccini BM, Balestri R, Starace M, Rech G. Nail digital dermoscopy (onychoscopy) in the diagnosis of onychomycosis. J Eur Acad Dermatol Venereol 2013; 27 (4): 509-13.

34 Jesús-Silva MA, Fernández-Martínez R, Roldán-Marín R, Arenas R. Dermoscopic patterns in patients with a clinical diagnosis of onychomycosis-results of a prospective study including data of potassium hydroxide (KOH) and culture examination. Dermatol Pract Concept 2015; 5 (2): 39-44.

35 Allevato MA. Diseases mimicking onychomycosis. Clin Dermatol 2010; 28 (2): 164-77.

36 Tsunemi Y, Hiruma M. Clinical study of Dermatophyte Test Strip, an immunochromatographic method, to detect tinea unguium dermatophytes. J Dermatol 2016; doi: 10.1111/1346-8138.13348.

4

Onicomicosis blanca superficial

Stephanie Mlacker ▪ Antonella Tosti

Conceptos principales

- En la onicomicosis blanca superficial (OBS), la invasión de la uña comienza en la superficie dorsal de la lámina ungueal.
- Existen dos variantes de OBS: una superficial y una profunda. La OBS rara vez se asocia a melanoniquia. En muy pocos casos, la OBS se origina por debajo del pliegue ungueal proximal.
- La penetración ungueal más profunda se ha asociado a infección por mohos.
- La OBS suele asociarse a onicomicosis subungueal distal y lateral.
- En la mayoría de los casos, la OBS puede tratarse con antimicóticos tópicos.

Introducción

La onicomicosis blanca superficial (OBS) es un tipo de onicomicosis que consiste en la invasión de la lámina ungueal a través de su cara dorsal (Figura 4.1) y se manifiesta con parches superficiales blancos opacos friables (Figura 4.2).[1, 2] Sin embargo, esta denominación no es del todo apropiada porque estudios recientes respaldan una nueva clasificación de variantes en la que se incluye una forma profunda de penetración ungueal. Los microorganismos causales de OBS son *Trichophyton mentagrophytes* (variedad *interdigitale*), responsable

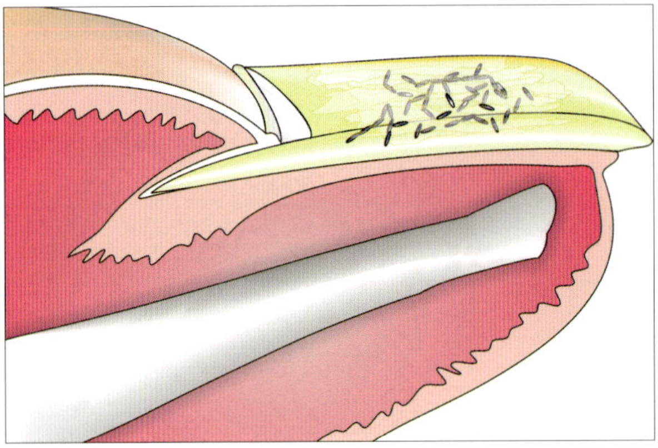

Figura 4.1 Representación esquemática de OBS en la que se observa la invasión fúngica de la cara dorsal de la lámina ungueal.

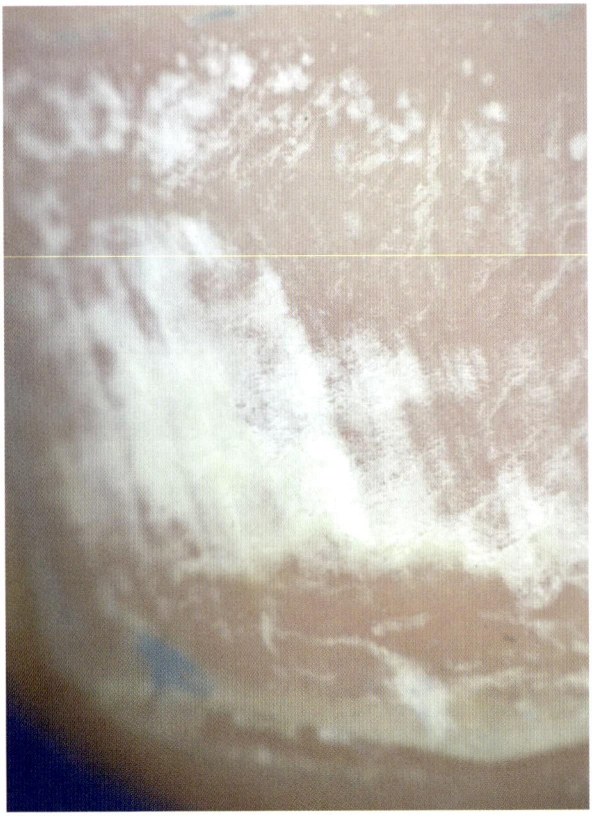

Figura 4.2 Imagen dermatoscópica de OBS en la que se observa que la lámina ungueal superficial está afectada.

del 90% de los casos, *T. rubrum* y hongos no dermatofitos, tales como *Acremonium*, *Fusarium* o especies de *Aspergillus*.[1, 3, 4] Las infecciones por *T. rubrum* (variedad *nigra*) o *Neoscytalidium dimidiatum* pueden causar "onicomicosis negra superficial", en cuyo caso se observa una coloración negruzca.[5-7] Cabe destacar que también pueden existir infecciones mixtas por hongos dermatofitos y no dermatofitos.[8] La OBS habitualmente afecta las uñas del primer, segundo y tercer dedo del pie. Se han descrito muy pocos casos de afectación de las uñas de las manos en recién nacidos o en pacientes infectados por el VIH.[7] Las uñas de los pies crecen un 50%-66% más lentamente que las de las manos, lo que puede facilitar la infección micótica.[9] La OBS se asocia a tiña de los pies interdigital y, con menos frecuencia, a tiña de los pies plantar, afecciones causadas por *T. interdigitale*.[7]

Epidemiología

La onicomicosis suele afectar con mayor frecuencia a los varones que a las mujeres. Entre los factores asociados se encuentran la mala circulación periférica, la diabetes, el traumatismo ungueal y la higiene deficiente de las uñas.[10] La OBS es un tipo infrecuente de onicomicosis, que representa el 1,5%-7% de todos los casos de micosis ungueales.[11] Si bien la OBS afecta al 1%-2% de la población general, la incidencia aumenta con la edad. La tasa de prevalencia es más elevada en personas inmunodeprimidas: la enfermedad afecta al 9,5% de los pacientes infectados por el VIH.[7] Sin embargo, las características epidemiológicas también pueden variar en función de la variante de OBS.

Cuadro clínico

Existen dos variantes principales de OBS: la OBS clásica y la OBS con invasión profunda de la lámina ungueal (Figuras 4.3 y 4.4). En los casos de OBS clásica, la lámina ungueal superficial presenta pequeños parches blancos opacos friables con bordes definidos. El raspado de los parches permite eliminar el material blancuzco de la superficie y deja expuesta una lámina ungueal intermedia compacta transparente. En ocasiones, los parches pueden confluir y con el tiempo afectan toda la uña, que adquiere un color blanco lechoso opaco en toda la superficie.[1, 3, 7] Hay una variante de OBS clásica en la que la infección comienza por debajo del pliegue ungueal proximal. Esta variante, que puede ser difícil de diferenciar de la onicomicosis subungueal proximal (OSP), suele afectar a los niños, que tienen uñas delgadas, o a los pacientes inmunodeprimidos.[1, 3] En algunos casos, se observan bandas superficiales estriadas (bandas blancas en la porción afectada que alternan con porciones de uña sanas) (Figura 4.5). La invasión profunda de la lámina ungueal habitualmente es causada por infección con hongos no dermatofitos, tales como especies de *Fusarium* y de *Aspergillus*, que presentan capacidad de penetración en la lámina ungueal (Figura 4.6).[4] Esta variante se caracteriza por la presencia de parches marrones amarillentos y blancos difusos (Figuras 4.7 y 4.8). La coloración de la lámina ungueal puede extenderse hasta el pliegue ungueal proximal, en cuyo caso la pigmentación se visualiza a través de la cutícula.[7] No es infrecuente que la OBS se asocie a otros tipos de onicomicosis, tales como onicomicosis subungueal distal y lateral (OSDL) u OSP (Figuras 4.9 y 4.10).[1, 2]

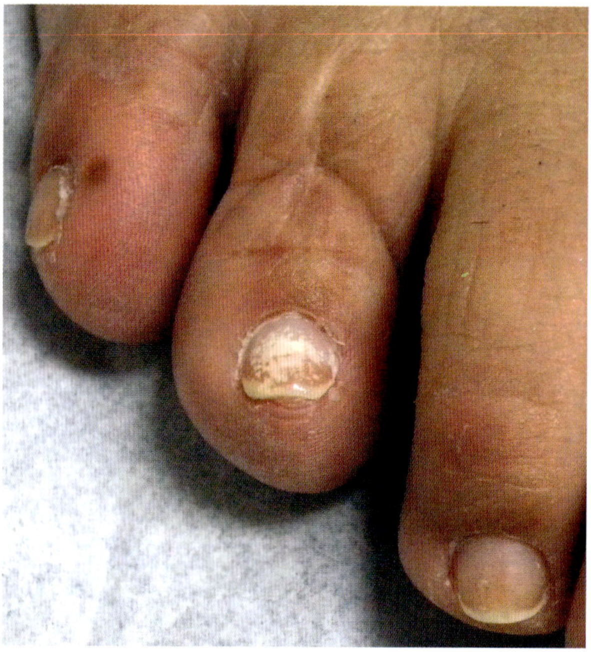

Figura 4.3 Variante clásica de OBS.

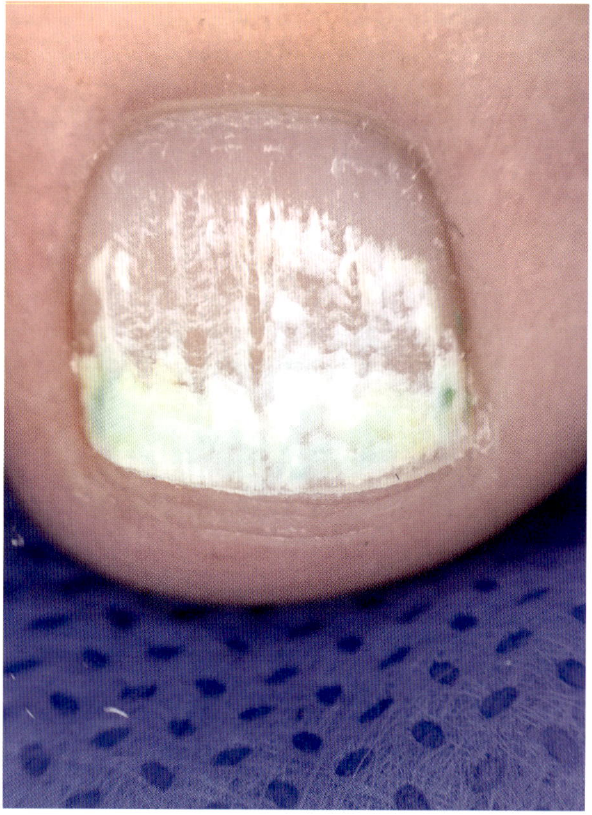

Figura 4.4 OBS con invasión profunda de la lámina ungueal.

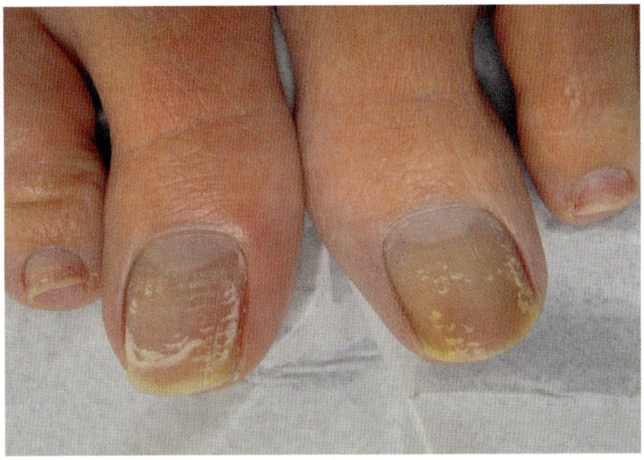

Figura 4.5 OBS con patrón estriado.

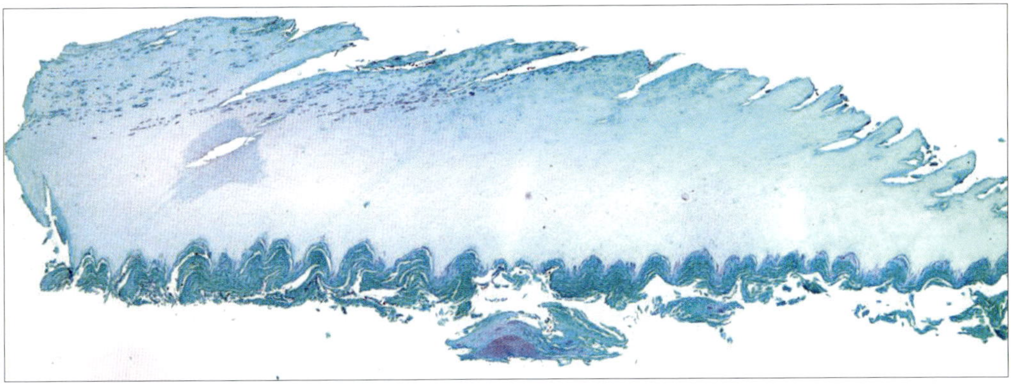

Figura 4.6 OBS con invasión profunda de la lámina ungueal: en el estudio histopatológico se observan elementos fúngicos en la lámina ungueal superficial e intermedia.

Indicios diagnósticos

Es importante realizar estudios micológicos a fin de diagnosticar y tratar la onicomicosis de manera apropiada.[10] La OBS se puede diagnosticar mediante microscopia directa con hidróxido de potasio (KOH) al 40%, cultivos fúngicos y tinción de recortes de uñas con ácido peryódico de Schiff (PAS) para su análisis histológico (Figura 4.11).[7, 12] En algunos casos de OBS, puede resultar difícil obtener un recorte porque la infección suele estar localizada en la parte central de la lámina ungueal sin afectar la porción distal. El raspado de la lámina ungueal superficial es la mejor manera de obtener muestras para el examen con KOH y el cultivo. Cabe destacar que la microscopia con KOH y el cultivo se asocian a un valor predictivo negativo relativamente bajo (menos del 60%) y, por lo tanto, se justifica volver a realizar exámenes si se sospecha OBS y el resultado inicial es negativo.[12]

Cuando se intenta diferenciar clínicamente la variante de OBS, se puede sospechar una invasión más profunda de la lámina ungueal si el raspado de la superficie dorsal no logra eliminar por completo la coloración blanca.[3]

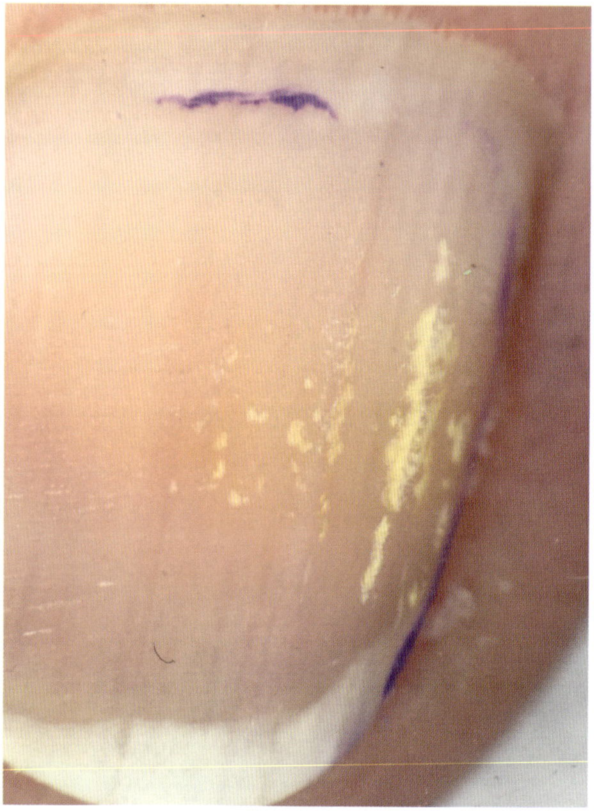

Figura 4.7 Parche descamativo amarillento por OBS.

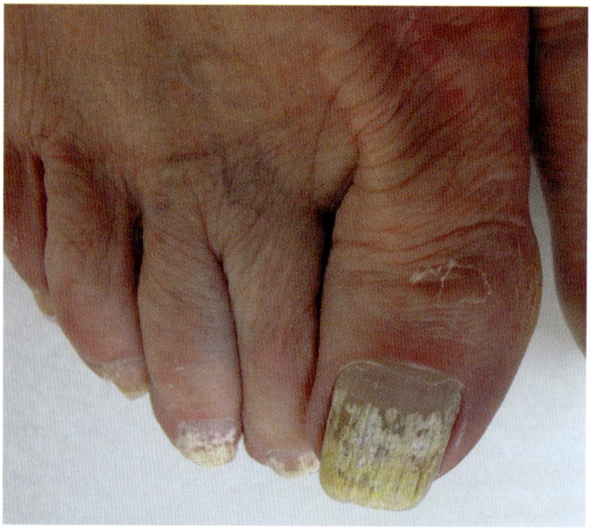

Figura 4.8 OBS: Obsérvese la coloración blanco amarillenta y la disgregación de la superficie ungueal.

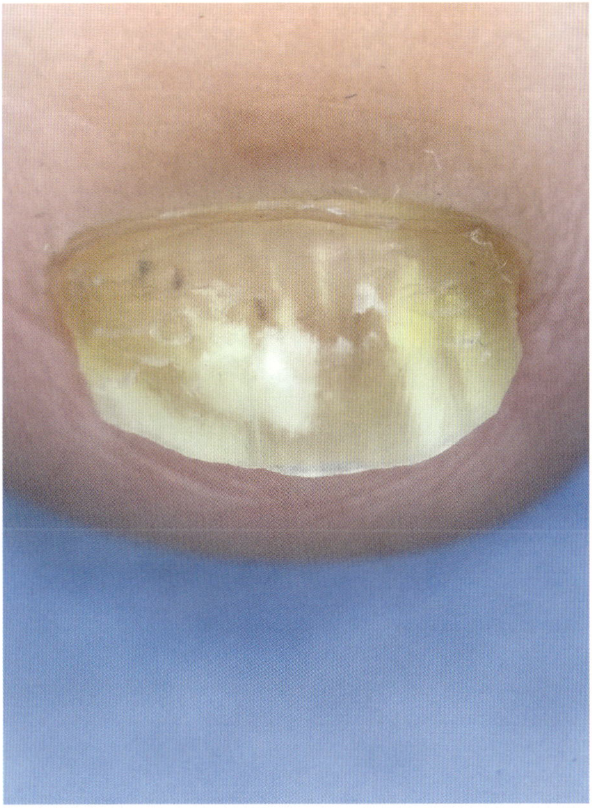

Figura 4.9 OBS y OSDL en la misma uña.

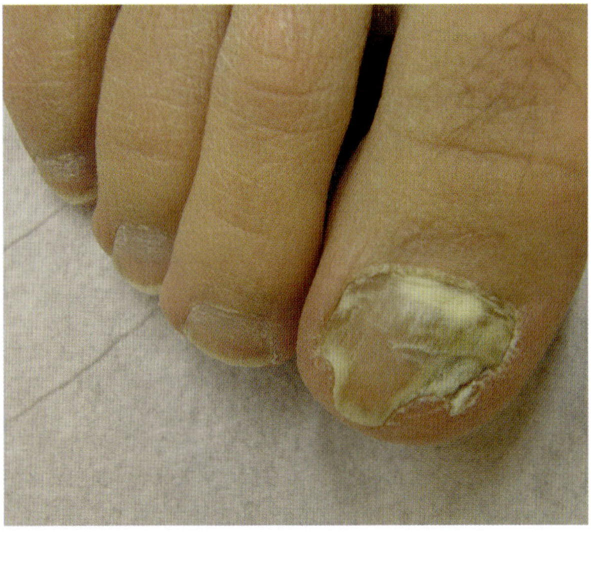

Figura 4.10 OBS que se origina en el pliegue ungueal proximal y OSDL.

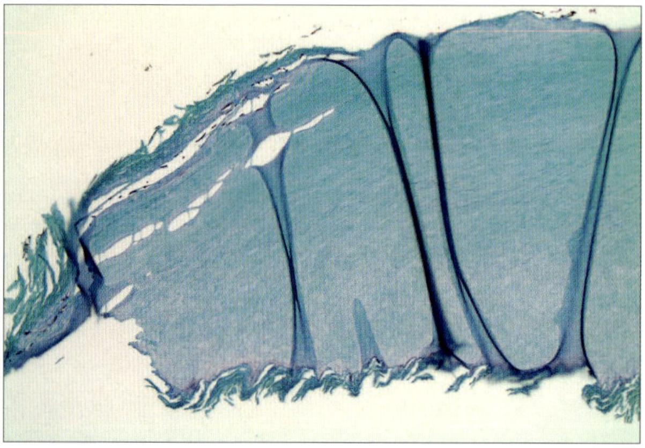

Figura 4.11 OBS: en el estudio histopatológico se observan elementos fúngicos en la lámina ungueal superficial.

Síntesis para el profesional

Los médicos deben tener presentes las características del huésped y del microorganismo causal al tratar pacientes con OBS. Los dermatofitos contienen enzimas queratolíticas que les permiten degradar la queratina de la lámina ungueal. En estudios *in vitro* se ha demostrado la gran osmotolerancia característica de *T. interdigitale*, lo que le permite invadir la lámina ungueal seca. No obstante, es importante destacar que la OBS que presentan las personas con infección por el VIH suele ser causada por *T. rubrum* y puede afectar las uñas de las manos. En los pocos casos en que se observa la presencia de *T. rubrum* en personas inmunocompetentes, suele ser debido a la oclusión provocada por un dedo del pie superpuesto a otro. Otros factores relacionados con el huésped que favorecen la OBS son la inmunodepresión, la genética y el grosor de la lámina ungueal. Por ejemplo, los niños, cuyas uñas son más delgadas que las de los adultos, son más propensos a sufrir afectación de todo el grosor de la lámina ungueal. Sin embargo, es improbable que en los casos de OBS causada por especies de *Aspergillus* o *Fusarium* estén implicados factores asociados al huésped, porque las propiedades intrínsecas de estas especies les permiten penetrar en la superficie dorsal de la uña a mayor profundidad y los huéspedes afectados suelen ser personas sanas.[7]

El tratamiento de primera línea depende de la variante de OBS y por lo general consiste en la eliminación mecánica, seguida de la administración de antimicóticos tópicos. La administración de antimicóticos sistémicos, tales como terbinafina o itraconazol, se reserva para los pacientes resistentes al tratamiento tópico de más de seis meses de duración.[7, 11] Sin embargo, el tratamiento tópico habitualmente es ineficaz si la infección se origina por debajo del pliegue ungueal proximal. Debe administrarse únicamente para tratar la variante clásica de OBS, porque la infección es superficial.[5] Se pueden administrar antimicóticos sistémicos solos o combinados con antimicóticos tópicos si la infección se origina por debajo del pliegue ungueal proximal, si se observa invasión profunda o si el paciente presenta una combinación de variantes.[1, 5]

La etiología de las infecciones que comienzan por debajo del pliegue ungueal proximal puede ser similar a la de la onicomicosis subungueal proximal (OSP), por lo que se justifica realizar un examen minucioso. Cuando se aíslan *T. rubrum* o especies de *Fusarium* de muestras de pacientes con OBS, los médicos deben analizar la uña afectada para detectar signos de variantes mixtas o una infección que comienza por debajo del pliegue ungueal proximal.[1] Gupta y cols. recomendaron muy especialmente que si la persona presenta variantes mixtas, tales como OBS y OSDL, se deben tomar muestras separadas para evaluar cada tipo de infección y usar conjuntamente otros métodos diagnósticos de ser necesario. En caso de infecciones causadas tanto por hongos dermatofitos como por hongos no dermatofitos, es importante dar prioridad al tratamiento de la infección dermatofítica y tratar posteriormente cualquier infección residual por hongos no dermatofitos.[8]

El tratamiento de niños difiere levemente debido al poco espesor de la lámina ungueal. Los tratamientos tópicos son eficaces, incluso si el niño presenta compromiso difuso de la lámina ungueal, porque la delgadez de las uñas facilita la penetración del fármaco.[7] Si bien el uso pediátrico de antimicóticos tópicos no está autorizado, se ha descrito el tratamiento satisfactorio de OBS por *T. rubrum* con amorolfina tópica una vez por semana en un niño infectado por el VIH. Los efectos adversos son improbables porque este fármaco no se absorbe por vía sistémica.[13]

Reflexiones clínicas

- Considere la posibilidad de OBS en los casos de seudoleuconiquia de las uñas de los pies.
- La desgranulación de la queratina por el uso continuo de esmalte para uñas puede simular una OBS.
- Considere la posibilidad de infección por mohos en caso de compromiso difuso y profundo.
- Raspe la uña para distinguir entre la OBS que se origina en el pliegue ungueal proximal y la OSP.
- En la mayoría de los casos, la OBS se trata mediante el raspado de la uña afectada y la administración de antimicóticos tópicos.

Bibliografía

1 Baran R, Faergemann J, Hay RJ. Superficial white onychomycosis-a syndrome with different fungal causes and paths of infection. J Am Acad Dermatol 2007; 57 (5): 879-82.

2 Almeida Jr HL, Boabaid RO, Timm V, Silva RM, Castro LA. Scanning electron microscopy of superficial white onychomycosis. An Bras Dermatol 2015; 90 (5): 753-5.

3 Baran R, Hay R, Perrin C. Superficial white onychomycosis revisited. J Eur Acad Dermatol Venereol 2004; 18 (5): 569-71.

4 Goodfield MJ, Evans EG. Treatment of superficial white onychomycosis with topical terbinafine cream. Br J Dermatol 1999; 141 (3): 604-5.

5 Hay RJ, Baran R. Onychomycosis: a proposed revision of the clinical classification. J Am Acad Dermatol 2011; 65 (6): 1219-27.

6 Baran R, Hay RJ, Tosti A, Haneke E. A new classification of onychomycosis. Br J Dermatol 1998; 139 (4): 567-71.

7 Piraccini BM, Tosti A. White superficial onychomycosis: epidemiological, clinical, and pathological study of 79 patients. Arch Dermatol 2004; 140 (6): 696-701.

8 Gupta AK, Summerbell RC. Combined distal and lateral subungual and white superficial onychomycosis in the toenails. J Am Acad Dermatol 1999; 41 (6): 938-44.

9 Effendy I, Lecha M, Feuilhade de Chauvin M, Di Chiacchio N, Baran R, European Onychomycosis Observatory. Epidemiology and clinical classification of onychomycosis. J Eur Acad Dermatol Venereol 2005; 19 (1): 8-12.

10 Veer P, Patwardhan NS, Damle AS. Study of onychomycosis: prevailing fungi and pattern of infection. Indian J Med Microbiol 2007; 25 (1): 53-6.

11 Huang CC, Sun PL. Superficial white onychomycosis caused by Trichophyton verrucosum. Int J Dermatol 2008; 47 (11): 1162-4.

12 Walling HW, Sniezek PJ. Distribution of toenail dystrophy predicts histologic diagnosis of onychomycosis. J Am Acad Dermatol 2007; 56 (6): 945-8.

13 Pena-Penabad C, Garcia-Silva J, Almagro M, del Pozo J, Fonseca E. Superficial white onychomycosis in a 3-year-old human immunodeficiency virus-infected child. J Eur Acad Dermatol Venereol 2001; 15 (1): 51-3.

5

Onicomicosis subungueal proximal

George Glinos ▪ Antonella Tosti

Conceptos principales

- La onicomicosis subungueal proximal (OSP) puede ser causada por dermatofitos, hongos no dermatofitos y especies de *Candida*.
- La OSP por dermatofitos es infrecuente.
- Se observa con más frecuencia en pacientes inmunodeprimidos (p. ej., pacientes con sida, diabetes, receptores de trasplantes).
- El agente causal más frecuente es *Trichophyton rubrum*.
- La infección se origina en la porción proximal de la uña y avanza en sentido distal.

Introducción

La onicomicosis subungueal proximal (OSP) es un tipo de onicomicosis infrecuente. Según la clasificación tradicional de esta enfermedad, la infección comienza con una invasión fúngica del estrato córneo del pliegue ungueal proximal y posteriormente afecta la matriz y las porciones más profundas de la superficie ventral de la lámina ungueal.[1-3] Desde el pliegue ungueal proximal, los hongos invaden la matriz ungueal proximal y se incorporan en la uña que se está formando, lo que explica la diseminación generalmente lenta de la OSP desde el pliegue ungueal proximal hasta las yemas de los dedos (Figura 5.1). La invasión de la lámina

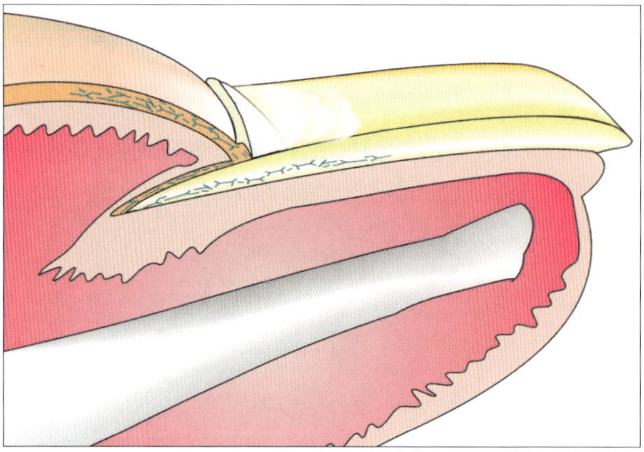

Figura 5.1 Ilustración del mecanismo de patogenia clásico en los casos de OSP. Los hongos invaden el pliegue ungueal proximal y la matriz ungueal.

ungueal proximal puede ser secundaria a paroniquia (inflamación del pliegue ungueal) aguda o crónica.[4] Esta vía de infección se observa con más frecuencia en los casos de infección por *Candida*.[4]

Más recientemente, se han descrito otras vías de infección tales como la diseminación hematógena y la diseminación linfática, como en el caso de la tiña favosa.[4, 5] La tiña favosa es una dermatofitosis generalizada causada por *T. schoenleinii* que afecta tanto la piel como los órganos internos. Se observa linfadenopatía grave, y las biopsias de estas adenopatías han puesto de manifiesto hifas fúngicas, lo que indica diseminación sistémica de la micosis a través de los ganglios linfáticos.[5] Actualmente se cree que la OSP también puede ser causada por una infección del torrente sanguíneo por hongos; no obstante, no se conoce bien el mecanismo exacto de transferencia desde la sangre hasta la lámina ungueal.[4] Cabe destacar que existen algunos datos recientes según los cuales la OSP puede evolucionar de una infección ungueal aislada a una infección del torrente sanguíneo, especialmente en pacientes inmunodeprimidos que presentan neutropenia.[4] El nexo común entre todos los mecanismos de infección propuestos es que los hongos llegan a la matriz proximal, que produce la lámina ungueal ventral.

El microorganismo que con más frecuencia causa la OSP es *Trichophyton rubrum*,[6] pero se han identificado muchos otros dermatofitos tales como *T. schoenleinii*,[7] *T. megnini*,[6, 8] *T. tonsurans*,[6, 8] *T. mentagrophytes*,[6] *Epidermophyton floccosum*[6] y *Microsporum* sp.[9] La mayoría de los casos corresponden a personas inmunodeprimidas, tales como las personas con VIH-sida,[6, 8, 10] diabéticos, pacientes sometidos a diálisis y receptores de trasplantes.[7, 11] La OSP por dermatofitos no suele asociarse a inflamación periungueal (Figura 5.2). En algunos estudios se ha observado que la OSP afecta hasta un tercio de los pacientes con infección grave o sintomática por el VIH y puede considerarse un signo de inmunodeficiencia.[12] Sin embargo, es importante destacar que la OSP en personas infectadas por el VIH por lo general solo se ha estudiado en pacientes que evolucionaron a sida. Por lo tanto, no se pueden usar datos

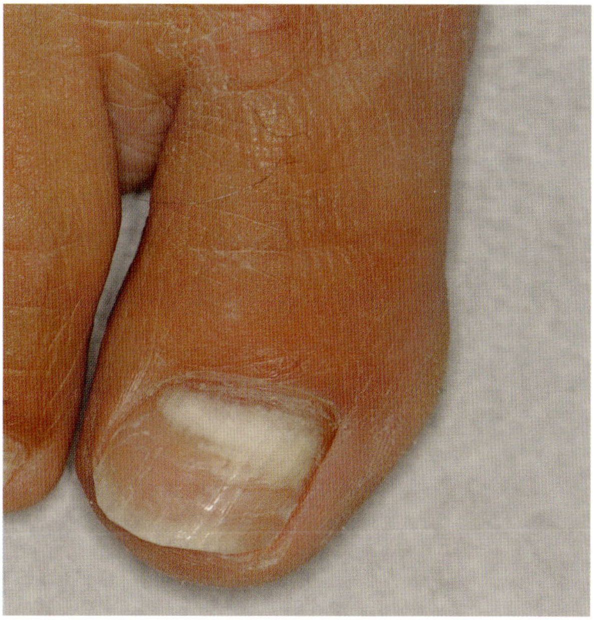

Figura 5.2 OSP por *T. rubrum* observada en un paciente inmunodeprimido.

previos para generalizar la presentación o las características micológicas de la OSP en todos los pacientes inmunodeprimidos, especialmente en aquellos que presentan un recuento más elevado de linfocitos CD4 y no tienen complicaciones indicadoras de sida. Además, la mayoría de los estudios que investigaron la OSP en casos de sida se realizaron antes de la aparición de la terapia antirretroviral de gran actividad (HAART), que es actualmente el tratamiento de referencia.

Se han identificado varios hongos no dermatofitos como causas de OSP: *Fusarium* sp.,[13, 14] *Aspergillus fumigatus*,[6, 15] *Aspergillus flavus*,[16] *Scopulariopsis brevicaulis*[17] y *Acremonium* sp.[17] A diferencia de la OSP causada por dermatofitos, la causada por hongos no dermatofitos no se asocia a inmunodepresión.[17] Los hongos no dermatofitos se consideran cada vez más una causa importante de OSP en pacientes sin otras patologías. En la clasificación original de la OSP, estos hongos se consideraban contaminantes, pero en investigaciones posteriores se los identificó como agentes causales de OSP. Cabe destacar que la OSP causada por hongos no dermatofitos se asocia a inflamación periungueal significativa en muchos casos, lo que puede contribuir a la distinción clínica entre la OSP por dermatofitos y la OSP causada por hongos no dermatofitos (Figura 5.3). Esta distinción es importante para orientar el tratamiento, porque la sensibilidad de unos y otros a los antimicóticos es diferente.

Por último, la OSP puede ser causada por *Candida albicans*.[6, 18] La OSP por *Candida* habitualmente se asocia a paroniquia, y se supone que la inflamación facilita la invasión de la lámina ungueal ventral por hongos levaduriformes. La OSP por *Candida* puede asociarse esporádicamente a candidiasis mucocutánea crónica (CMCC),[18] que se caracteriza por la infección mucocutánea de las mucosas, la piel y las uñas por *Candida* debida a una disfunción de los linfocitos T. En los casos de CMCC, la OSP por *Candida* no siempre se asocia a paroniquia, y los

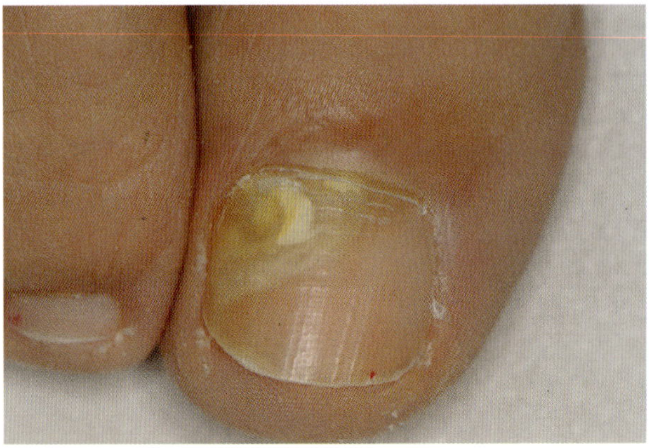

Figura 5.3 OSP causada por un hongo no dermatofito.

pacientes presentan una infección mucocutánea generalizada. Cabe destacar que el aspecto típico de las uñas de las personas con CMCC es granulomatoso y completamente distrófico. Si bien la OSP no es la presentación más frecuente de la CMCC, sin duda puede observarse esta asociación, y se han descrito casos en la bibliografía más reciente.[18]

Epidemiología

No se conoce con precisión la prevalencia de la OSP debido a la falta de estudios a gran escala sobre el tema. Dado que es más prevalente en pacientes inmunodeprimidos, algunos estudios investigaron la OSP en este contexto. En un estudio de onicomicosis en pacientes con sida, se observó que 55 de los 62 pacientes (88,7%) que habían sido atendidos por infecciones ungueales presentaban OSP.[6] También se observó que la mayoría de las infecciones (83%) afectaban los pies.[6] Dado que eran pacientes inmunodeprimidos, los organismos causales más frecuentes fueron dermatofitos; los microorganismos aislados fueron *T. rubrum* en 36 casos (58%), *T. mentagrophytes* (9,7%) y *Epidermophyton floccosum* (4,8%).[6] Cabe destacar que se aislaron algunos hongos levaduriformes tales como *Candida albicans* (11,2%) y *Malassezia* spp. (*Pityrosporum ovale*) (3,2%).[6] De los hongos no dermatofitos, se aislaron *S. brevicaulis* y *A. fumigatus* de cuatro pacientes y un paciente, respectivamente.[6] Estos hongos no dermatofitos siempre se encontraron junto con dermatofitos. Si se incorporan estos resultados a los de otros estudios de OSP, se puede considerar que la OSP por dermatofitos es un signo de inmunodeficiencia.[12]

Los hongos no dermatofitos son otra causa posible de OSP y son la causa más frecuente de OSP en pacientes inmunocompetentes. La onicomicosis por mohos no se asocia significativamente a enfermedades sistémicas y no debe considerarse un signo de inmunodeficiencia como la OSP por dermatofitos. En un estudio realizado en la Universidad de Bolonia, Italia,[17] entre 1995 y 1998, de 1548 pacientes, se identificaron 59 afectados con onicomicosis por hongos

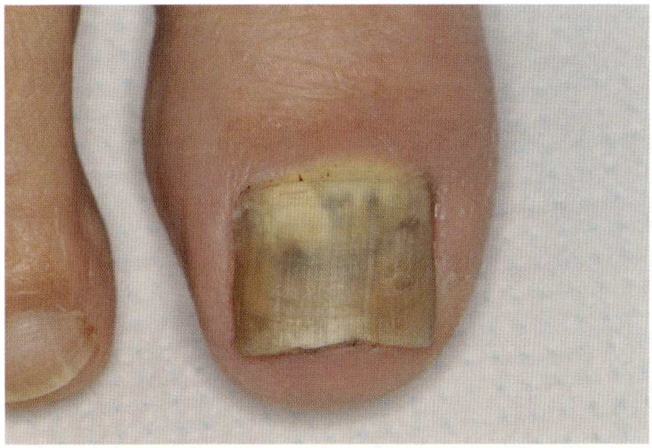

Figura 5.4 OSP causada por mohos con inflamación periungueal asociada.

no dermatofitos. Los mohos fueron la causa del 13,6% de todos los casos de onicomicosis diagnosticados mediante cultivo fúngico, y la mayoría de estos casos (76%) presentaron OSP. Los microorganismos aislados fueron *Fusarium* sp. (44%), *Scopulariopsis brevicaulis* (29%), *Acremonium* sp. (15%) y *Aspergillus* sp. (12%).[17]

Además, en este estudio de hongos no dermatofitos, se identificó una relación interesante entre los mohos y la inflamación periungueal. Los investigadores observaron que todos los casos de infección por *Fusarium* sp. y por *Aspergillus* sp., así como el 59% de los casos de infección por *S. brevicaulis*, se asociaron a inflamación periungueal importante.[17] Esto se contrapone con las onicomicosis dermatofíticas clásicas, que casi nunca causan inflamación.[17] De hecho, los autores observaron que muchos de los pacientes con inflamación fueron tratados inicialmente con antibióticos y antiinflamatorios a causa de la presentación clínica.[17] Por lo tanto, la inflamación periungueal es un factor importante al realizar el diagnóstico diferencial de OSP y puede contribuir a determinar qué tratamiento se recomendará (Figura 5.4).

En términos generales, se desconoce cuál es la prevalencia exacta de ciertos hongos en los casos de OSP. Anteriormente, se creía que la OSP se originaba a partir de la inflamación periungueal del pliegue ungueal proximal. Además, solía pensarse que los hongos no dermatofitos que se aislaban en casos de OSP eran contaminantes y no la causa de la infección.[17] Sin embargo, en estudios más recientes, se ha observado que la OSP por mohos se asocia con frecuencia a inflamación periungueal y que los mohos son una causa más corriente de OSP de lo que antes se pensaba, lo que invalidaría gran parte de la información previa. Además, muchos de los estudios que investigaron la OSP asociada a infección por el VIH se realizaron antes de que la terapia HAART fuera el tratamiento de referencia. Muchos pacientes que fueron estudiados tenían recuentos de linfocitos CD4 extremadamente bajos, pero en la actualidad los médicos atienden pacientes infectados por el VIH con un grado de inmunodepresión mucho más leve debido a la terapia HAART. Por lo tanto, se debe actuar con cautela al trasladar datos anteriores a la práctica clínica actual.

Cuadro clínico

La OSP es una infección de la superficie ventral de la lámina ungueal. Puede aparecer tanto en los dedos de las manos como en los de los pies, si bien afecta con más frecuencia estos. Según la descripción clásica de la OSP, esta variante comienza con la invasión fúngica del estrato córneo del pliegue ungueal proximal. Posteriormente la infección se extiende a las porciones más profundas de la cara ventral de la lámina ungueal, y luego, lentamente en sentido distal a medida que crece la uña.[1-3] Con el tiempo, la infección puede afectar toda la lámina ungueal.[1] Desde el punto de vista clínico, esta infección se manifiesta con leuconiquia que se extiende en sentido distal a medida que la uña crece. La OSP causa leuconiquia verdadera, ya que el color blanco se debe a que la presencia de hongos dentro de la lámina ungueal impide la reflexión de la luz (Figura 5.5). La superficie de la uña no está afectada. La leuconiquia puede originarse desde el pliegue ungueal proximal o desde la matriz ungueal con una única banda que sigue la forma de la lúnula (Figuras 5.6 y 5.7).

Con menos frecuencia, la leuconiquia puede presentarse como bandas transversales alternadas, y la infección se propaga en sentido distal desde el pliegue ungueal proximal de manera similar a lo observado en la presentación clásica, pero se observan remisiones y recidivas de la infección, lo que confiere el aspecto de bandas transversales de leuconiquia separadas por porciones de lámina ungueal clínica e histológicamente normal (Figura 5.8).[4, 18] Esta distrofia

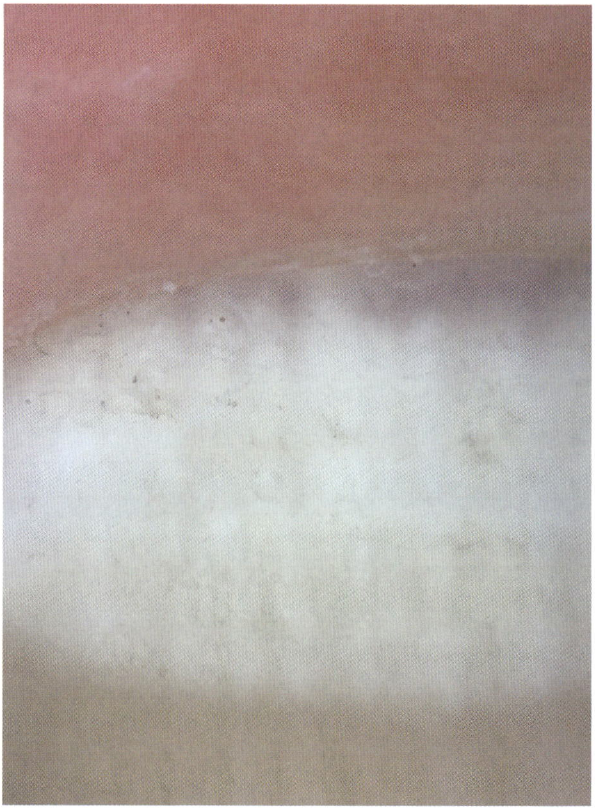

Figura 5.5 Imagen dermatoscópica de OSP en la que se observa leuconiquia verdadera. La superficie de la uña no está afectada, y la falta de reflexión de la luz se debe a la presencia de hongos dentro de la lámina ungueal.

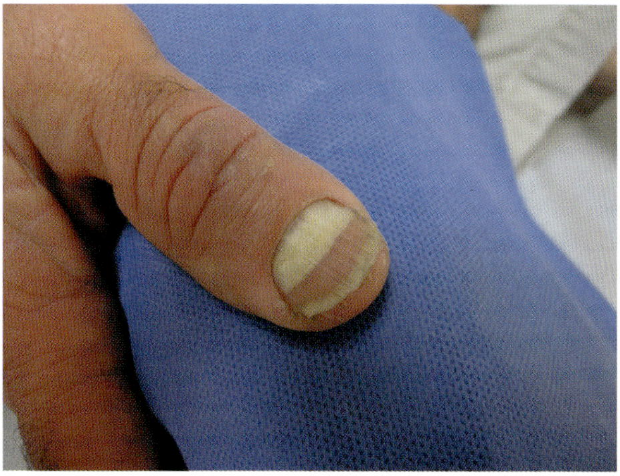

Figura 5.6 Coloración blanca opaca de la porción proximal de la uña en un caso de OSP.

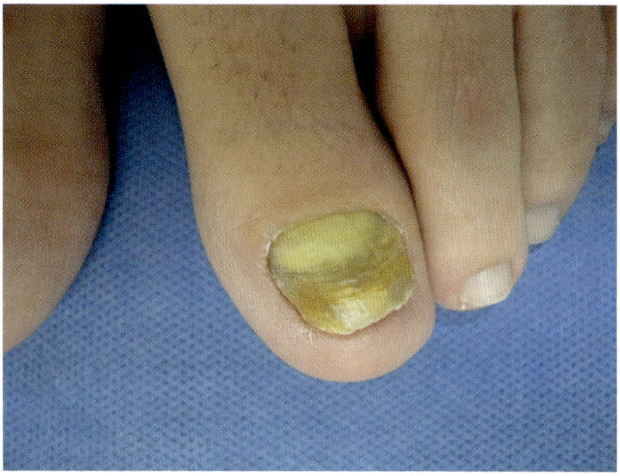

Figura 5.7 OSP. La distrofia ungueal es secundaria a avulsiones previas.

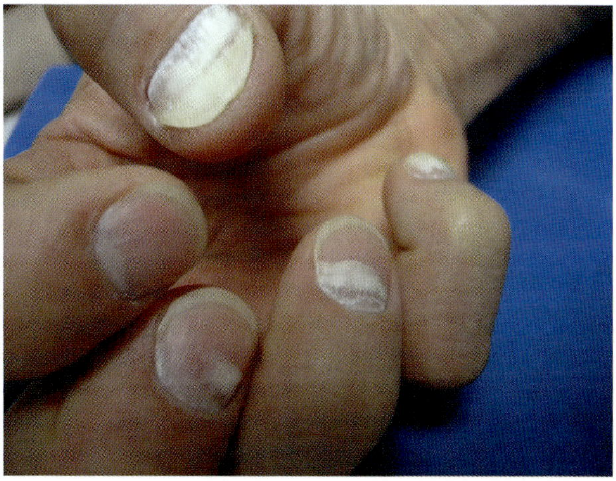

Figura 5.8 OSP con bandas transversales alternadas, descritas por primera vez por Baran.

intermitente de la porción proximal de la lámina ungueal se extiende en sentido distal y adopta el patrón de líneas transversales de leuconiquia similares a ondas blancas únicas o múltiples. Hay dos razones que indican que estas bandas no son secundarias a una infección distal sino a una infección del pliegue ungueal proximal. En primer lugar, tras realizar un seguimiento periódico, se ha observado que se extienden en sentido distal desde el pliegue ungueal proximal a un ritmo que coincide con el crecimiento de la lámina ungueal.[18] En segundo lugar, la convexidad distal de estas bandas transversales de leuconiquia demuestra que las lesiones toman su forma a partir de la lúnula.[18]

Si bien es bastante infrecuente, la OSP puede ser secundaria a infección por *Candida*. La *Candida* habitualmente causa una coloración amarronada de las uñas y una onicodistrofia importante.[18] La presentación puede permitir diferenciar esta infección de otras OSP, que en su mayoría se asocian a leuconiquia y onicodistrofia más leves. La OSP por *Candida* suele observarse en las personas que presentan paroniquia y se cree que se produce porque la inflamación facilita la invasión de los hongos levaduriformes hasta la superficie ventral de la lámina ungueal. También se ha descrito en pacientes con CMCC.[18] En los casos de CMCC, la OSP por *Candida* no siempre se asocia a paroniquia, y no está claro el mecanismo de infección. Por lo tanto, es importante mantener un alto grado de sospecha de infección por *Candida* cuando los pacientes presentan OSP asociada a paroniquia, pero también entender que la paroniquia no es un factor determinante, sobre todo si el paciente presenta otros signos mucocutáneos.

En lo que respecta a la sintomatología, los pacientes con OSP pueden ser asintomáticos o presentar dolor o malestar de grado tal que interfiere con la capacidad de caminar o estar de pie. En los casos de OSP por hongos no dermatofitos, es particularmente común la inflamación periungueal, que puede ser muy dolorosa y presentar eritema y edema circundantes. Algunos casos pueden incluso asociarse a supuración, lo que muchas veces lleva al diagnóstico equivocado de infección bacteriana.

Indicios diagnósticos

La OSP siempre debe incluirse en el diagnóstico diferencial de leuconiquia verdadera.

El diagnóstico de micosis puede realizarse si se visualizan hifas fúngicas o elementos fúngicos bajo microscopia directa con hidróxido de potasio (KOH) al 20% en dimetilsulfóxido (DMSO). Este es el método más rápido y menos costoso; sin embargo, en los casos de OSP, puede ser difícil obtener una muestra. En primer lugar, la zona de interés debe limpiarse con alcohol etílico para prevenir la contaminación.[19] Se debe raspar el lecho ungueal con una hoja de bisturí para alcanzar la cara ventral, raspando las zonas blancas de la lámina ungueal; la preparación con KOH por lo general permitirá visualizar abundantes hifas al microscopio.[1] Actualmente han aparecido técnicas nuevas de obtención de muestras, tales como la perforación vertical, la perforación horizontal o el raspado subungueal.[20]

Los autores prefieren emplear un sacabocados de 3 mm para tomar una muestra grande que pueda dividirse y usarse para el examen con KOH, los cultivos y el estudio histopatológico (Figura 5.9).

Una vez que se obtiene la muestra, se debe realizar el cultivo fúngico, además de otras pruebas con agar de Sabouraud.[19] También pueden emplearse agar de Littman Oxgall, medio de cultivo de Borelli o agar de papa y dextrosa. Estas muestras deben incubarse a una temperatura de 26-30 °C de unas semanas a un mes. Es importante seleccionar agar sin cicloheximida,

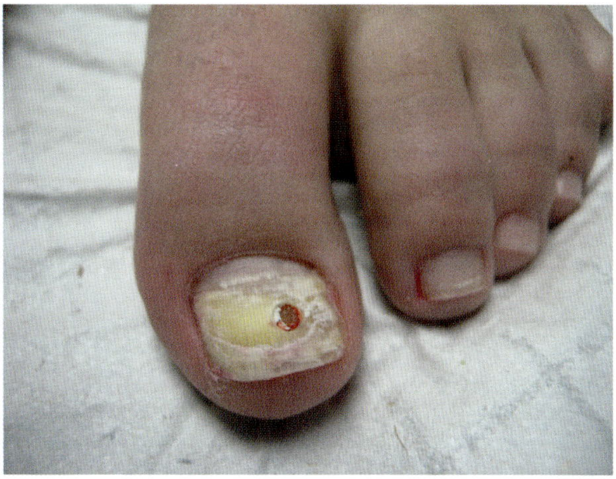

Figura 5.9 La muestra puede obtenerse con un sacabocados de 3 mm para el análisis histopatológico.

que es un aditivo común. La cicloheximida se agrega para inhibir el crecimiento de hongos no dermatofitos, pero actualmente se sabe que son una causa importante de OSP.[19] Si se sospecha infección con mohos, se recomienda obtener muestras de las uñas del paciente en diferentes momentos para confirmar la presencia reiterada de hongos no dermatofitos a fin de asegurar que esos microorganismos sean parte de la infección primaria y no solo un contaminante.[19] Los hongos son notablemente difíciles de cultivar. Este método diagnóstico no solo lleva mucho tiempo, sino que la sensibilidad y la especificidad son limitadas por la viabilidad de los hongos en el medio de cultivo, así como por la técnica de obtención de la muestra.

Para el estudio histopatológico, las muestras de uñas se tiñen con ácido peryódico de Schiff (PAS) o con metenamina de plata de Grocott (GMS). Con la reacción del PAS, los hongos se tiñen de color magenta, pero esta técnica solo funciona con hongos vivos. Con la técnica GMS, los hongos (tanto vivos como muertos) se tiñen de color marrón oscuro sobre un fondo verde pálido. Al igual que cuando se emplean otras técnicas, es clave identificar hongos en la superficie ventral de la lámina ungueal. Este método presenta alta sensibilidad y especificidad, particularmente si lo aplica un histopatólogo con experiencia.

En la bibliografía actual, hay varios estudios que han investigado la aplicabilidad de estas diferentes técnicas diagnósticas. Por lo general, se observa que el examen histopatológico con tinción con PAS (HPE-PAS) tiene el valor predictivo positivo y el valor predictivo negativo más altos y se considera el método de referencia para el diagnóstico de onicomicosis.[21, 22] Sin embargo, no muchos estudios se centraron en comparar específicamente los métodos diagnósticos de OSP. Se puede suponer que estas pruebas diagnósticas posiblemente tengan un valor predictivo similar en los casos de OSP, pero no puede saberse con certeza en este momento.

Por último, se han introducido técnicas nuevas de reacción en cadena de la polimerasa (PCR) para el diagnóstico de onicomicosis que ofrecen algunas ventajas frente a los métodos diagnósticos tradicionales.[23] La PCR permite un diagnóstico más rápido: lleva días y no semanas como el cultivo tradicional. Además, es menos vulnerable a errores por contaminación, viabilidad fúngica o técnica de obtención de la muestra.[23]

La clave para realizar el diagnóstico de OSP es obtener una muestra de la cara ventral de la lámina ungueal. El diagnóstico puede ser difícil por la presentación atípica, pero siempre debe mantenerse un nivel de sospecha razonable si se observa alguna de las presentaciones antes mencionadas en este capítulo.

Síntesis para el profesional

La onicomicosis subungueal proximal (OSP) es una infección de la superficie ventral de la lámina ungueal. Puede ser causada por dermatofitos, hongos no dermatofitos o *Candida*. La OSP por dermatofitos es infrecuente y se presenta más a menudo en pacientes inmunodeprimidos, especialmente los infectados por el VIH, o en pacientes que reciben inmunosupresores sistémicos. El agente causal más común en estos casos es *Trichophyton rubrum*, si bien se han descrito casos causados por otros dermatofitos. Los hongos no dermatofitos son agentes causales de OSP más frecuentes de lo que anteriormente se pensaba. Estos casos no se asocian a inmunodepresión y suelen hacerlo a inflamación periungueal significativa. Con menos frecuencia, la OSP es causada por *Candida*. Por lo general, la OSP se manifiesta con un parche blanco en la porción proximal de la lámina ungueal y se extiende en sentido distal a medida que crece la uña; no obstante, se han descrito otras presentaciones menos frecuentes tales como bandas transversales alternadas. La infección puede diagnosticarse mediante microscopia con KOH, análisis histopatológico, cultivos y PCR. Para establecer el diagnóstico es clave obtener una muestra adecuada de la porción ventral de la lámina ungueal.

Reflexiones clínicas

- Mantenga un alto nivel de sospecha de OSP en los casos de pacientes inmunodeprimidos con leuconiquia ungueal proximal.
- Considere la posibilidad de infección por mohos en los casos de OSP asociada a inflamación periungueal.
- Se puede emplear un sacabocados de 3 mm para obtener una muestra de la porción ventral de la lámina ungueal.
- La OSP requiere tratamiento sistémico.

Bibliografía

1 Zaias N. Onychomycosis. Arch Dermatol 1972; 105 (2): 263-74.

2 Zaias N. Onychomycosis. Dermatol Clin 1985; 3 (3): 445-60.

3 Weinberg JM, Koestenblatt EK, Don PC, White SM, Stein MN, Bamji M. Proximal White subungual onychomycosis in the immunocompetent patient: report of two cases and review of the literature. Acta Derm Venereol 1999; 79 (1): 81-2.

4 Hay RJ, Baran R. Onychomycosis: a proposed revision of the clinical classification. J Am Acad Dermatol 2011; 65 (6): 1219-27.

5 Baran R, Mcloone N, Hay RJ. Could proximal white subungual onychomycosis be a complication of systemic spread? The lessons to be learned from Maladie Dermatophytique and other deep infections. Br J Dermatol 2005; 153 (5): 1023-5.

6 Dompmartin D, Dompmartin A, Deluol AM, Grosshans E, Coulaud JP. Onychomycosis and AIDS. Clinical and laboratory findings in 62 patients. Int J Dermatol 1990; 29 (5): 337-9.

7 Chang P, Arenas R. Proximal white subungual onychomycosis in a kidney transplant patient. Int J Dermatol 1995; 34 (8): 591.

8 Silva-Lizama E, Logemann H. Proximal white subungual onychomycosis in AIDS. Int J Dermatol 1996; 35 (4): 290-1.

9 Piraccini BM, Morelli R, Stinchi C, Tosti A. Proximal subungual onychomycosis due to Microsporum canis. Br J Dermatol 1996; 134 (1): 175-7.

10 Noppakun N, Head ES. Proximal white subungual onychomycosis in a patient with acquired immune deficiency syndrome. Int J Dermatol 1986; 25 (9): 586-7.

11 Lee MM, Diven DG, Smith EB, Pupo RA. Onychomycosis. Arch Dermatol 1990; 126 (3): 402.

12 Rongioletti F, Persi A, Tripodi S, Rebora A. Proximal white subungual onychomycosis: a sign of immunodeficiency. J Am Acad Dermatol 1994; 30 (1): 129-30.

13 Baran R, Tosti A, Piraccini BM. Uncommon clinical patterns of Fusarium nail infection: report of three cases. Br J Dermatol 1997; 136 (3): 424-7.

14 Ranawaka RR, Nagahawatte A, Gunasekara TA. Fusarium onychomycosis: prevalence, clinical presentations, response to itraconazole and terbinafine pulse therapy, and 1-year follow-up in nine cases. Int J Dermatol 2015; 54 (11): 1275-82.

15 Tosti A, Piraccini BM. Proximal subungual onychomycosis due to Aspergillus niger: report of two cases. Br J Dermatol 1998; 139 (1): 156-7.

16 Choudhary SV, Koley S, Mallick S, Bose S, Basak S. Proximal subungual onychomycosis caused by Aspergillus flavus in a HIV-positive patient. Indian J Dermatol Venereol Leprol 2009; 75 (4): 410-2.

17 Tosti A, Piraccini BM, Lorenzi S. Onychomycosis caused by nondermatophytic molds: clinical features and response to treatment of 59 cases. J Am Acad Dermatol 2000; 42 (2): 217-24.

18 Baran R. Proximal subungual Candida onychomycosis. An unusual manifestation of chronic mucocutaneous candidiasis. Br J Dermatol 1997; 137 (2): 286-8.

19 Gupta AK, Simpson FC. Diagnosing onychomycosis. Clin Dermatol 2013; 31 (5): 540-3.

20 Shemer A, Davidovici B, Grunwald MH, Trau H, Amichai B. Comparative study of nail sampling techniques in onychomycosis. J Dermatol 2009; 36 (7): 410-4.

21 Weinberg JM, Koestenblatt EK, Tutrone WD, Tishler HR, Najarian L. Comparison of diagnostic methods in the evaluation of onychomycosis. J Am Acad Dermatol 2003; 49 (2): 193-7.

22 Jeelani S, Ahmed QM, Lanker AM, Hassan I, Jeelani N, Fazili T. Histopathological examination of nail clippings using PAS staining (HPE-PAS): gold standard in diagnosis of Onychomycosis. Mycoses 2015; 58 (1): 27-32.

23 Rosen T, Friedlander SF, Kircik L, et al. Onychomycosis: epidemiology, diagnosis, and treatment in a changing landscape. J Drugs Dermatol 2015; 14 (3): 223-33.

6

Onicomicosis endonix

Vidhi V. Shah ▪ Antonella Tosti

Conceptos principales

- La onicomicosis endonix es una micosis de las uñas causada por *Trichophyton soudanense*, *Trichophyton violaceum* y *Trichophyton rubrum*.
- Los pacientes con onicomicosis endonix presentan coloración blanca lechosa de la lámina ungueal sin hiperqueratosis ni onicólisis.
- En el estudio histopatológico se observan abundantes filamentos fúngicos limitados a la lámina ungueal sin inflamación ni presencia de hifas en el lecho ungueal.
- El tratamiento por lo general consiste en la administración de antimicóticos tópicos y orales; sin embargo, las infecciones resistentes pueden requerir tratamiento combinado, avulsión química o quirúrgica de la lámina ungueal o terapia fotodinámica.

Introducción

La onicomicosis endonix es un tipo extremadamente infrecuente de micosis de la lámina ungueal asociada a los dermatofitos *Trichophyton soudanense*, *Trichophyton violaceum* y *Trichophyton rubrum*.[1-4] Actualmente, hay solo un estudio publicado sobre onicomicosis endonix causada por *Trichophyton tonsurans*.[5] En los casos de onicomicosis endonix, las hifas de los hongos infectan e invaden directamente las porciones superficial y profunda de la lámina ungueal.[4] Este patrón único de invasión ungueal está supuestamente relacionado con la alta afinidad de estos microorganismos por las queratinas duras.[4]

Epidemiología

La onicomicosis endonix parece afectar a varones y mujeres por igual y se observa en todos los grupos etarios y todas las etnias.[1, 2, 6] Se desconoce la incidencia exacta de esta infección ungueal, pero es probable que sea más prevalente en zonas en que el género *Trichophyton* es endémico, tal como el África central y occidental.[2]

Cuadro clínico

La onicomicosis endonix se caracteriza por el color blanco lechoso de la lámina ungueal. La superficie de la lámina ungueal y el grosor de la uña son normales.[3, 4] La lámina ungueal está firmemente adherida al lecho ungueal.[4] La ausencia de hiperqueratosis y onicólisis diferencia la onicomicosis endonix de otras entidades, tal como la onicomicosis subungueal distal.[4] En la Tabla 6.1 se muestran los signos clínicos habitualmente presentes o ausentes en los casos de onicomicosis endonix.

Indicios diagnósticos

La onicomicosis endonix debe diferenciarse de la onicomicosis subungueal proximal (OSP) porque las dos entidades se manifiestan con coloración blanca de la uña sin onicólisis ni hiperqueratosis subungueal. La anamnesis y el examen clínico pueden ayudar a realizar el diagnóstico diferencial. En los casos de onicomicosis endonix, la invasión se origina en el margen distal y el cambio de coloración comienza en la región distal y avanza en sentido proximal (Figura 6.1), a diferencia de la OSP, que se origina en la zona proximal y se extiende en sentido distal.

El diagnóstico de onicomicosis endonix debe confirmarse mediante microscopia directa y cultivos fúngicos. Con la tinción con ácido peryódico de Schiff (PAS) se observan túneles de elementos fúngicos dispuestos en sentido longitudinal o transversal en todo el grosor de la lámina ungueal.[4, 6] Cabe destacar que no se aprecian signos de invasión fúngica ni inflamación del lecho ungueal.[4] El cultivo de recortes de uñas permite identificar el microorganismo causal.[6]

Tabla 6.1 Signos clínicos presentes y ausentes en la onicomicosis endonix

Signos presentes	Signos ausentes
▪ Superficie normal de la lámina ungueal ▪ Grosor normal de la lámina ungueal ▪ Lámina ungueal firmemente adherida al lecho ungueal ▪ Color blanco lechoso de la lámina ungueal ▪ Hifas fúngicas en la lámina ungueal	▪ Descamación superficial ▪ Hiperqueratosis ▪ Onicólisis ▪ Cambios subungueales ▪ Inflamación periungueal

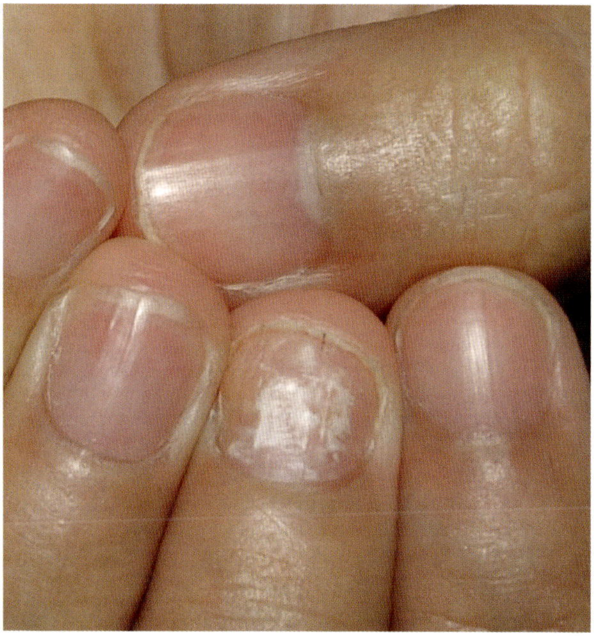

Figura 6.1 Onicomicosis endonix de las uñas de la mano. La lámina ungueal presenta leuconiquia distal sin hiperqueratosis subungueal. (Por cortesía de Chinmanat Tangjaturonrusamee, MD).

Síntesis para el profesional

La onicomicosis endonix es un tipo infrecuente de onicomicosis que afecta a personas de todas las edades y de ambos sexos. Los médicos deben conocer la presentación de esta entidad poco común, porque algunas variantes pueden ser resistentes al tratamiento antimicótico habitual.[6] La coloración blanca lechosa de la lámina ungueal, conjuntamente con la ausencia de hiperqueratosis y de onicólisis, sugiere la posibilidad de onicomicosis endonix.[4] La tinción de PAS para detectar elementos fúngicos limitados a la lámina ungueal puede ser útil para confirmar el diagnóstico.[4] Se debe considerar el tratamiento con los antimicóticos tópicos y orales habituales como primera medida, seguido de politerapia, avulsión química o quirúrgica de la lámina ungueal o terapia fotodinámica, si la infección fuera resistente.

Reflexiones clínicas

- La onicomicosis endonix es una variante infrecuente de onicomicosis que afecta a varones y mujeres de todas las edades, razas y etnias.
- Los pacientes presentan coloración blanca opaca de la lámina ungueal sin cambios subungueales.
- El compromiso de la lámina ungueal superficial, la hiperqueratosis, la onicólisis o la inflamación del lecho ungueal deberían hacer pensar en otro diagnóstico.
- El examen por microscopia directa con tinción de PAS en el que se observa gran cantidad de hifas fúngicas en la lámina ungueal pero ninguna en el lecho ungueal es patognomónico de onicomicosis endonix.

Bibliografía

1 Souza LW, Souza SV, Botelho AC. Endonyx toenail onychomycosis caused by Trichophyton rubrum: treatment with photodynamic therapy based on methylene blue dye. An Bras Dermatol 2013; 88 (6): 1019-21.

2 Fletcher CL, Moore MK, Hay RJ. Endonyx onychomycosis due to Trichophyton soudanense in two Somalian siblings. Br J Dermatol 2001; 145 (4): 687-8.

3 Hay RJ, Baran R. Onychomycosis: a proposed revision of the clinical classification. J Am Acad Dermatol 2011; 65 (6): 1219-27.

4 Tosti A, Baran R, Piraccini BM, Fanti PA. "Endonyx" onychomycosis: a new modality of nail invasion by dermatophytes. Acta Derm Venereol 1999; 79 (1): 52-3.

5 Bunyaratavej S, Bunyaratavej S, Muanprasart C, Matthapan L, Varothai S, Tangjaturonrusamee C, et al. Endonyx onychomycosis caused by Trichophyton tonsurans. Indian J Dermatol Venereol Leprol 2015; 81 (4): 390-2.

6 Mulvaney PM, Telang GH, Jellinek N. Trichophytum rubrum endonyx onychomycosis resistant to standard oral and topical therapies. Dermatol Online J 2015; 21 (9).

7

Onicomicosis por hongos no dermatofitos

Austin J. Maddy ▪ Jennifer L. Abrahams ▪ Antonella Tosti

Conceptos principales

- Se han identificado cada vez más casos de onicomicosis causada por hongos no dermatofitos (mohos).
- La prevalencia de onicomicosis no dermatofítica varía en función de la zona geográfica.
- Los mohos pueden causar diferentes tipos de onicomicosis, tales como onicomicosis subungueal proximal, onicomicosis blanca superficial "profunda" y onicomicosis subungueal distal.
- El diagnóstico de onicomicosis por mohos es más complejo que el de onicomicosis por hongos dermatofitos, pues requiere realizar un examen microscópico y cultivos de varias muestras.
- El tratamiento es difícil y suele ser necesario administrar politerapia con antimicóticos tópicos, antimicóticos sistémicos y avulsión química.

Introducción

Los hongos no dermatofitos son hongos filamentosos que se hallan en la naturaleza como saprófitos del suelo y patógenos de las plantas. Con frecuencia colonizan las uñas y se aíslan en cultivos sin que por ello tengan importancia patológica. Sin embargo, los mohos también pueden invadir las uñas y causar onicomicosis; y en las últimas décadas ha aumentado la prevalencia de infecciones por mohos en todo el mundo. El diagnóstico de onicomicosis por mohos requiere una correlación estricta entre las anomalías ungueales y los hallazgos micológicos, así como el aislamiento del mismo organismo de varias muestras e inóculos. También pueden presentarse infecciones por mohos y por dermatofitos de manera simultánea.

Los mohos que pueden causar onicomicosis son, entre otros, *Scopulariopsis brevicaulis, Aspergillus* spp., *Acremonium* spp., *Alternaria* spp., *Chrysosporium* spp., *Aureobasidium pullulans, Curvularia* spp., *Penicillium* spp., *Fusarium* spp., *Onychocola canadensis, Exophiala* spp., *Ulocladium* spp., *Nattrassia mangiferae* y *Neoscytalidium dimidiatum*.[1-9]

La prevalencia de onicomicosis por mohos varía en diferentes países en función de la región geográfica, del clima y del estilo de vida.[10] La incidencia de la infección aumenta con la edad. La mayoría de los pacientes tienen más de 40 años.[1, 6, 9-12]

El tratamiento de la onicomicosis por mohos es incluso más difícil que el de la onicomicosis dermatofítica. Con frecuencia se requiere politerapia con antimicóticos tópicos, avulsión ungueal química y antimicóticos sistémicos.

Epidemiología

Aproximadamente el 10% de las onicomicosis son causadas por hongos no dermatofitos.[4, 13, 14] En distintos países se ha informado de una prevalencia de hasta el 22%,[15] el 45,8%,[5] el 51,6%[16] e incluso del 68%.[17] En los Estados Unidos los datos son limitados porque la mayoría de los médicos no toman una muestra para cultivo (Tabla 7.1).

La mayor parte de los casos de onicomicosis por mohos son causados por *Scopulariopsis brevicaulis*[2, 23-28] o *Aspergillus* spp.[6, 9, 10, 15, 17, 20] La mayoría de los casos de infecciones provocadas por hongos no dermatofitos se encuentran en las regiones cálidas y húmedas tropicales y subtropicales.[2, 29, 15] Las tasas de prevalencia varían en función del clima y del microambiente de cada región geográfica. En Canadá son frecuentes las infecciones por *Acremonium* spp., *Aspergillus* spp. y *Neoscytalidium* spp.[19] En los Estados Unidos son frecuentes las infecciones por *Fusarium* spp., *Acremonium* spp. y *Scopulariopsis brevicaulis*.[18] En toda América del Sur son prevalentes las infecciones por *Neoscytalidium* spp. y *Fusarium* spp. (en particular, en Colombia y Brasil).[8, 22] En Paquistán se aíslan con frecuencia *Scopulariopsis brevicaulis, Aspergillus* spp. y *Fusarium* spp.[16] En Tailandia se encuentran infecciones por *Neoscytalidium dimidiatum* y *Fusarium* spp.,[16] mientras que en el Mediterráneo (Italia, Grecia y Turquía) son frecuentes las infecciones por *Scopulariopsis brevicaulis, Aspergillus* spp., *Acremonium* spp. y *Fusarium* spp.[9, 23, 24, 30]

El factor predisponente más importante es, como en el caso de infecciones por dermatofitos, la edad del paciente. Según estudios de onicomicosis por hongos no dermatofitos, la mayoría de los pacientes afectados son mayores de 40 años.[1, 6, 10-12, 28] Entre las posibles razones se encuentran el crecimiento más lento de las uñas con el envejecimiento, el traumatismo ungueal reiterado, la exposición prolongada a hongos patógenos y la insuficiencia venosa. Por lo general, esta infección afecta más las uñas de los pies que las de las manos, debido a su crecimiento más lento.

La onicomicosis por hongos no dermatofitos, a diferencia de la onicomicosis dermatofítica, afecta más a las mujeres.[1, 31, 19] En un estudio colombiano de 310 casos de onicomicosis por hongos no dermatofitos en las uñas de los pies, las mujeres representaban el 62% de los casos.[31]

Tabla 7.1 Porcentajes de onicomicosis por hongos no dermatofitos en diferentes países

	Estados Unidos[18]	Canadá[19]	Irán[20]	Brasil[8]	Colombia[21]	Paquistán[22]	Tailandia[16]	Italia[23]	Grecia[24]	India[10]	Turquía[9]
Porcentaje total de onicomicosis por hongos no dermatofitos	20,7%	4,3%	11,5%	7,4%	14%	11%	51,6%	9%	15,5%	35,3%	9%
Scopulariopsis brevicaulis	20,5%	-	2,1%	-	-	18,2%	-	35,3%	65,9%	3,8%	3%
Especies de *Aspergillus*	11,4%	33%	59,6%	8,1%	-	18,2%	-	27,5%	4,5%	85%	22%
Especies de *Acremonium*	29,5%	33%	17%	-	-	9,1%	-	5,9%	22,8%	-	18%
Especies de *Neoscytalidium*	4,5%	17%	-	-	38%	9,1%	70,6%	-	-	-	-
Especies de *Fusarium*	34,1%	-	12,7%	60,8%	42,9%	36,4%	29,4%	27,5%	-	3,8%	18%
Nattrassia mangiferae	-	-	-	31,1%	-	-	-	-	-	-	-
Especies de *Alternaria*	-	-	-	-	-	9,1%	-	-	4,5%	-	3%
Especies de *Ulocladium*	-	-	-	-	-	-	-	-	-	-	12%

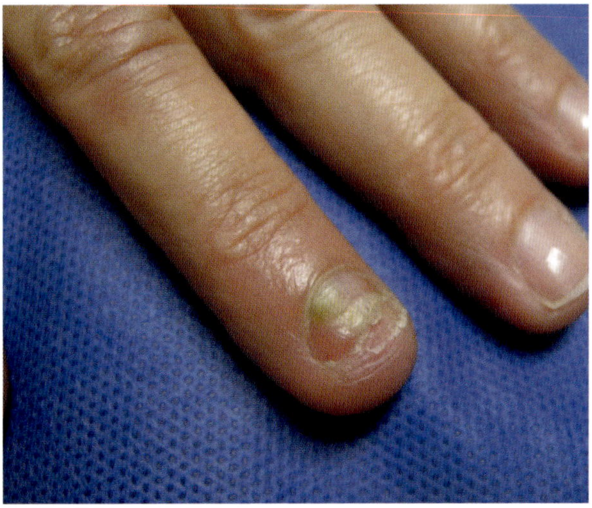

Figura 7.1 Onicomicosis subungueal proximal con inflamación periungueal por infección con *Fusarium* spp.

Cuadro clínico

Los hongos no dermatofitos pueden causar onicomicosis subungueal proximal, onicomicosis blanca superficial "profunda" y onicomicosis subungueal distal.

La onicomicosis subungueal proximal se caracteriza por la invasión de la matriz ungueal a través de los pliegues ungueales proximales. Los hongos luego invaden la porción ventral de la lámina ungueal desde la matriz. La porción proximal de la lámina ungueal presenta una coloración blanco-amarillenta porque la presencia de elementos fúngicos modifica la transparencia de la lámina ungueal. Con frecuencia se observan eritema e inflamación de los pliegues ungueales proximal y laterales (Figura 7.1). En algunos casos, la inflamación puede ser considerable, y es posible que se observe supuración. La onicomicosis subungueal proximal suele asociarse a los siguientes mohos: *Fusarium* spp., *Aspergillus* spp. y *Scopulariopsis brevicaulis.*[32] El género *Fusarium* y la especie *Scopulariopsis brevicaulis* producen una coloración blanco-amarillenta de la región proximal de la lámina ungueal,[32, 33] mientras que el género *Aspergillus* se asocia a color negro o verde.[34, 35] La presencia de inflamación periungueal hace pensar en una infección por mohos, porque este signo casi nunca se observa en los casos de onicomicosis subungueal proximal causada por dermatofitos (Figura 7.2).[14]

La onicomicosis blanca superficial "profunda" se caracteriza por la presencia de lesiones blancas opacas friables superficiales que comienzan en la superficie dorsal de la lámina ungueal, por lo general en las uñas de los pies.[35] La infección por mohos se diferencia de la onicomicosis blanca superficial clásica causada por dermatofitos en que es más profunda y más difusa (Figura 7.3).[36, 37] La onicomicosis superficial blanca con invasión profunda de la lámina ungueal es causada habitualmente por *Fusarium* spp., *Acremonium* spp. y *Aspergillus* spp.[36, 38, 39]

La onicomicosis subungueal distal afecta principalmente el lecho ungueal. La infección suele comprometer primero la porción distal del lecho ungueal y avanza en sentido proximal a lo largo de la superficie ventral de la lámina ungueal. Por lo general afecta el dedo gordo del

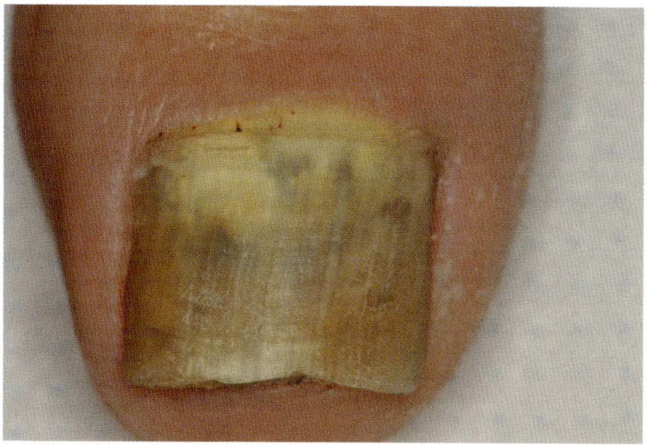

Figura 7.2 Onicomicosis subungueal proximal con inflamación periungueal por infección con *Aspergillus* spp.

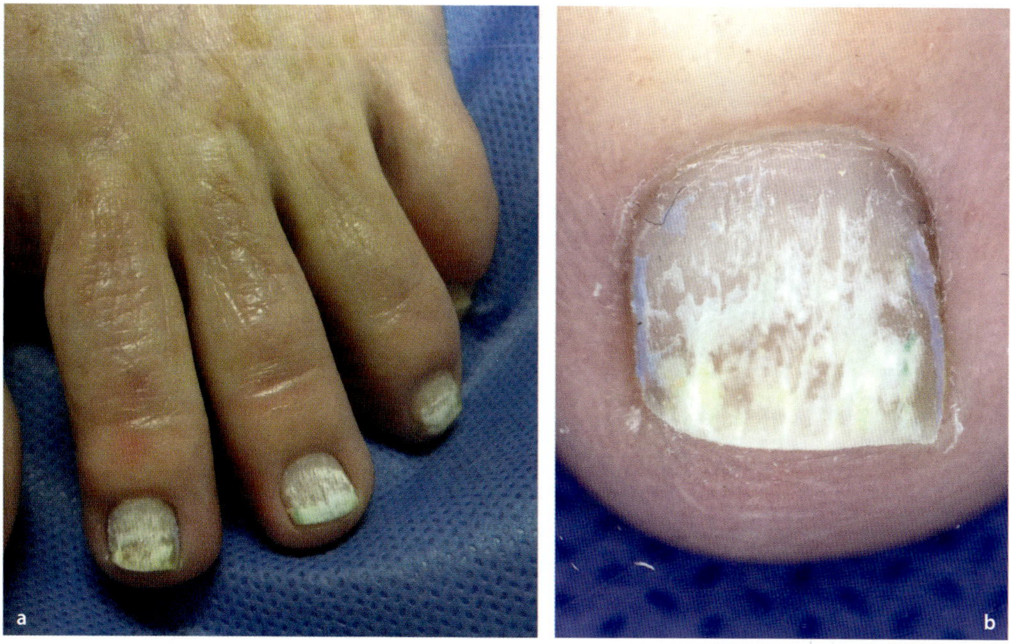

Figura 7.3 a Onicomicosis blanca superficial "profunda". **b** En la imagen dermatoscópica se observa invasión de la lámina ungueal intermedia.

pie.[3] El grosor de las uñas aumenta debido a la hiperqueratosis subungueal, que se asocia a onicólisis. La lámina ungueal afectada por onicólisis presenta un color de blanco-amarillento a marrón (Figura 7.4). Los agentes causales de onicomicosis subungueal distal son *Acremonium* spp., *Fusarium* spp. y *Alternaria* spp.[3, 12, 14] En los casos de onicomicosis subungueal distal por *Fusarium* spp. es posible observar inflamación periungueal.[14] La tiña de los pies no suele asociarse a onicomicosis por mohos, aunque puede observarse en infecciones causadas por *Scopulariopsis brevicaulis*.

La melanoniquia fúngica se caracteriza por la coloración marrón o negra de la lámina ungueal debido a los depósitos de melanina (Figura 7.5). Los hongos no dermatofitos que causan

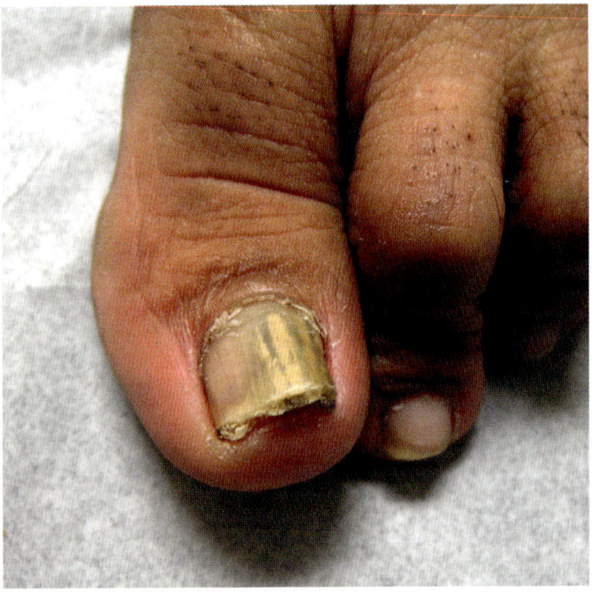

Figura 7.4 Onicomicosis subungueal distal por mohos.

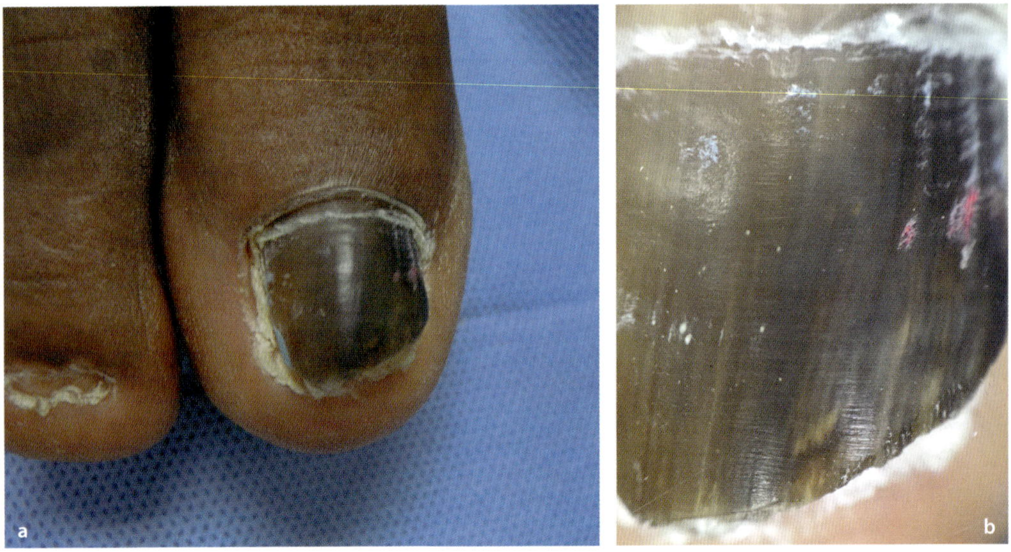

Figura 7.5 a Melanoniquia fúngica subungueal distal. b En la imagen dermatoscópica se observan estrías blanco-amarillentas que sugieren el diagnóstico.

melanoniquia fúngica son los hongos dematiáceos *Neoscytalidium dimidiatum*, *Alternaria* spp. y *Exophiala* spp.[3] Estos organismos producen melanina, que se incorpora en sus paredes celulares o se secreta hacia el exterior de la célula, lo que les confiere un aspecto marrón o negro en el cultivo. La melanoniquia fúngica puede afectar toda la uña o presentarse como una banda longitudinal, que se asemeja a una lesión pigmentada (Figura 7.6).[40] La especie *Neoscytalidium dimidiatum* también puede causar lesiones semejantes a tiña de las manos y tiña de los pies.

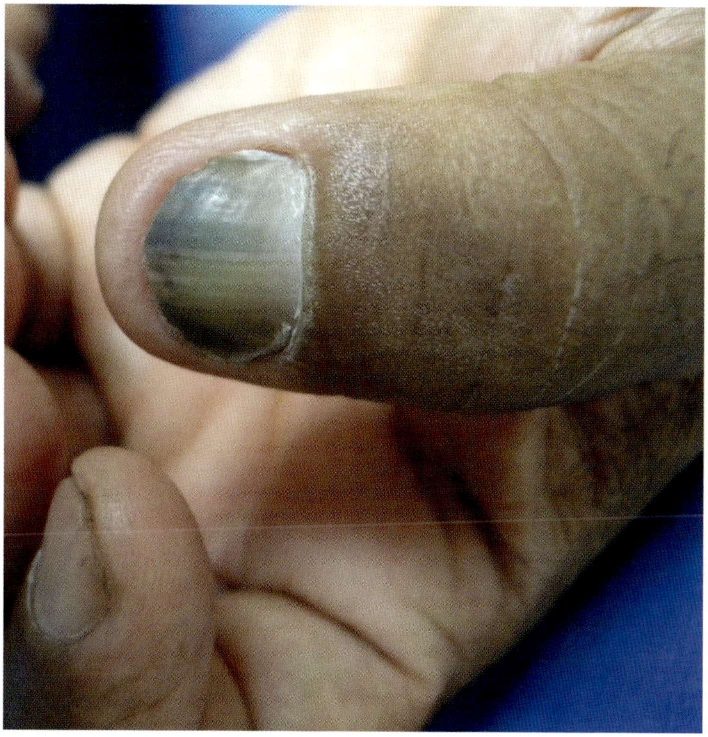

Figura 7.6 Melanoniquia fúngica que simula una lesión pigmentada.

Diagnóstico

Las técnicas de extracción de muestras ungueales para el examen micológico varían en función de la presentación clínica de la onicomicosis por mohos. En los casos de onicomicosis subungueal proximal, las muestras deben obtenerse de la porción ventral profunda de la lámina ungueal, lo que puede lograrse fácilmente con un sacabocados de 3 mm o perforando la uña con una hoja de bisturí. En los casos de onicomicosis blanca superficial, las muestras se obtienen raspando la superficie afectada de la uña.[11] En los casos de onicomicosis subungueal distal, la muestra debe incluir residuos de la porción más proximal de la lesión. Es muy importante advertir al laboratorio que existe la posibilidad de infección por mohos porque los medios empleados para detectar infecciones dermatofíticas contienen factores que inhiben el crecimiento de mohos.

Si el médico sospecha la posibilidad de infección por hongos no dermatofitos, se debe obtener una muestra y enviarla al laboratorio de micología para que realice un cultivo confirmatorio. El estudio histopatológico de los recortes de uñas no permite diferenciar entre mohos y dermatofitos y no es un examen diagnóstico en casos de infección por mohos.[41] Los medios de cultivo para hongos suelen contener agar de Sabouraud y antibióticos tales como gentamicina y cloranfenicol[41, 7] para evitar la contaminación con bacterias. Los hongos no dermatofitos crecen más rápidamente que los dermatofitos; por lo general en el laboratorio se consideran contaminantes y crecen en agar de Sabouraud junto con los hongos dermatofitos y hongos levaduriformes. Habitualmente se agrega cicloheximida al agar de Sabouraud para inhibir el crecimiento de mohos. Si se sospecha la posibilidad de infección por mohos, es preciso informar al laboratorio de que no se debe agregar cicloheximida para permitir el crecimiento y el aislamiento de mohos.

La observación por microscopia directa no siempre da lugar a un diagnóstico definitivo, y en un estudio se demostró que más del 42% de los resultados de los exámenes por microscopia directa eran falsos negativos.[1] El diagnóstico micológico de infección por mohos requiere criterios estrictos porque los mohos suelen ser contaminantes. El método considerado de referencia es la observación microscópica de hifas o de conidios en preparaciones con hidróxido de potasio (KOH) al 10%, el aislamiento del mismo hongo no dermatofito en al menos tres inóculos en dos muestras repetidas y la ausencia de dermatofitos. Si se aísla un dermatofito mediante cultivo, la confirmación del agente patógeno es inmediata, a diferencia de la confirmación de la patogenia por hongos no dermatofitos, que requiere la repetición de cultivos.

La reacción en cadena de la polimerasa (PCR) permite amplificar pequeños fragmentos de ADN de una biopsia para identificar el hongo patógeno. Las especies de hongos pueden identificarse a partir de la muestra original mediante PCR cuantitativa, secuenciación de los productos de amplificación por PCR o análisis de polimorfismos de la longitud de fragmentos de restricción.[42] Las ventajas de la PCR son la velocidad y la sensibilidad, pero su empleo todavía es limitado, si bien los costos cada vez son más competitivos. Esta técnica no permite diferenciar entre contaminantes y patógenos.

Tratamiento

Los tratamientos de la onicomicosis por hongos no dermatofitos consisten en la administración de antimicóticos tópicos, antimicóticos sistémicos y avulsión ungueal química.

Los hongos no dermatofitos no suelen responder al tratamiento sistémico, si bien hay excepciones. Por ejemplo, *Fusarium* spp., *Acremonium* spp., *Neoscytalidium* spp. y *Scopulariopsis brevicaulis* rara vez responden a medicamentos de acción sistémica,[33] mientras que *Aspergillus* spp. es sensible a este tipo de tratamiento.[14] Para el tratamiento sistémico puede administrarse itraconazol, terbinafina o fluconazol (no autorizado por la Dirección Federal de Fármacos y Alimentos [FDA] de los Estados Unidos para esta indicación). En ocasiones, el mejor resultado puede obtenerse si se combinan tratamientos sistémico, tópico y por avulsión. Cuando está contraindicado el tratamiento sistémico, se puede administrar tratamiento tópico o de avulsión química o quirúrgica.

La terapia fotodinámica (TFD) con ácido δ-aminolevulínico (ALA) o metil aminolevulinato (MAL)[43] es otra modalidad terapéutica para tratar la onicomicosis subungueal distal por mohos. Para que la TFD sea eficaz contra la onicomicosis, es importante extraer la lámina ungueal a fin de que los medicamentos fotosensibilizantes lleguen al lecho ungueal afectado.[44] Esto puede lograrse empleando ungüento de urea.[42] Se ha comprobado que la TFD es un tratamiento eficaz de las infecciones por hongos no dermatofitos como la causada por *Acremonium sclerotigenum*.[45]

Síntesis para el profesional

- Es importante considerar la posibilidad de que el agente causal de la onicomicosis sea un hongo no dermatofito, ya que se observa un aumento en las tasas de infecciones con estos agentes patógenos.
- El diagnóstico de infección por mohos solo puede establecerse mediante cultivo o PCR, porque las tinciones fúngicas de recortes de uñas no permiten realizar una identificación discriminatoria.
- La onicomicosis por mohos siempre debe tenerse en cuenta si el paciente presenta onicomicosis subungueal proximal con inflamación periungueal, onicomicosis blanca superficial con invasión profunda de la lámina ungueal o melanoniquia fúngica.

Reflexiones clínicas

- Considere la posibilidad de infección por mohos en los casos de onicomicosis subungueal proximal asociada a eritema e inflamación de los pliegues ungueales proximal y laterales.
- Considere la posibilidad de infección por mohos en los casos de onicomicosis blanca superficial que afecta toda la lámina ungueal y no puede eliminarse con facilidad por raspado.
- Considere la posibilidad de infección por mohos en los casos de melanoniquia fúngica.
- La tiña de los pies no se asocia con frecuencia a onicomicosis por mohos.
- Informe al laboratorio cuando envía muestras para cultivo en las que sospecha la presencia de un moho patógeno.
- Con frecuencia es necesario combinar tratamientos sistémico, tópico y podológico.

Bibliografía

1 Bombace F, Iovene MR, Galdiero M, Martora F, Nicoletti GF, D'Andrea M, Della Pepa ME, Vitiello M. Non-dermatophytic onychomycosis diagnostic criteria: an unresolved question. Mycoses 2016; doi: 10.1111/myc.12504.

2 Velez A, Linares Ma J, Fenandez-Roldan JC, Casal M. Study of onychomycosis in Cordoba, Spain: prevailing fungi and pattern of infection. Mycopathologia 1997; 137: 1-8.

3 Finch J, Arenas R, Baran R. Fungal melanonychia. J Am Acad Dermatol 2012; 66: 830-41.

4 Moreno G, Arenas R. Other fungi causing onychomycosis. Clin Dermatol 2010; 28: 160-3.

5 Ranawaka RR, Nelun DS, Ragunathan RW. Non-dermatophyte mold onychomycosis in Sri Lanka. Dermatol Online J 2012; 18 (1): 7.

6 Nouripour-Sisakht S, Mirhendi H, Shidfar MR, et al. Aspergillus species as emerging causative agents of onychomycosis. J Mycol Med 2015; 25: 101-7.

7 Greer DL. Evolving role of nondermatophytes in onychomycosis. Int J Dermatol 1995; 34: 521-4.

8 Godoy-Martinez P, Nunes FG, Tomimori-Yamashita J, Urrutia M, Zaror L, Silva V, et al. Onychomycosis in Sao Paulo Brazil. Mycopathologia 2009; 168: 111-6.

9 Hilmioglu-Polat S, Metin DY, Inci R, Dereli T, Kilinc I, Tümbay E. Non-dermatophytic molds as agents of onychomycosis in Izmir, Turkey - A prospective study. Mycopathologia 2005; 160: 125-8.

10 Raghavendra KR, et al. The nondermatophyte molds: emerging as leading cause of onychomycosis in south-east rajasthan. Indian Dermatol Online J 2015; 6 (2): 92-7.

11 Morales-Cardona CA, Valbuena-Mesa MC, Alvarado Z, Solorzano-Amador A. Non-dermatophyte mould onychomycosis: a clinical and epidemiological study at a dermatology referral centre in Bogota, Colombia. Mycoses 2013; 57: 284-93.

12 Romano C, Paccagnini E, Difonzo EM. Onychomycosis caused by Alternaria spp. in Tuscany, Italy from 1985 to 1999. Mycoses 2001; 44: 73-6.

13 Welsh O, Vera-Cabrera L, Welsh E. Onychomycosis. Clin Dermatol 2010; 28: 151-9.

14 Tosti A, Piraccini BM, Lorenzi S. Onychomycosis caused by non dermatophyte molds: clinical features and response to treatment of 7 cases. J Am Acad Dermatol 2000; 42 (2): 217-24.

15 Ramani R, Ramani A, Kumari TGL, et al. Molds in onychomycosis. Int J Dermatol 1993; 32: 877-8.

16 Ungpakorn R, Lohaprathan S, Reangchainam S. Prevalence of foot diseases in outpatients attending the institute of Dermatology, Bangkok Thailand. Clin Exp Dermatol 2004; 29: 87-90.

17 Farwa U, Abbasi SA, Mirza IA, et al. Non-dermatophyte moulds as pathogens of onychomycosis. J Coll Physicians Surg Pak 2011; 21: 597-600.

18 Ghannoum MA, Hajjeh RA, Scher R. A large scale North American study of fungal isolates from nails: the frequency of onychomycosis, fungal distribution, and antifungal susceptibility patterns. J Am Acad Dermatol 2000; 43: 641-8.

19 Gupta AK, Jain HC, Lynde CW, Watteel GN, Summerbell RC. Prevalence and epidemiology of unsuspected onychomycosis in patients visiting dermatologists' offices in Ontario, Canada: a multicenter survey of 2001 patients. Int J Dermatol 1997; 36: 783-7.

20 Bassiri-Jahromi S, Khaksar AA. Nondermatophytic moulds as a causative agent of onychomycosis in Tehran. Indian J Dermatol 2010; 55: 140-3.

21 Alvarez MI, Gonzalez LA, Castro LA. Onychomycosis in Cali Colombia. Mycopathologia 2004; 158: 181-6.

22 Bokhari MA, Hussain I, Jahangir M, Haroon TS, Aman S, Khurshid K. Onychomycosis in Lahore Pakistan. Int J Dermatol 1999; 38: 591-5.

23 Gianni C, Cerri A, Crosti C. Non-dermatophytic onychomycosis: an underestimated entity? A study of 51 cases. Mycoses 2000; 43: 29-33.

24 Ionnidou DJ, Maraki S, Krasagakis SK, Tosca A, Tselentis Y. The epidemiology of onychomycosis in Crete, Greece, between 1992 and 2001. J Eur Acad Dermatol Venereol 2006; 20: 170-4.

25 Gupta AK, Drummond-Main C, Cooper EA, Brintnell W, Piraccini BM, Tosti A. Systematic review of nondermatophyte mold onychomycosis: diagnosis, clinical types, epidemiology, and treatment. J Am AcadDermatol 2012; 66 (3): 494-502.

26 Budak A, Macura AB, Mazur T, Laskownicka Z. Fungal species isolated from skin and nail lesions of the hands and feet of patients suspected of mycotic infection. Mykosen 1987; 30: 434-9.

27 Macura AB, Skóra M. 21-year retrospective study of the prevalence of scopulariopsis brevicaulis in patients suspected of superficial mycoses. Adv Dermatol Allergol 2015; 32 (2): 189-94.

28 Bonifaz A, Cruz-Aguilar P, Ponce RM. Onychomycosis by molds. Report of 78 cases. Eur J Dermatol 2007; 17: 70-2.

29 Arrese JE, Piérard-Franchimont C, Greimers R, Piérard GE. Fungi in onychomycosis. A study in immunohistochemistry and dual flow cytometry. J Eur Acad Dermatol Venereol 1995; 4: 123-30.

30 Erbagci Z, Tuncel A, Zer Y, Balci I. A prospective epidemiological survery on the prevalence of onychomycosis and dermatophytosis in male boarding school residents. Mycopathologia 2005; 159: 347-52.

31 Escobar ML, Carmona-Fonseca J. Onychomycosis by common non-dermatophyte molds. Rev Iberoam Micol 2003; 20: 6-10.

32 Baran R, Tosti A, Piraccini BM. Uncommon clinical patterns of Fusarium nail infection: report of three cases. Br J Dermatol 1997; 136: 424-7.

33 Tosti A, Piraccini BM, Stinchi C, Lorenzi S. Onychomycosis due to Scopulariopsis brevicaulis: clinical features and response to systemic antifungals. Br J Dermatol 1996; 135: 799-802.

34 Tosti A, Piraccini BM. Proximal subungual onychomycosis due to Aspergillus niger: report of two cases. Br J Dermatol 1998; 139: 156-7.

35 Piraccini BM, Tosti A. White superficial onychomycosis: epidemiological, clinical, and pathological study of 79 patients. Arch Dermatol 2004; 140: 696-701.

36 Piraccini BM, Lorenzi S, Tosti A. 'Deep' white superficial onychomycosis due to mold. J Eur Acad Dermatol Venereol 2002; 16 (5): 532-3.

37 Rollman O, Johansson S. Hendersonulatoruloidea infection-successful response of onychomycosis to nail avulsion and topical ciclopiroxolamine. Acta Derm Venereol 1987; 67: 506-10.

38 Zaias N. Onychomycosis. Dermatol Clin 1985; 3: 445-60.

39 Baran R, Hay RJ, Tosti A, Haneke E. A new classification of onychomycosis. Br J Dermatol 1998; 139: 567-71.

40 Stephen S, Tosti A, Rubin AI. Diagnostic applications of nail clippings. Dermatol Clin 2015; 33 (2): 289-301.

41 Singal A, Khanna D. Onychomycosis: diagnosis and management. Indian J Dermatol Venereol Leprol 2011; 77: 659-72.

42 Watanabe D, Kawamura C, Masuda Y, Akita Y, Tamada Y, Matsumoto Y, et al. Successful treatment of toenail onychomycosis with photodynamic therapy. Arch Dermatol 2008; 144: 19-21.

43 Gold MH. ALA-PDT and MAL-PDT: what makes them different. J Clin Aesthetic Derm 2009; 2 (2): 44-7.

44 Donnelly RF, McCarron PA, Lightowler JM. Woolfson AD. Bioadhesive patch-based delivery of 5-aminolevulinic acid to the nail for photodynamic therapy of onychomycosis. J Control Release 2005; 103 (2): 381-92.

45 Aspiroz C, Fortuño Cebamanos B, Rezusta A, Paz-Crisóbal P, Domínguez-Luzón F, Gené Díaz J, Gilaberte Y. Photodynamic therapy for onychomycosis. Case report and review of the literature. Rev Iberoam Micol 2011; 28 (4): 191-3.

8

Onicomicosis por *Candida*

Edoardo Torres-Guerrero ▪ Roberto Arenas

Conceptos principales

- Los hongos del género *Candida* se han convertido en patógenos secundarios asociados a onicomicosis.
- La onicomicosis por *Candida* afecta cada vez más a personas con defensas inmunitarias bajas y puede estar asociada a aspectos ocupacionales.
- El género *Candida* se considera uno de los principales agentes causales de onicomicosis de las manos, especialmente en mujeres.
- El organismo invade la lámina ungueal y puede causar paroniquia, onicólisis y melanoniquia.
- El método diagnóstico consiste en una anamnesis completa basada en los antecedentes del paciente, un examen físico y el empleo de técnicas como microscopia y cultivo de muestras ungueales.

Introducción

La onicomicosis es una infección fúngica de las uñas que representa aproximadamente el 30% de las micosis superficiales. Es causada por dermatofitos, mohos no dermatofitos o especies de *Candida*, que se han convertido en patógenos secundarios.[1] El término "onicomicosis" deriva del griego (*onychos*, "uña", y *mycosis*, "infección fúngica").[2] Tradicionalmente, hacía referencia a una infección no dermatofítica de la uña (el término "tiña de las uñas" describe específicamente la invasión dermatofítica de la lámina ungueal), pero en la actualidad se emplea para designar cualquier micosis ungueal.[3]

La importancia de la onicomicosis suele subestimarse. De hecho, la onicomicosis puede tener efectos negativos importantes de índole emocional, social y ocupacional y, además, puede representar un gasto sanitario considerable. Los pacientes afectados pueden sentir vergüenza en situaciones sociales y laborales, en las que sienten que sus uñas tienen un aspecto desagradable o sucio, por lo que no quieren que se les vean las manos o los pies.[3] Mucho más que un problema estético, las uñas infectadas son un reservorio crónico de infección que puede generar micosis cutáneas reiteradas.[4] Pese a la mejora de las condiciones de vida y de higiene personal, la onicomicosis sigue propagándose y perdura.[5]

Epidemiología

La onicomicosis, que representa hasta el 50% de todas las onicopatías, abarca todas las micosis ungueales por hongos filamentosos y levaduriformes: onicomicosis subungueal distal y lateral, onicomicosis superficial, onicomicosis subungueal proximal y onicomicosis distrófica; no obstante, en huéspedes inmunodeprimidos puede causar problemas de salud más graves.[6]

Con el tiempo, las levaduras del género *Candida* surgieron como agentes causales importantes de onicomicosis,[7] por lo que la prevalencia de onicomicosis por *Candida* es cada vez mayor en personas con defensas inmunitarias bajas como consecuencia de la edad avanzada, la diabetes *mellitus*, las vasculopatías, la infección por el VIH y el uso de inmunosupresores o antibióticos de amplio espectro. La pérdida de inmunidad local en el complejo ungueal secundaria a traumatismo, la exposición prolongada a la humedad y a sustancias químicas tales como humo, detergentes, jabón, etc. también contribuye a causar onicomicosis por *Candida*.[1] Además, hay muchos factores asociados a las condiciones de vida actuales que aumentan la prevalencia de onicomicosis, como el uso de calzado con tacones muy altos, la exposición a ambientes muy húmedos (el uso de colchonetas en los gimnasios, donde acuden muchas personas), los antibióticos de amplio espectro y la terapia con corticoides. El género *Candida* se considera una de las principales causas de onicomicosis de las manos, sobre todo en mujeres.[6]

La onicomicosis por *Candida* es un problema de salud importante que puede estar relacionado con aspectos ocupacionales, y en algunas regiones estas levaduras pueden ser el principal microorganismo causal de micosis ungueales. Muchos autores de diferentes países han comprobado que esta infección afecta principalmente a pacientes adultas y que es más frecuente el compromiso de las uñas de los pies que de las manos. En distintas regiones del mundo, varía la especie causal, y en algunas se observa un aumento de la frecuencia de organismos que no pertenecen a la especie *C. albicans*.

En un estudio multicéntrico realizado por Álvarez y cols. en Colombia, de un total de 299 pacientes que presentaban lesiones ungueales, se encontraron 183 casos de onicomicosis (141 en las uñas de los pies y 38 en las de las manos), con predominancia en mujeres (53 en varones y 126 en mujeres), y cuatro casos de infección simultánea en las uñas de los pies y de las manos (todos en mujeres). Se identificaron hongos levaduriformes en el 40,7% de los casos, y la especie de levadura aislada con más frecuencia fue *C. albicans*.[8]

En un estudio retrospectivo, descriptivo, observacional de cultivos fúngicos llevado a cabo por Fich en Chile, se analizaron muestras obtenidas de pacientes entre diciembre de 2007 y diciembre de 2010. El 29,1% de los casos con cultivos positivos correspondieron a varones y el 70,9%, a mujeres. Se aisló *Candida* en 467 de 8443 muestras (52% de las uñas de las manos y 48% de las de los pies), con una prevalencia del 43,3% de *C. parapsilosis*, del 24,2% de *C. guilliermondii*, del 23,6% de *C. albicans*, del 4,3% de *Candida* spp. y del 4,71% de otros aislados.[9] En coincidencia con estos datos, en un estudio retrospectivo realizado en México por Torres y cols. durante seis años, se observó que de todas las candidiasis mucocutáneas la más frecuente fue la onicomicosis (57,54%), con predominancia del sexo femenino (65,49%) y un mayor porcentaje de casos de compromiso de las uñas de los pies que de las manos (86,01% y 13,99%, respectivamente). Además, los autores informaron una frecuencia del 42,80% de casos de infección por *C. albicans*, del 28,41% por *C. krusei*, del 15,86% por *C. tropicalis* y del 12,91% por *C. glabrata*.[10]

En un estudio de 140 pacientes llevado a cabo en Teherán, se observó un mayor porcentaje de infecciones en mujeres que en varones y una mayor frecuencia en el grupo etario comprendido entre 41 y 60 años de edad (40,7%). La afectación de las uñas de los pies fue más frecuente que la de las uñas de las manos, y la variante clínica más común fue la onicomicosis distrófica (observada en 39,2% de los pacientes). Por orden de frecuencia, los microorganismos aislados fueron hongos levaduriformes (71,4%), mohos no dermatofitos (17,1%) y dermatofitos (11,5%).[11] En concordancia con estos datos demográficos, en un estudio realizado en Paraíba, Brasil, desde 1999 hasta 2010, se observó que la onicomicosis afecta más a las mujeres, que predomina en adultos, que las uñas de los pies son las más afectadas por levaduras, y las levaduras prevalentes fueron *C. tropicalis* y *C. krusei*.[7]

Jesudanam y cols., en India, estudiaron a 448 pacientes con anomalías ungueales y detectaron onicomicosis por *Candida* en el 58,82% de un total de 204 casos mediante microscopia directa, cultivos o los dos métodos; la prevalencia fue mayor en amas de casa (33,33% del total).[4] Paralelamente, en el Líbano, Ellabib realizó un estudio con 500 pacientes. Se identificaron levaduras del género *Candida* (*C. albicans*, *C. parapsilosis*, *C. glabrata*, *C. guilliermondii* y *C. tropicalis*) como agentes causales dominantes en mujeres (96%); por el contrario, en los varones predominaron las infecciones por dermatofitos (80%).[12]

Afshar y cols. realizaron un estudio en Irán durante un período de diez años (2003-2012), en el que incluyeron 1100 pacientes presuntamente afectados por onicomicosis, y observaron que los microorganismos causales de onicomicosis más frecuentes pertenecían al género *Candida* (de 464 cultivos, se aislaron especies de *Candida* en el 61,9% de los casos).[13]

Por otro lado, Segal y cols. analizaron parámetros epidemiológicos de onicomicosis en Israel. Según datos de una cohorte de 27 093 pacientes, que fueron obtenidos de seis centros durante un período de diez años, los dermatofitos fueron los microorganismos causales principales de onicomicosis de los pies, mientras que *C. parapsilosis* fue el agente causal más frecuente de onicomicosis de las manos en mujeres; la frecuencia aumenta con la edad.[14] En un estudio realizado por Seck y cols., en Senegal, se observó una frecuencia similar de géneros de microorganismos causales, con predominio de dermatofitos, pero la especie *C. albicans* ocupó el segundo lugar (90,86% de las levaduras aisladas), y en nueve casos se aislaron mohos (3,02%); todas las infecciones predominaron en las uñas de los pies.[15] Por otro lado, en un estudio realizado en Taiwán en el que se incluyeron 375 pacientes con onicomicosis, Chi y cols. informaron del aislamiento de dermatofitos en 227 casos (60,5%), de *Candida* en 118 (31,5%) y de mohos en 30 (8%).[16]

En Argentina, Nazar y cols. estudiaron a 414 pacientes con onicopatías y observaron una prevalencia de micosis ungueales de los pies y de las manos del 78% y el 58%, respectivamente. Los organismos causales más frecuentes fueron *Trichophyton rubrum*, *Candida* spp. y *T. mentagrophytes*.[17]

Los pacientes diabéticos son particularmente propensos a sufrir micosis y onicomicosis por *Candida*, tal y como se observa en el estudio realizado por Imbert en México. En un estudio transversal observacional en el que se incluyeron 261 pacientes diabéticos provenientes de centros de salud pública del estado de Hidalgo, México, los organismos causales de onicomicosis fueron *C. guilliermondii*, *C. parapsilosis*, *C. glabrata*, *Candida* spp. y mohos y levaduras no identificados.[18]

En Italia, Papini observó que el 53,3% de pacientes diabéticos presentaron onicomicosis y el 46,7% presentaron micosis cutánea en los pies, con una prevalencia de los dos tipos de micosis significativamente superior a la observada en personas que no sufren diabetes. En aproximadamente un tercio de los casos de onicomicosis, los microorganismos causales fueron *Candida* spp., *Fusarium* spp., *Aspergillus* spp. y otros mohos.[19]

Con respecto a la onicomicosis en la infancia, en un estudio realizado en Corea, en el que se incluyeron 59 niños, se observó que el 2,3% de los casos de onicomicosis de la población general corresponden a la población pediátrica. En las uñas de los pies, se aisló *T. rubrum* en el 51,3% de los casos, seguido de *C. albicans* (10,2%), *C. parapsilosis* (5,1%), *C. tropicalis* (2,6%) y *C. guilliermondii* (2,6%); sin embargo, en las uñas de las manos, *C. albicans* fue el patógeno aislado con más frecuencia (50%), seguido por *T. rubrum* (10%).[20] En otro estudio, realizado por Gulgum en Turquía, en el que se incluyeron 8122 niños en edad escolar (de 5 a 16 años), se detectó onicomicosis mediante cultivo en 27 casos y se aislaron levaduras en diez de esos casos (37,1%), con predominancia de *C. glabrata* (14,8%).[21]

En un estudio retrospectivo realizado en Serbia desde 2011 hasta 2015, se aislaron especies de *Candida* de las uñas de 137 pacientes de un total de 761 pacientes a los que se realizaron exámenes clínicos y micológicos. Las especies predominantes fueron *C. albicans* (36,59%), *C. parapsilosis* (23,78%), *C. krusei* (9,76%) y *C. guilliermondii* (6,71%).[22]

Cuadro clínico

El microorganismo invade toda la lámina ungueal y puede causar otros signos clínicos, tales como onicólisis y paroniquia. Este tipo de onicomicosis se observa con más frecuencia en mujeres y suele afectar el dedo medio de la mano. La infección puede estar relacionada con situaciones laborales, en las que el contacto reiterado con agua o con humedad predispone a sufrir esta enfermedad.[3, 23] La onicomicosis por *Candida* puede clasificarse en tres categorías generales:

- Enfermedad que comienza como una infección de las estructuras que rodean la uña (paroniquia). Este es el tipo más frecuente de onicomicosis por *Candida* (Figura 8.1). Al principio se observa una zona rojiza y edematosa alrededor de la lámina ungueal; luego puede aparecer un absceso periungueal. Las especies de *Candida* solo penetran la lámina ungueal una vez que invadieron el tejido blando que rodea la uña (a diferencia de lo observado en la

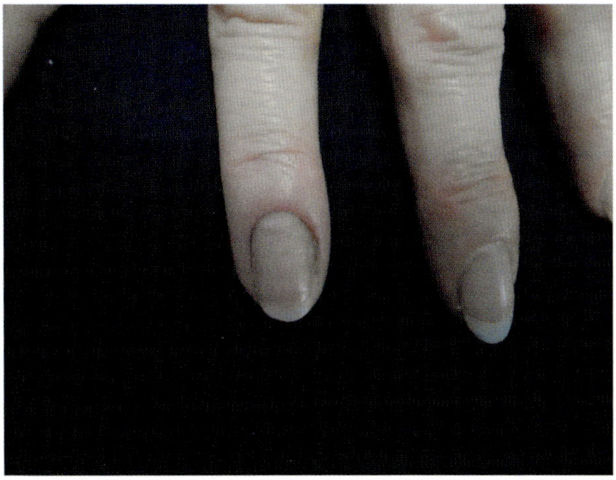

Figura 8.1 Paroniquia.

invasión por dermatofitos). Una vez infectada la matriz ungueal, pueden aparecer surcos transversales (líneas de Beau) en la lámina ungueal, que se vuelve convexa, áspera y finalmente distrófica.[3, 23]

- Granuloma por *Candida*, que afecta con más frecuencia a personas con candidiasis mucocutánea crónica y representa menos del 1% de los casos de onicomicosis. Esta enfermedad se observa en pacientes inmunodeprimidos y supone la invasión directa de la lámina ungueal, lo que, en casos avanzados, genera inflamación de los pliegues ungueales proximal y laterales, hasta que el dedo adquiere un aspecto de "palillo de tambor".
- Por último, onicólisis por *Candida*, una variante que se observa con más frecuencia en los dedos de las manos que en los de los pies y que consiste en la separación de la uña de su lecho. Se puede observar hiperqueratosis subungueal distal como una masa gris amarillenta que levanta la lámina ungueal. La lesión se asemeja a la observada en pacientes con onicomicosis subungueal distal.[3]

Otros signos clínicos son melanoniquia fúngica (Figura 8.2), con coloración verdosa, amarronada o incluso negra de la uña.[23]

Indicios diagnósticos

El método diagnóstico de onicomicosis (causada por dermatofitos, especies de *Candida* o por otros hongos no dermatofitos o levaduriformes) consiste en una anamnesis completa basada en los antecedentes del paciente, un examen físico y microscopia y cultivos de muestras ungueales.[5]

La onicodistrofia (con o sin cambio de color de la lámina ungueal) debería alertar al médico sobre la posibilidad de onicomicosis; no obstante, es preciso emplear técnicas diagnósticas apropiadas, como la microscopia directa y el cultivo fúngico, para asegurar el diagnóstico y el tratamiento correctos. El aspecto clínico de la uña permite diferenciar las causas de origen

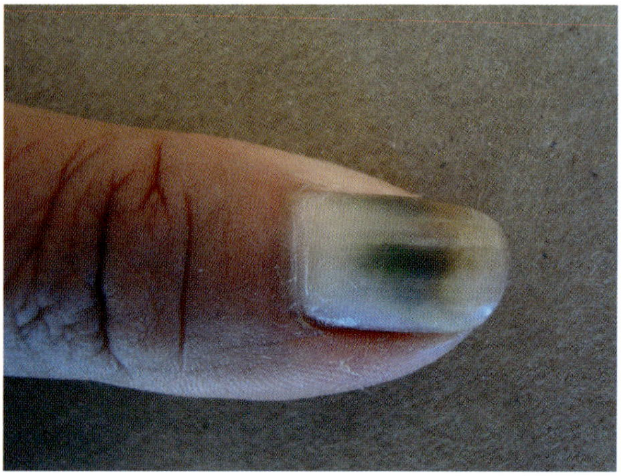

Figura 8.2 Melanoniquia fúngica por *Candida.*

fúngico de las que tienen otro origen. Una anamnesis completa permite obtener información sobre los factores predisponentes de onicomicosis tales como diabetes mellitus, edad avanzada, hiperhidrosis, actividad laboral, *hobbies*, onicogrifosis, traumatismo ungueal, mala circulación periférica e inmunodepresión.[3]

El examen directo de una muestra ungueal con hidróxido de potasio (KOH) o de sodio (NaOH) o con negro de clorazol es la primera medida para respaldar un diagnóstico clínico de onicomicosis. La muestra se obtiene raspando la lámina ungueal en su parte distal y ventral (hiponiquio), y debe dividirse en dos para la microscopia directa y el cultivo. A fin de identificar el organismo causal específico, es necesario el cultivo de laboratorio del material obtenido.

La muestra puede colocarse en una solución de NaOH o KOH al 20%-25% mezclada con dimetilsulfóxido y examinarse primero con un aumento de 10x y luego con un aumento de 40x (si hubiera alguna estructura sospechosa) (Figura 8.3). Con la contratinción de la muestra con negro de clorazol, un colorante específico de la quitina, se destacan las estructuras fúngicas (adoptan un color verde oscuro o negruzco); esto es particularmente útil si la cantidad de elementos fúngicos es escasa y puede contribuir a diferenciar los contaminantes como las fibras elásticas o de algodón, lo que reduce la cantidad de resultados falsos positivos.[3, 23]

Es importante comprender las limitaciones de la microscopia directa para el diagnóstico de la causa de onicomicosis porque esta técnica solo sirve como prueba de detección para determinar la presencia o la ausencia de hongos, pero no permite identificar los agentes causales específicos y el resultado podría ser negativo en aproximadamente 15% de los casos.[3, 23] Además, la sensibilidad y la especificidad de esta prueba dependen mucho de la capacitación del médico. Al examinar una preparación con KOH, la presencia de esporas redondeadas u ovaladas sugiere la presencia de levaduras, pero también puede haber seudohifas o hifas verdaderas. En casi la mitad de las muestras para cultivo obtenidas de uñas afectadas por onicomicosis no se aíslan microorganismos patógenos. Otras técnicas diagnósticas para el examen directo son las tinciones de Gram, de Papanicolaou, de Wright o de PAS (ácido peryódico de Schiff) o, si existe la posibilidad, la microscopia de fluorescencia con tinción con blanco de calcoflúor.

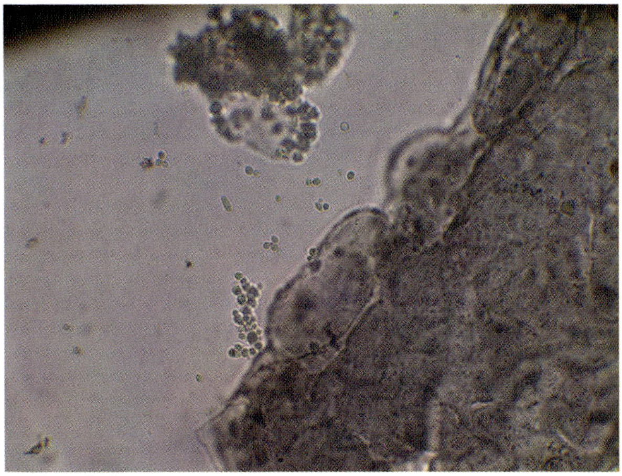

Figura 8.3 Levaduras en gemación en la microscopia directa (negro de clorazol, 40x).

La prueba de detección de onicomicosis más eficaz es la microscopia directa; sin embargo, es preciso comparar cuidadosamente los resultados de la microscopia y el cultivo para que el médico esté seguro del diagnóstico a fin de evitar la resistencia fúngica y los fracasos terapéuticos.[3, 23]

El único método que permite reconocer los microorganismos causales es el cultivo a temperatura ambiente (o a 37 °C). Los medios de cultivo habituales como el agar de Sabouraud (con o sin cloranfenicol), el extracto de malta o el agar micobiótico son adecuados para obtener los aislados fúngicos, pero la cicloheximida inhibe el crecimiento de *C. parapsilosis*, *C. tropicalis*, *C. krusei* y *C. zeylanoides*. La inoculación debe realizarse rápidamente porque los contaminantes fúngicos y bacterianos pueden ocultar el verdadero microorganismo patógeno. Después de transcurridas entre 28 y 72 horas a 37 °C, crecen colonias. Estos microorganismos forman colonias blancas, lisas y brillantes de consistencia cremosa. La identificación de especies de *Candida* es muy importante para decidir el tratamiento. Se han desarrollado algunos medios de cultivo cromógenos para identificar las especies de *Candida* más frecuentes: CHROMagar®, Biggy® (Figura 8.4) o Candida-ID®. Estos medios permiten identificar algunas especies tales como *C. albicans*, *C. tropicalis*, *C. glabrata* y *C. krusei*.[23]

Otras pruebas de laboratorio menos empleadas para identificar diferentes especies de *Candida* son la filamentación en suero (para reconocer *C. albicans*), las sales de tetrazolio y la prueba de sensibilidad a cicloheximida.

Además, para identificar determinadas especies, hay algunas pruebas bioquímicas sistemáticas tales como API 20C, API 32C, Vitek®, Uni-Yeast Tek®, Minitek®, Yeast-Ident® y MicroScan®, que se basan en las características metabólicas y fisiológicas de este género de levaduras.[23] Otros métodos de identificación como Vitek MS®, MALDI TOF/TOF® y espectrómetros de masas se emplean para detectar una amplia variedad de hongos, entre ellos, *Candida* spp.

En la actualidad, el diagnóstico molecular es un método útil para la identificación de especies específicas de *Candida* y puede servir para decidir el tratamiento antimicótico, porque algunas especies presentan resistencia intrínseca a los fármacos.

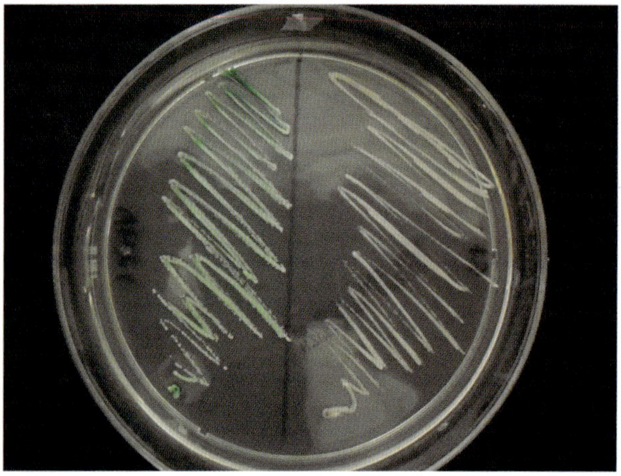

Figura 8.4 Colonia verdosa de *Candida albicans* (medio de cultivo CHORMagar®).

Los análisis de secuenciación de ADN son muy específicos para identificar y diferenciar varias especies de *Candida* y otros microorganismos. En algunos centros de investigación de China se realizan ensayos de reacción en cadena de la polimerasa (PCR) combinados con secuenciación de los espaciadores internos transcritos, tales como las regiones ITS1-5.8S-ITS2 del ADNr para mostrar la prevalencia de especies de *Candida*, incluidas nuevas especies causales de onicomicosis.[24, 25] Otros procedimientos de prueba consisten en la amplificación por PCR del ITS mediante el empleo de cebadores universales, seguido de la hibridación de los amplicones marcados con digoxigenina con sondas en la matriz génica.[26] Por ejemplo, es necesaria la diferenciación del complejo *C. parapsilosis* (*C. parapsilosis sensu stricto, C. metapsilosis* y *C. orthopsilosis*) porque *C. parapsilosis* ha mostrado tener una resistencia intrínseca *in vitro* al fluconazol. Un método útil es la amplificación del gen de la enzima alcohol-deshidrogenasa secundaria (SADH) y la digestión con la enzima de restricción Ban I.[27]

Sin embargo, la mayoría de estos métodos de laboratorio tienen una disponibilidad limitada, por lo que la estrategia diagnóstica más útil sigue siendo un buen examen clínico y la obtención de una muestra adecuada de lámina ungueal para la microscopia directa y el cultivo.

Síntesis para el profesional

La onicomicosis abarca todas las micosis ungueales causadas por hongos filamentosos y levaduriformes y representa hasta el 50% de las onicopatías. Los microorganismos causales son dermatofitos o mohos no dermatofitos; sin embargo, las especies de *Candida* surgieron como patógenos secundarios porque la onicomicosis por *Candida* se asocia cada vez más a defensas inmunitarias deficientes a consecuencia de la edad, la diabetes, las vasculopatías, la infección por el HIV y los tratamientos con fármacos como los inmunosupresores y los antibióticos de amplio espectro. Además, existen muchos factores asociados a la vida actual que aumentan la prevalencia de onicomicosis, tales como el uso de calzado de tacos altos, las superficies muy húmedas (el uso de colchonetas en gimnasios, donde acuden muchas personas), los antibióticos de amplio espectro y el tratamiento con corticoides. La onicomicosis por *Candida* constituye un problema de salud importante que también puede estar asociado a situaciones ocupacionales, y este género de levaduras puede ser el principal agente causal de micosis ungueales en algunas regiones. Las especies responsables varían en distintos países, y en algunas regiones se ha observado un aumento de la frecuencia de infecciones por *Candida* que no corresponden a la especie *C. albicans*.

La importancia de la onicomicosis suele subestimarse. De hecho, esta enfermedad puede tener efectos negativos importantes de índole emocional, social y laboral y, además, puede representar un gasto sanitario considerable. Mucho más que un simple problema estético, las uñas infectadas son un reservorio crónico de infección que puede generar micosis cutáneas reiteradas. Pese a la mejora de las condiciones de vida y de higiene personal, la onicomicosis sigue diseminándose y persistiendo.

Reflexiones clínicas

- La onicomicosis por *Candida* puede estar relacionada con inmunodepresión o con situaciones laborales que implican un contacto permanente con agua o humedad, lo que predispone a sufrir esta enfermedad.
- El microorganismo causa tres signos clínicos: melanoniquia, paroniquia y onicólisis.
- La paroniquia es la manifestación más común de onicomicosis por *Candida*.
- La melanoniquia adopta una coloración verdosa, amarronada o incluso negra.
- El granuloma por *Candida* es más frecuente en personas con candidiasis mucocutánea crónica y se manifiesta con inflamación de los pliegues ungueales proximal y laterales que finalmente dan al dedo aspecto de "palillo de tambor".
- La onicodistrofia (con o sin cambio de color de la lámina ungueal) debería alertar al médico respecto de la posibilidad de onicomicosis; sin embargo, es necesario realizar exámenes de microscopia directa y cultivos fúngicos para asegurar el diagnóstico y el tratamiento correctos.

Bibliografía

1 Jayatilake JA, Tilakaratne WM, Panagoda GJ. Candida onychomycosis: a mini-review. Mycopathologia 2009; 168 (4): 165-73.

2 Martínez-Herrera EO, Arroyo-Camarena S, Tejada-García DL, Porras-López CF, Arenas R. Onychomycosis due to opportunistic molds. An Bras Dermatol 2015; 90 (3): 334-7.

3 Elewski BE. Onychomycosis: pathogenesis, diagnosis, and management. Clin Microbiol Rev 1998; 11 (3): 415-29.

4 Jesudanam TM, Rao GR, Lakshmi DJ, Kumari GR. Onychomycosis: a significant medical problem. Indian J Dermatol Venereol Leprol 2002; 68 (6): 326-9.

5 Kaur R, Kashyap B, Bhalla P. Onychomycosis-epidemiology, diagnosis and management. Indian J Med Microbiol 2008; 26 (2): 108-16.

6 Mohammadi R, Badiee P, Badali H, Abastabar M, Safa AH, Hadipour M, Yazdani H, Heshmat F. Use of restriction fragment length polymorphism to identify Candida species, related to onychomycosis. Adv Biomed Res 2015; 4: 95.

7 Arrua JM, Rodrigues LA, Pereira FO, Lima EO. Prevalence of Candida tropicalis and Candida krusei in onychomycosis in João Pessoa, Paraiba, Brazil from 1999 to 2010. An Acad Bras Cienc 2015; 87 (3): 1819-22.

8 Alvarez MI, González LA, Castro LA. Onychomycosis in Cali, Colombia. Mycopathologia 2004; 158 (2): 181-6.

9 Fich F, Abarzúa-Araya A, Pérez M, Nauhm Y, León E. Candida parapsilosis and Candida guillermondii: emerging pathogens in nail candidiasis. Indian J Dermatol 2014; 59 (1): 24-9.

10 Torres-Guerrero E, del Vasquez ME, Arenas R. Infecciones por Candida spp. Datos clínico-epidemiológicos y de tipificación de Candida en un hospital de segundo nivel. Dermatología CMQ 2014; 12 (1): 18-23.

11 Soltani M, Khosravi AR, Shokri H, Sharifzadeh A, Balal A. A study of onychomycosis in patients attending a dermatology center in Tehran, Iran. J Mycol Med 2015; 25 (2): 81–7.

12 Ellabib MS, Agaj M, Khalifa Z, Kavanagh K. Yeasts of the genus Candida are the dominant cause of onychomycosis in Libyan women but not men: results of a 2-year surveillance study. Br J Dermatol 2002; 146 (6): 1038-41.

13 Afshar P, Khodavaisy S, Kalhori S, Ghasemi M, Razavyoon T. Onychomycosis in north-east of Iran. Iran J Microbiol 2014; 6 (2): 98-103.

14 Segal R, Shemer A, Hochberg M, Keness Y, Shvarzman R, Mandelblat M, Frenkel M, Segal E. Onychomycosis in Israel: epidemiological aspects. Mycoses 2015; 58 (3): 133-9.

15 Seck MC, Ndiaye D, Diongue K, Ndiaye M, Badiane AS, Sow D, Sylla K, Tine R, Ndiaye JL, Faye B, Ndir O. Mycological profile of onychomycosis in Dakar (Senegal). J Mycol Med 2014; 24 (2): 124-8.

16 Chi CC, Wang SH, Chou MC. The causative pathogens of onychomycosis in southern Taiwan. Mycoses 2005; 48 (6): 413-20.

17 Nazar JR, Gerosa PE, Díaz OA. Onychomycoses: epidemiology, causative agents and assessment of diagnostic laboratory methods. Rev Argent Microbiol 2012; 44 (1): 21-5.

18 Imbert JL, G Gomez JV, Escudero RB, Blasco JL. Onychomycosis by yeast not common in diabetics of a health center. Semergen 2015; 42 (7): 449-57.

19 Papini M, Cicoletti M, Fabrizi V, Landucci P. Skin and nail mycoses in patients with diabetic foot. G Ital Dermatol Venereol 2013; 148 (6): 603-8.

20 Kim DM, Suh MK, Ha GY. Onychomycosis in children: an experience of 59 cases. Ann Dermatol 2013; 25 (3): 327-34.

21 Gulgun M, Balci E, Karaoglu A, Kesik V, Babacan O, Fidanci MK, Turker T, Tok D, Koc N. Prevalence and risk factors of onychomycosis in primary school children living in rural and urban areas in Central Anatolia of Turkey. Indian J Dermatol Venereol Leprol 2013; 79 (6): 777-82.

22 Otašević S, Barac A, Pekmezovic M, Tasic S, Ignjatović A, Momčilović S, Stojanović P, Arsic Arsenijevic V, Hay R. The prevalence of Candida onychomycosis in Southeastern Serbia from 2011 to 2015. Mycoses 2016; 59 (3): 167-72.

23 Arenas R. Micología médica Ilustrada. 5ª ed. México: McGraw Hill Companies, 2014; p. 239-60.

24 Feng X, Ling B, Yang X, Liao W, Pan W, Yao Z. Molecular dentification of Candida Species isolated from onychomycosis in Shanghai,China. Mycopathologia 2015; 180 (5-6): 365-71.

25 Galán-Sánchez F, García-Agudo L, García-Martos P, Rodríguez-Iglesias M. Candida galli as a cause of tinea unguium-molecular characterization of a rare clinical fungal entity. Mycopathologia 2014; 178 (3-4): 303-6.

26 Han HW, Hsu MM, Choi JS, Hsu CK, Hsieh HY, Li HC, Chang HC, Chang TC. Rapid detection of dermatophytes and Candida albicans in onychomycosis specimens by an oligonucleotide array. BMC Infect Dis 2014; 14: 581.

27 Ataides FS, Costa CR, Souza LK, Fernandes O, Jesuino RS, Silva Mdo R. Molecular identification and antifungal susceptibility profiles of Candida parapsilosis complex species isolated from culture collection of clinical samples. Rev Soc Bras Med Trop 2015; 48 (4): 454-9.

9

Melanoniquia fúngica

Pablo Campos-Macías ▪ Roberto Arenas

Conceptos principales

- La melanoniquia fúngica es una forma de onicomicosis. La causan hongos dematiáceos y, en pocas ocasiones, mohos no dermatofitos y hongos levaduriformes. El signo principal es la coloración marrón o negra de la uña.
- Para diagnosticar melanoniquia fúngica se requiere una anamnesis exhaustiva. Debido a la gran cantidad de agentes causales, es preciso realizar un examen micológico completo (dermatoscopia, examen con hidróxido de potasio [KOH], cultivo y, a veces, estudio histopatológico, inmunohistoquímico y citometría de flujo).
- La melanoniquia fúngica suele ser resistente a la mayoría de los antimicóticos.

La melanoniquia es la pigmentación marrón o negra de la unidad ungueal y la provocan distintos factores; cuando la causa es un hongo, se denomina "melanoniquia fúngica" (Figura 9.1).

La melanoniquia fúngica es una complicación infrecuente de la onicomicosis.[1]

La onicomicosis es la infección de las uñas producida por hongos, independientemente de los microorganismos causales específicos. La melanoniquia fúngica es una variante clínica de la onicomicosis. Con frecuencia es causada por hongos filamentosos oportunistas pigmentados (también conocidos como hongos dematiáceos o feoides) y algunas veces por organismos no dematiáceos, por ejemplo, algunos dermatofitos (*Aspergillus* spp.) y *Candida* spp.[1-3]

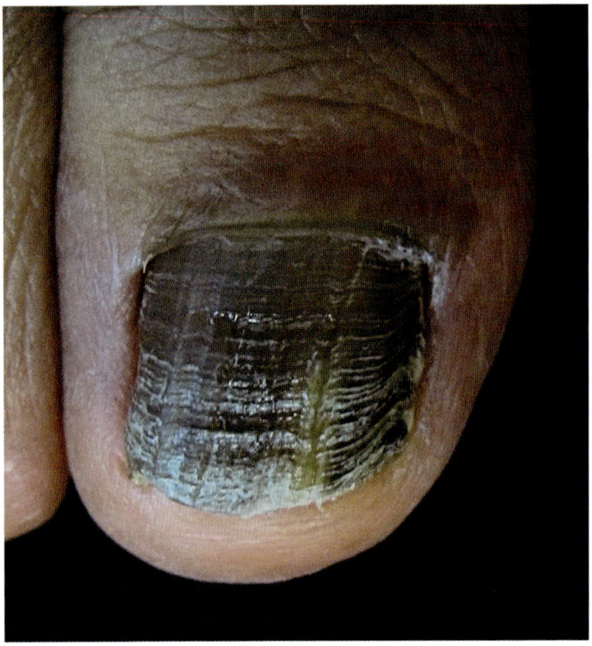

Figura 9.1 Melanoniquia fúngica.

Epidemiología

Los hongos que causan melanoniquia fúngica son ubicuos y más frecuentes en zonas cercanas al ecuador. Su hábitat natural es el suelo, donde se comportan como saprófitos o como patógenos de las plantas, y viven en la madera en descomposición o en agua contaminada. En las regiones tropicales y subtropicales, son endémicos. La presencia de estos hongos en seres humanos aumenta con la edad, como consecuencia del crecimiento más lento de las uñas, el deterioro de la función inmunitaria, el sedentarismo y la dificultad para llevar a cabo una buena higiene de los pies.[4] Son más prevalentes en varones que en mujeres y en las uñas de los pies que en las de las manos. En personas inmunodeprimidas se observan micosis subcutáneas y sistémicas por hongos feoides, pero en huéspedes inmunocompetentes las infecciones son superficiales y localizadas, como las micosis ungueales; no suelen ser contagiosas. Las infecciones causadas por dermatofitos y levaduras pueden afectar tanto a huéspedes inmunodeprimidos como inmunocompetentes.[1, 5]

Etiopatogenia

A diferencia de los dermatofitos, los mohos no dermatofitos no tienen capacidad queratinolítica y afectan el cemento intercelular no queratinizado. Se comportan como patógenos oportunistas, que causan infección únicamente cuando la queratina fue degradada por dermatofitos, traumatismos o por otras onicopatías.[6]

Tabla 9.1 Hongos causales de melanoniquia fúngica

Hongos feoides causales de melanoniquia fúngica	

▪ *Acrothecium nigrum*
▪ *Especies de Alternaria*
  ▪ *Alternaria alternata*
  ▪ *Alternaria chlamydospora*
  ▪ *Alternaria tenuis*
  ▪ *Alternaria humicola*
  ▪ *Alternaria pluriseptata*
▪ *Aureobasidium pullulans (caso posible)*
▪ *Botryodiplodia (Lasiodiplodia) theobromae*
▪ *Chaetomium perpulchrum*
▪ *Cladosporium (Cladophialophora) carrionii*
▪ *Cladosporium sphaerospermum*
▪ *Curvularia lunata*
▪ *Especies de Exophiala*
  ▪ *Exophiala (Wangiella) jeanselmei*
  ▪ *Exophiala (Wangiella) dermatitidis*
  ▪ *Exophiala Hongkongensis*
  ▪ *Exophiala bergeri*
  ▪ *Exophiala oligosperma*
	▪ *Fusarium oxysporum*
	▪ *Hormodendrum elatum*
	▪ *Microascus desmosporus*
	▪ *Phyllostictina sydow*
	▪ *Pyrenochaeta unguis-hominis*
	▪ *Nattrassia mangiferae*
	▪ *Especies de Scytalidium*
	  ▪ *Scytalidium dimidiatum*
	  ▪ *Scytalidium hyalinum*
	▪ *Aspergillus niger*
	▪ *Blastomyces*
	▪ *Dermatofitos*
	  ▪ *Trichophyton rubrum*
	  ▪ *Trichophyton soudanense*
	▪ *Especies de Candida*
	  ▪ *Candida albicans*
	  ▪ *Candida humicola*
	  ▪ *Candida parapsilosis*
	  ▪ Candida tropicalis

Los dermatofitos son hongos queratinofílicos cuya presencia se limita a las estructuras que contienen queratina. Factores locales tales como el ambiente laboral húmedo o el traumatismo ungueal, así como sistémicos, pueden favorecer el crecimiento de *Candida* y levaduras similares.

Los mohos no dermatofitos causan el 1,5%-17,5% de las onicomicosis.[7] En un artículo de Finch y cols. publicado en 2012 se enumeran 29 microorganismos causales de melanoniquia fúngica: 21 especies de hongos dematiáceos y ocho especies de hongos no dematiáceos.[1] Un año después, Woo describió tres nuevas especies de *Exophiala* (Tabla 9.1).[8, 9]

El hongo dematiáceo que más se aísla en casos de melanoniquia fúngica es *Neoscytalidium dimidiatum* (antes denominado *Scytalidium dimidiatum*); también se ha descrito una variedad mutante no pigmentada: *S. hyalinum*.[10-12] Estos son hongos termotolerantes que se encuentran en la naturaleza como patógenos de los árboles, los viñedos y los tubérculos. Su presencia se ha confirmado en varios países, y hay dos zonas en las que son endémicos: el sudeste asiático, principalmente Tailandia, y el Caribe, en especial Trinidad y Tobago, con una prevalencia del 41%-45%. En Europa y los Estados Unidos, se han encontrado mayormente en inmigrantes provenientes de zonas tropicales. Se han descrito algunos casos en la India, el Lejano Oriente, Francia, el Reino Unido, España y África. La mayoría de las infecciones por hongos dematiáceos se limitan a las uñas y la piel, y los signos presentes son similares a los de las infecciones por dermatofitos. En el examen con hidróxido de potasio (KOH), se observan filamentos de diverso grosor, con un doble contorno debido a la retracción del citoplasma de la pared celular. Los medios que contienen cicloheximida inhiben el crecimiento de estos hongos. Las colonias crecen rápidamente en los cultivos, y las variedades de hongos dematiáceos presentan una pigmentación gris o negra. Bajo el microscopio, se observan cadenas de artroconidios a menudo ramificados, de paredes gruesas; pueden ser bicelulares y presentan un tono hialino u oscuro.[2]

La especie de *Alternaria* que se aísla con más frecuencia en casos de melanoniquia ungueal es *Alternaria alternata*. Es un hongo que se halla comúnmente en el suelo, el estiércol, los vegetales (crisantemos, fresas, tomates, zanahorias, espárragos), en la madera y en los alimentos. La presencia de conidios en el aire en ambientes húmedos convierte al hongo en un alérgeno frecuente. El género *Alternaria* puede causar lesiones ungueales y cutáneas superficiales, pero las enfermedades extracutáneas son muy infrecuentes. El examen directo con KOH pone de manifiesto filamentos pigmentados algo irregulares. Las colonias de los cultivos son de color oscuro, con aspecto lanoso o pulverulento. En el examen microscópico, se observan conidióforos pigmentados largos y erectos con conidios tabicados muriformes de paredes lisas que tienen una base redondeada y un ápex afilado; pueden estar aislados o en cadenas.[13-15]

Hongos dematiáceos observados con menos frecuencia son algunas especies de *Exophiala*, halladas en ambientes húmedos y ricos en hidratos de carbono (agua contaminada, baños públicos, saunas). Antes de 2012, se informaron cuatro casos de onicomicosis causada por *E. dermatitidis* y tres casos provocados por *E. jeanselmei*. En 2013, Woo describió otros cuatro casos, entre ellos, los primeros casos conocidos asociados a *E. hongkongensis*, *E. bergeri* y *E. oligosperma*.[8]

Se ha observado que otros hongos dematiáceos causan melanoniquia (Tabla 9.1).

Entre los hongos no dematiáceos, *Trichophyton rubrum* es el hongo causal de melanoniquia fúngica que se aísla con más frecuencia.[1] Se ha informado que las cepas pueden producir un pigmento negro difusible.[16, 17]

En otros estudios se ha demostrado que los dermatofitos, incluidos *T. mentagrophytes*, *T. rubrum*, *Epidermophyton floccosum* y *Microsporum gypseum*, pueden sintetizar melanina o pigmentos similares cuando crecen *in vitro* y que estos pigmentos están presentes en hifas tabicadas en la piel infectada por dermatofitos. Sin embargo, no hay datos que indiquen que la melanina desempeña un papel fundamental en la patogenia de las dermatofitosis.[18]

Aspergillus niger causa melanoniquia negra difusa y onicomicosis subungueal.[19-21]

Las especies de *Candida* que se aíslan en los casos de melanoniquia son *C. albicans*, *C. humicola*, *C. tropicalis* y *C. parapsilosis*.[22-25] En 2005, Morris-Jones demostró la síntesis de melanina por *C. albicans*, tanto *in vitro* como en infecciones activas.[26]

Características biológicas de los hongos dematiáceos

En la revisión de las características biológicas de las levaduras negras y sus respectivas formas filamentosas llevada a cabo por Seyedmojtaba Seyedmousavi en 2014, se identifican factores de virulencia.

Las melaninas son pigmentos marrones o negros de alto peso molecular presentes en seres humanos, plantas y hongos, si bien la estructura molecular y la síntesis son variables. Se cree que la melanina contribuye a la capacidad del microorganismo de eludir la respuesta inmunitaria del huésped bloqueando los efectos de enzimas hidrolíticas en la pared celular y eliminando los radicales libres liberados por células fagocíticas durante el estallido oxidativo. La presencia de melanina produce un efecto inhibidor en la fagocitosis mediada por receptores, lo cual interfiere con la síntesis de óxido nítrico y evita que las levaduras negras sean destruidas por las células hospedadoras *in vitro*. Por otro lado, es más probable que el mecanismo de acción de los carotenoides consista en la protección de orgánulos o moléculas sensibles más que en la neutralización de oxidantes nocivos.

La síntesis de quitina se considera un factor de virulencia asociado a la pared celular, porque las paredes celulares de los hongos actúan como una barrera de protección inicial contra un posible ambiente hostil. La quitina, un homopolímero no ramificado formado por residuos de N-acetilglucosamina (GlcNAc) unidos por enlaces β, es un componente estructural de la pared celular de los hongos y desempeña funciones importantes en el desarrollo celular, la morfogénesis estructural, la formación de esporas y el mantenimiento de la integridad de la pared celular.

El desarrollo de células muriformes pigmentadas es un factor de virulencia importante de las levaduras negras y sus respectivas formas filamentosas. Se cree que la presencia de este tipo de reproducción es una adaptación a condiciones ambientales adversas, como las bajas temperaturas, la poca disponibilidad de agua, la acidez, la deficiencia de nutrientes, la alta exposición a la radiación UV, las altas concentraciones de sal o la temperatura elevada.

Las especies de levaduras negras que tienen la capacidad de crecer a temperaturas superiores a 37 °C (termotolerantes) pueden causar infecciones sistémicas o diseminadas en mamíferos, mientras que aquellas que solo crecen cuando la temperatura no supera un umbral (35-37 °C) causan infecciones subcutáneas y superficiales en seres humanos.

La adhesión y la hidrofobicidad de la pared celular pueden ser factores de virulencia de algunas levaduras negras y sus formas filamentosas. Dentro del huésped, los propágulos infecciosos se adhieren a las células epiteliales y se diferencian en células muriformes, que resisten la destrucción generada por las células efectoras y permiten que se establezca una enfermedad crónica. Este fenómeno puede verse acentuado por la hidrofobicidad celular relativa debida a la presencia de polisacáridos extracelulares hidrofílicos.

Se ha demostrado que las defensas del huésped contra las levaduras negras y sus formas filamentosas se basan principalmente en la ingestión y la eliminación de células fúngicas por parte de células del sistema inmunitario innato, especialmente neutrófilos y macrófagos. Una falla en el reconocimiento innato puede dar lugar a cuadros crónicos que ponen de relieve la falta de señalización de los receptores de reconocimiento de patrones. La inmunidad celular es más fundamental que una respuesta inmunitaria humoral para la defensa del huésped contra enfermedades causadas por levaduras negras y sus formas filamentosas. La forma grave de la enfermedad se caracteriza por la elevada producción de IL-4 e IL-10. Estos mediadores, asociados a bajos niveles de IFN-γ y de proliferación linfocítica, pueden dar lugar a una repuesta inmunitaria celular deprimida. Por el contrario, los pacientes que presentan la forma leve se encuentran en el polo opuesto: el alto nivel de síntesis de IFN-γ se asocia a un alto nivel de proliferación linfocítica, y además la forma leve se caracteriza por muy bajos niveles de IL-10.[27]

Cuadro clínico

La manifestación clínica típica de la melanoniquia fúngica es la coloración marrón o negra (*v.* Figura 9.1). Otros signos son onicodistrofia, onicólisis, engrosamiento, hiperqueratosis subungueal y paroniquia. El patrón clínico de compromiso ungueal puede aportar indicios respecto del origen de la infección. La onicomicosis subungueal distal y lateral es la variante clínica

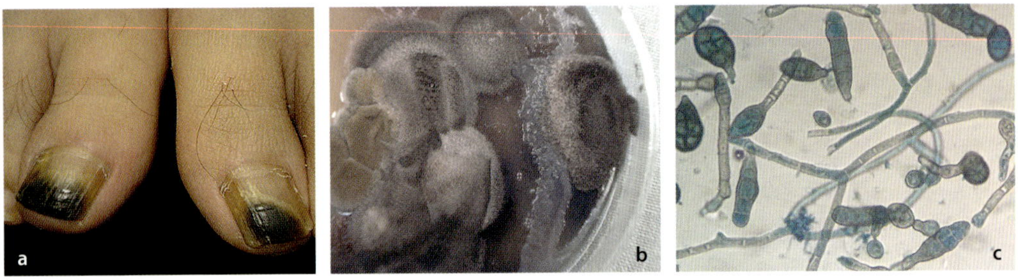

Figura 9.2 a Melanoniquia causada por *Alternaria alternata*. **b** Colonias de color oscuro y aspecto algodonoso. **c** Conidióforos pigmentados con conidios muriformes.

más frecuente de infección ungueal. En los casos de infección por especies de *Neoscytalidium*, las uñas pueden engrosarse considerablemente y se pueden encontrar residuos queratínicos debajo de la uña.[1] El cuadro clínico de infección ungueal por *Alternaria* se caracteriza por onicomicosis subungueal distal y, en ocasiones, onicólisis distal (Figura 9.2).[13, 28, 29] La melanoniquia longitudinal o distal es más frecuente en las infecciones con cepas de dermatofitos como *T. rubrum* (Figura 9.3).[1]

Cuando la micosis ungueal produce melanoniquia longitudinal, la banda de pigmentación suele ser más ancha en la porción distal y se angosta en sentido proximal, lo que es compatible con la extensión de la infección desde la porción distal hacia la proximal.

La onicomicosis subungueal proximal, en la que la infección comienza en el pliegue ungueal proximal y se extiende en sentido distal, es una presentación frecuente de onicomicosis causada por mohos no dermatofitos. Suele asociarse a paroniquia, un signo frecuente de onicomicosis por *Candida*; si bien esta levadura es capaz de sintetizar melanina, la pigmentación ungueal es con más frecuencia secundaria a la activación de melanocitos del huésped causada por inflamación del paroniquio, lo que es más común en fototipos cutáneos más oscuros (Figura 9.4).[1, 7, 26, 30] Se han observado casos de onicomicosis subungueal proximal con inflamación periungueal causados por hongos del género *Neoscytalidium*.[11]

La onicomicosis superficial negra suele ser causada por *T. rubrum* y *Neoscytalidium* spp. El género *Aspergillus* suele producir una onicomicosis blanca superficial, pero también puede causar onicomicosis subungueal proximal, leuconiquia profunda estriada o puntos negros y melanoniquia fúngica. La coloración negra probablemente sea secundaria al pigmento oscuro aspergilina producido por *A. niger*.[21] Frecuentemente se acompaña de inflamación periungueal y pigmentación negra del pliegue ungueal proximal.[20, 31]

Cualquiera de los cuadros clínicos mencionados anteriormente pueden evolucionar hasta la destrucción total de la uña, lo que se conoce como "onicodistrofia total" (Figura 9.5).[1]

Diagnóstico

La melanoniquia fúngica no puede diagnosticarse únicamente mediante la observación clínica. El examen por microscopia directa (con KOH o negro de clorazol) es importante para diagnosticar micosis ungueales y permite confirmar la infección al detectar la presencia de

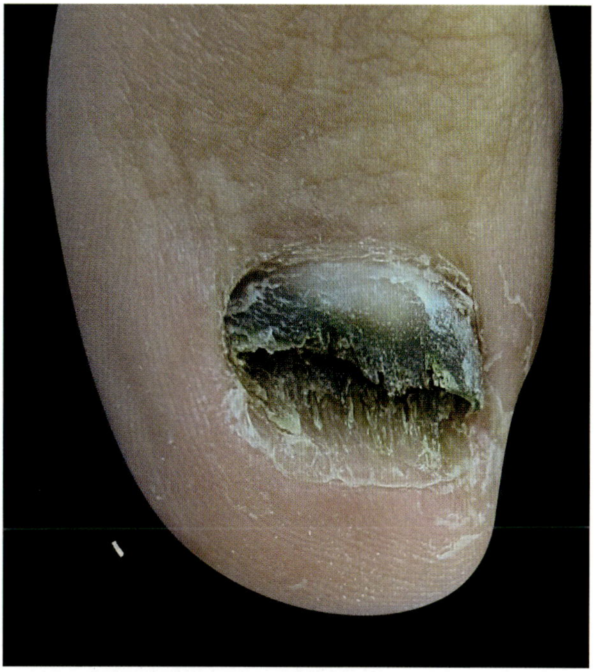

Figura 9.3 Melanoniquia por *Trichophyton rubrum*.

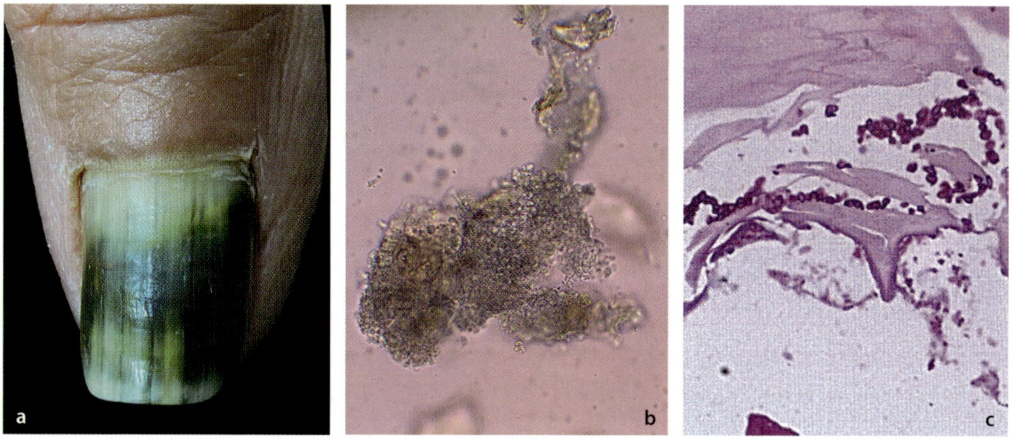

Figura 9.4 **a** Melanoniquia causada por *Candida parapsilosis*. **b** En el examen directo se observan hongos levaduriformes. **c** En el examen histopatológico se observan signos de infección por hongos levaduriformes.

hifas o filamentos fúngicos o seudohifas de levaduras (*v.* Figura 9.4, b); en el caso de infección por organismos dematiáceos, la pigmentación suele verse claramente mediante microscopia directa. Sin embargo, la única prueba definitiva que puede realizarse para identificar el género y la especie del microorganismo causal es el cultivo fúngico (*v.* Figura 9.2, b). Debe evitarse el empleo de medios que contengan cicloheximida, porque esta sustancia inhibe el crecimiento de hongos dematiáceos y oportunistas. Demostrar que un moho dematiáceo es el agente

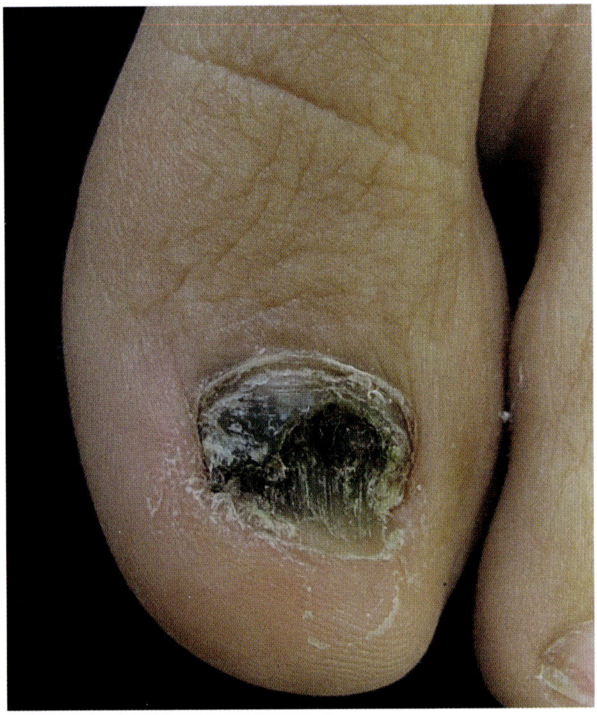

Figura 9.5 Melanoniquia por *Trichophyton rubrum*; onicodistrofia total.

causal de melanoniquia puede ser difícil, porque estas especies son contaminantes ambientales frecuentes o invasores secundarios. Dado que los mohos son contaminantes habituales en el laboratorio, se deben realizar cultivos de muestras ungueales obtenidas consecutivamente por raspado, y deben evaluarse minuciosamente para poder diagnosticar onicomicosis por mohos. Los criterios establecidos por English pueden ser útiles para determinar la patogenicidad de los mohos no dermatofitos en casos de onicomicosis.[1, 6]

En casos excepcionales, es necesario realizar un análisis histológico de muestras de biopsias ungueales para definir el tipo de hongo y la localización en la lámina ungueal (*v.* Figura 9.4, c). La inmunohistoquímica y la citometría de flujo pueden brindar información importante para la identificación del hongo.[32]

La dermatoscopia es un método no invasivo que permite acotar el diagnóstico diferencial de lesiones ungueales pigmentadas y ayudar a reconocer los casos de melanoniquia fúngica.[33]

Diagnóstico diferencial

La pigmentación negra o marrón de la uña suele ser alarmante para el paciente y para el médico, porque puede constituir una manifestación clínica de melanoma del aparato ungueal. El melanoma ungueal no es la causa más frecuente de melanoniquia ungueal. Sin embargo, la gravedad de esta neoplasia maligna y la importancia del diagnóstico temprano para su tratamiento la colocan en primer lugar en el diagnóstico diferencial.

Debido a que diversos factores pueden causar cambio de color de la uña, en estos casos debe seguirse un protocolo de estudio minucioso. En el excelente artículo escrito por Piraccini y cols., el lector podrá encontrar un resumen detallado del diagnóstico diferencial de pigmentación ungueal.[34]

La pigmentación ungueal puede ser secundaria a factores endógenos o exógenos. El examen clínico debe incluir una anamnesis detallada. Es importante preguntar sobre la exposición ocupacional, las actividades deportivas y los antecedentes médicos, tales como enfermedades sistémicas o cutáneas, medicamentos, momento y forma en que apareció la pigmentación, su evolución y los síntomas concomitantes. El examen físico debe realizarse en un lugar bien iluminado; se deben examinar todas las uñas y se debe registrar la cantidad de uñas afectadas.

La evaluación ungueal debe incluir la lámina ungueal y los tejidos periungueales, incluida la pulpa distal, y debe realizarse moviendo el dedo, de manera de observarlo de frente, de costado y desde abajo.[34]

Pigmentación exógena

Entre los factores exógenos más frecuentes causantes de pigmentación ungueal se encuentran el contacto con sustancias químicas, la aplicación local de agentes terapéuticos como el nitrato de plata, el tabaquismo y los cosméticos.[35]

El hematoma subungueal habitualmente se manifiesta con una coloración roja o negra rojiza, según el tiempo transcurrido desde la hemorragia. Mediante dermatoscopia se pueden identificar pequeños gránulos rojizos o de color negro rojizo a lo largo de los márgenes proximal y laterales del pigmento. En la parte distal suelen observarse bandas de pigmento. El pigmento es homogéneo, y no se observan gránulos de melanina. El hematoma se extiende progresivamente en sentido distal a medida que crece la lámina ungueal (Figura 9.6). Debe prestarse especial atención a las hemorragias subungueales que no se extienden con el crecimiento de la uña o que vuelven a aparecer en el mismo lugar.[34-36]

Pigmentación ungueal de origen melanocítico

La melanoniquia longitudinal puede ser consecuencia de la activación melanocítica local.

La melanoniquia longitudinal de origen racial se observa en el 80% de los afroamericanos, el 50% de las personas de origen hispano y el 10%-30% de los japoneses y en personas de piel oscura con fototipos V y VI, sobre todo los mayores de 60 años. Puede aparecer en forma de una banda única o, con más frecuencia, varias bandas que afectan uno o más dedos (Figura 9.7).

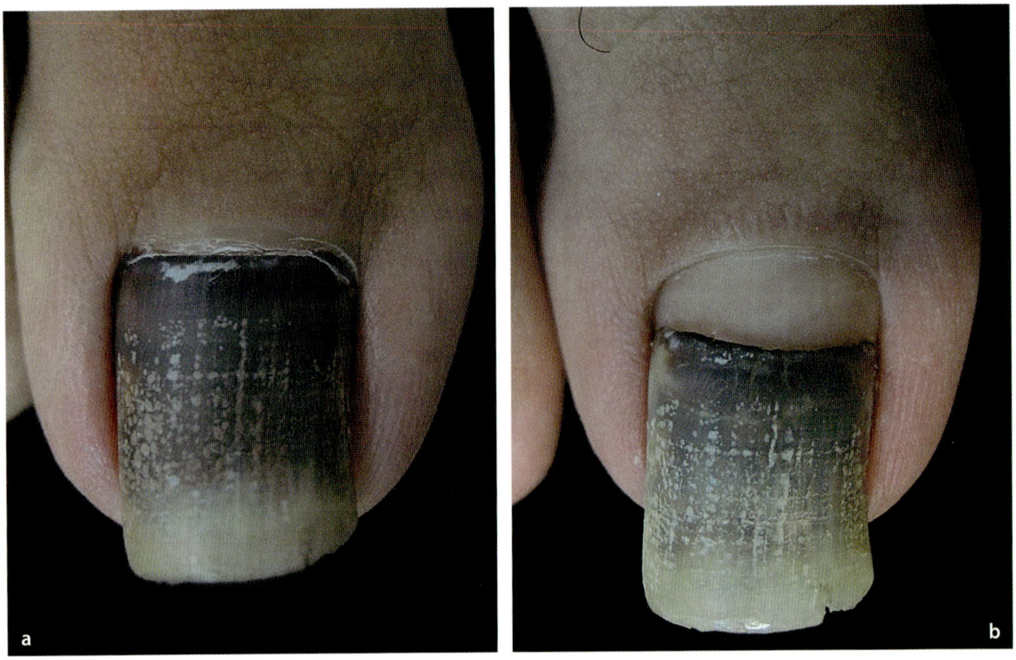

Figura 9.6 a Hematoma subungueal. **b** El hematoma se desplaza en sentido distal a medida que crece la lámina ungueal.

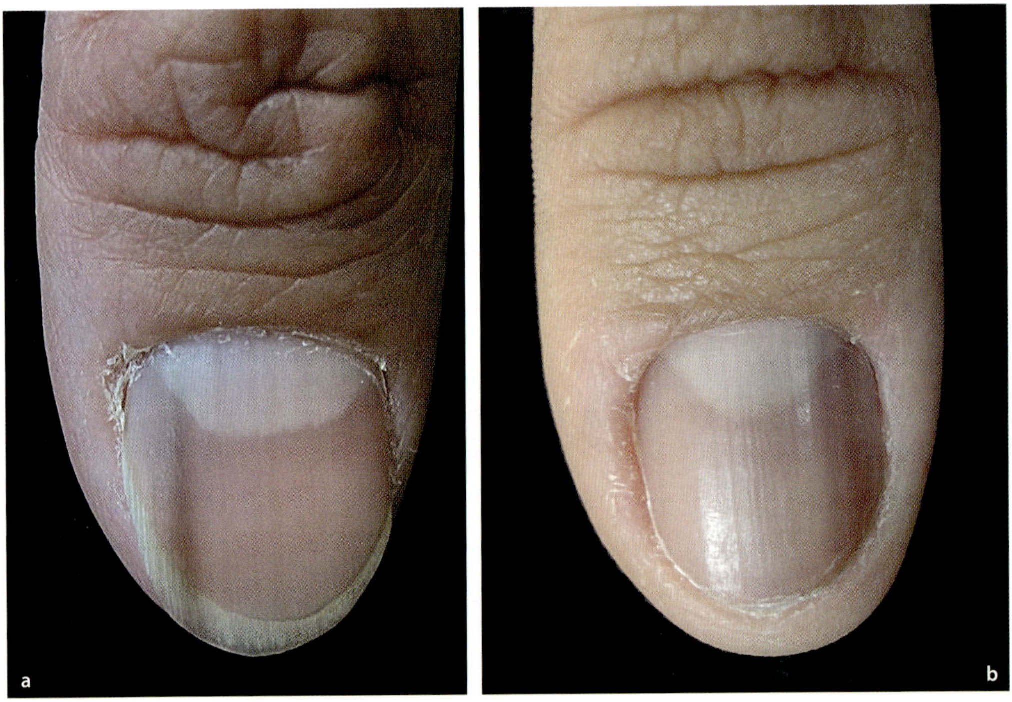

Figura 9.7 a Melanoniquia longitudinal de origen racial. **b** Melanoniquia estriada.

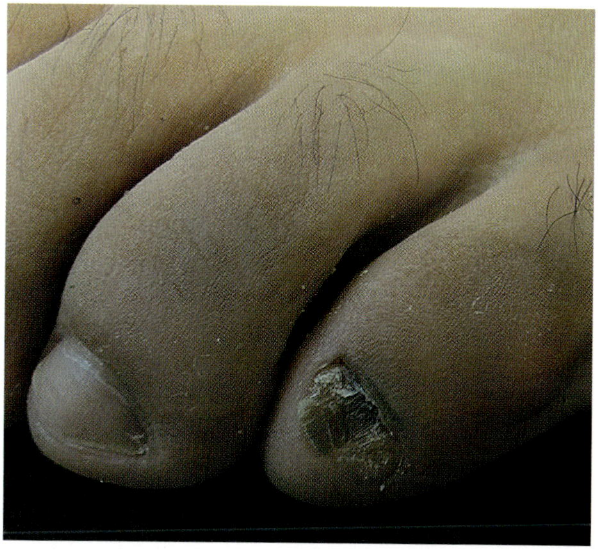

Figura 9.8 Melanoniquia por fricción del quinto dedo del pie.

La manifestación más frecuente de melanoniquia longitudinal traumática es la melanoniquia que afecta las uñas del cuarto y quinto dedo del pie, que son los sometidos a fricción con el calzado, y compromete con mayor frecuencia a las mujeres (Figura 9.8). La melanoniquia secundaria a enfermedades ungueales autoinducidas se asocia a signos de daño mecánico de la matriz ungueal, la lámina ungueal o los tejidos periungueales.

La melanoniquia longitudinal por fármacos es causada por la administración de antineoplásicos, de los cuales los más frecuentes son daunorrubicina, metotrexato, etopósido, citarabina, ciclofosfamida e hidroxicarbamida (Figura 9.9).[37-41]

El síndrome de Laugier-Hunziker es un trastorno pigmentario adquirido. Los signos característicos son melanoniquia longitudinal y pigmentación macular de los labios, la boca y la región anogenital.[42, 43]

Durante el embarazo puede observarse melanoniquia longitudinal asociada a patología endocrina.[44] La melanoniquia longitudinal endocrina se observa también asociada a enfermedad de Addison o adenoma hipofisario.[45, 46]

La melanoniquia longitudinal puede asociarse a onicopatías inflamatorias, tales como psoriasis o liquen plano, o a enfermedades autoinmunitarias como lupus eritematoso sistémico y esclerodermia localizada.[47-49]

La melanoniquia longitudinal es consecuencia de la activación de melanocitos por parte de tumores ungueales no melanocíticos (p. ej., enfermedad de Bowen,[50, 51] carcinoma espinocelular,[52, 53] y carcinoma basocelular subungueal),[54] lo que da lugar a la formación de una banda ungueal longitudinal pigmentada.

La pigmentación ungueal puede deberse a la proliferación melanocítica.

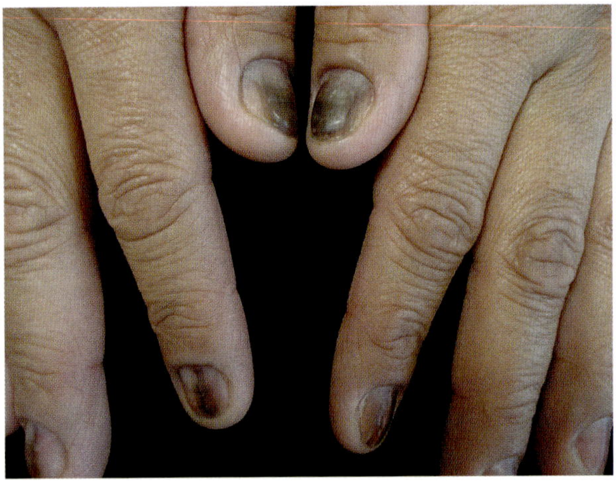

Figura 9.9 Melanoniquia por quimioterapia.

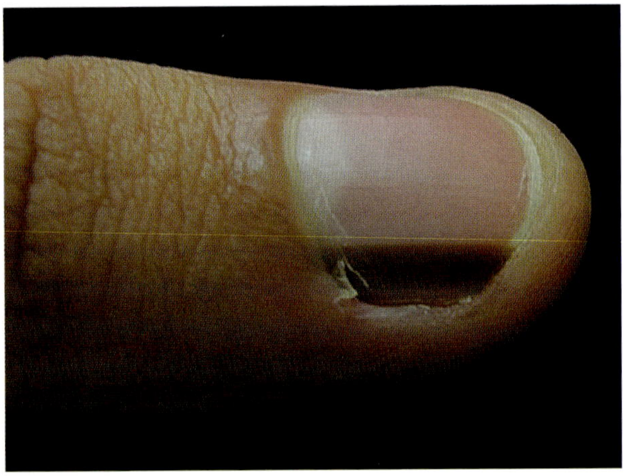

Figura 9.10 Nevo subungueal en un niño de edad escolar.

La melanoniquia longitudinal de una uña no se asocia a lesiones ungueales que expliquen su aparición; la aparición en la infancia en la mayoría de los casos obedece a un nevo de la matriz ungueal (*v.* Figura 9.9). El melanoma ungueal es extremadamente infrecuente en la población pediátrica.[55-57]

La melanoniquia de inicio en la vida adulta que afecta un solo dedo es un signo de alarma que debería evaluarse minuciosamente para descartar melanoma (Figura 9.10). Hasta dos tercios de los melanomas ungueales comienzan con pigmentación marrón o negra de la uña. En 2000, Eyal K. Levit y cols. establecieron seis criterios (la regla ABCDEF) para mejorar la detección precoz y así reducir la sobrevida del melanoma subungueal,[58] de los cuales Piraccini destaca los criterios A, B y E. La "A" hace referencia a la edad (del inglés *age*) (la incidencia pico comienza entre la quinta y la séptima décadas de la vida, y hasta un tercio de todos los casos de melanoma subungueal se observan en afroamericanos, asiáticos y en indios estadounidenses); la "B" corresponde a la banda marrón o negra de 3 mm de ancho o más con bordes irregulares, y la "E" hace referencia a la extensión del pigmento hasta el pliegue ungueal proximal o lateral (signo de Hutchinson) (Figura 9.11). La melanoniquia fúngica puede asemejarse al

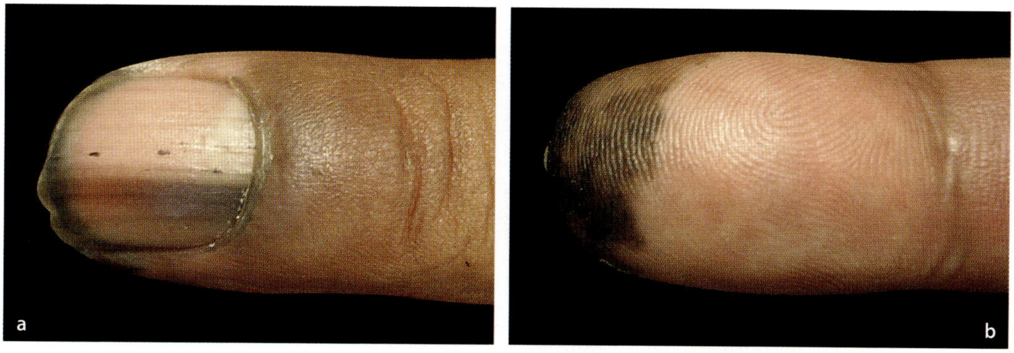

Figura 9.11 Melanoma. **a** Melanoniquia lineal de aparición en la adultez. **b** Signo de Hutchinson.

melanoma subungueal, por lo que es fundamental realizar un diagnóstico preciso y oportuno. El examen dermatoscópico puede ser un método diagnóstico útil si lo lleva a cabo personal con experiencia; ciertas variables, como uñas demasiado gruesas o completamente negras, pueden dar lugar a resultados falsos. El diagnóstico definitivo de melanoniquia subungueal se realiza mediante una biopsia.

Tratamiento

La pigmentación negra de las uñas es un síntoma alarmante, y muchos pacientes acuden al médico por temor a que sea un signo de cáncer. Cuando se descarta la posibilidad de cáncer y se determina el diagnóstico de melanoniquia fúngica, algunos pacientes deciden no tratarse (Figura 9.12).

El tratamiento de la onicomicosis por mohos no dermatofitos es difícil, y no se ha llegado aún a un consenso. La elección del antimicótico dependerá en primer lugar de la especie causal de la infección pero también de la gravedad de las lesiones ungueales y del mismo paciente. En la mayoría de los casos, la onicomicosis se cura mediante la avulsión química o mecánica de los tejidos infectados, seguida de un tratamiento antimicótico tópico. En algunos casos, se analiza la posibilidad de administrar tratamiento sistémico.[59]

El tratamiento de la infección por *Neoscytalidium dimidiatum* es sumamente difícil, porque no responde a la administración de griseofulvina, ketoconazol, fluconazol, itraconazol ni terbinafina.[60] En un estudio de Tosti, se enumeran los resultados del tratamiento de 431 casos de onicomicosis, incluidos 59 casos provocados por mohos. Se aplicaron diversos tratamientos (itraconazol sistémico, terbinafina sistémica, terbinafina tópica después de la avulsión de la lámina ungueal y ciclopirox en laca), que dieron lugar a la resolución del 69,2% de los casos de infección por *S. brevicaulis*, el 71,4% de los de infección por *Acremonium* y el 40% de los de infección por *Fusarium*. La conclusión del estudio fue que en estos casos el tratamiento tópico puede ser más eficaz que el sistémico. Respecto de la infección por *Aspergillus*, en el estudio se describen respuestas favorables tanto al tratamiento sistémico como al tópico, lo que coincide con resultados de estudios anteriores.[7, 61] En un estudio realizado por García y Arenas, se observó el tratamiento eficaz de un caso de infección por *Aspergillus niger* con la

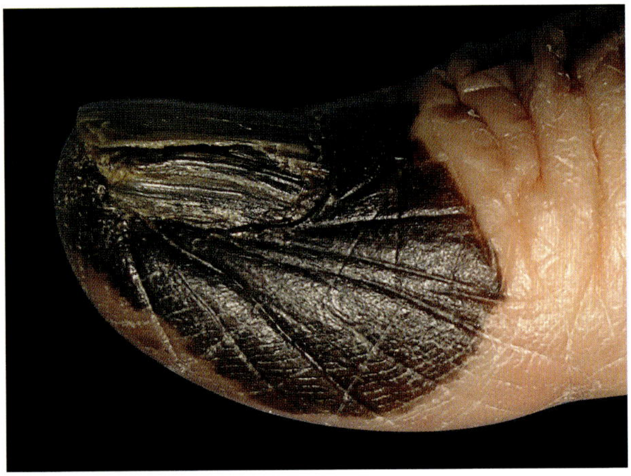

Figura 9.12 Melanoma subungueal. Signo de Hutchinson.

administración durante dos meses de terbinafina oral y bifonazol tópico al 1% y urea al 40%.[21] En los casos de onicomicosis por *Alternaria*, se observa una respuesta favorable al tratamiento con itraconazol.[28, 62]

Entre los nuevos antimicóticos se encuentran el tavaborol, el primero de los oxaboroles autorizado por la Dirección Federal de Fármacos y Alimentos (FDA) de los Estados Unidos, y el efinaconazol en solución tópica al 10%, un triazol recientemente autorizado para el tratamiento de la onicomicosis.[63-65]

Síntesis para el profesional

La melanoniquia fúngica representa el 1,5%-17,5% de los casos de onicomicosis. Muy frecuentemente, es causada por hongos filamentosos pigmentados oportunistas (hongos feoides o dematiáceos). Los organismos causales no dematiáceos incluyen algunos dermatofitos, el género *Candida* y el género *Aspergillus*. Los microorganismos causales son de distribución mundial.

Las infecciones ungueales por hongos dematiáceos afectan a huéspedes inmunocompetentes. La identificación del patógeno es clave para planificar el tratamiento adecuado, debido a la gran variedad de posibles microorganismos causales y porque los hongos dematiáceos son resistentes a la mayoría de los antimicóticos.

En el diagnóstico diferencial deben incluirse enfermedades que causan melanoniquia no micótica, principalmente melanoniquia por fricción del cuarto y quinto dedo del pie, melanoniquia longitudinal de origen racial y hematomas subungueales. La melanoniquia de aparición en la vida adulta es, en particular, un signo de alarma que justifica realizar un examen minucioso para descartar la posibilidad de melanoma.

Reflexiones clínicas

La melanoniquia fúngica se manifiesta con coloración marrón oscura o negra de la uña. También puede observarse distrofia, onicólisis, engrosamiento ungueal e hiperqueratosis subungueal, con distribución distal, lateral, lineal o proximal. Suele acompañarse de paroniquia. Los microorganismos patógenos más frecuentes son *Candida* y *Neoscytalidium*.

En el examen directo, se observan filamentos de grosor irregular que parecen tener un doble contorno.

Estos hongos no crecen en medios que contengan cicloheximida. En los cultivos, las colonias crecen rápidamente; las colonias de variedades dematiáceas son de color gris o negro.

El tratamiento de la onicomicosis por mohos no dermatofitos es difícil. En la mayoría de los casos, la infección puede curarse mediante avulsión química o quirúrgica de los tejidos infectados, seguida de tratamiento antimicótico tópico. Algunos casos requieren tratamiento sistémico.

Bibliografía

1 Finch J, Arenas R, Baran R. Fungal melanonychia. J Am Acad Dermatol 2012; 66: 830-41.
2 Arenas R. Micología médica ilustrada. 5ª ed. México: McGraw-Hill, 2014; p. 70, 81, 371.
3 Odds FC, Arai T, Disalvo AF, et al. Nomenclature of fungal diseases: a report and recommendations from sub-committee of the international society for human and animal mycology (ISHAM). J Med Vet Mycol 1992; 30: 1-10.
4 Moreno G, Arenas R. Other fungi causing onychomycosis. Clin Dermatol 2010; 28: 160-3.
5 Ortega-Springall MF, Arroyo-Escalante S, Arenas R. Onycholysis and chromonychia: A case Caused by Trichosporoninkin Skin appendage Disorders 2015; 1: 144-6.
6 Brandt ME, Warnock DW. Epidemiology, clinical manifestations, and therapy of infections caused by dematiaceous fungi. J Chemother 2003; 15 (2): 36-47.
7 English MP. Nails and fungi. Br J Dermatol 1976; 94: 697-701.
8 Tosti A, Piraccini BM, Lorenzi S. Onychomycosis caused by nondermatophytic molds: clinical features and response to treatment of 59 cases. J Am Acad Dermatol 2000; 42: 217-24.
9 Woo P, Ngan A, Tsang C, et al. Clinical spectrum of Exophiala infections and a novel exophiala species, Exophiala hongkongensis. J Clin Microbiol 2013; 51 (1): 260-7.
10 Allison VY, Hay RJ, Campbell CK. Hendersonula toruloidea and Scytalidium hyalinum infections in Tobago. Br J Dermatol 1984; 111: 371-2.
11 Lacroix C, Kac G, Dubertret L, et al. Acytalidios in Paris, France. J Am Acad Dermatol 2003; 48: 852-6.
12 Hay RJ, Morre MK. Clinical features of superficial fungal infections caused by Hendersonula and Scytalidium hyalinum. Br J Dermatol 1984; 110: 677-83.
13 Crespo-Erchiga V, Martínez-García S, Martínez-Pilar L. Dermatomicosis por Scytalidium. Piel 2005; 20: 408-503.
14 Campos P, Arenas R. Melanoniquia fúngica por Alternaria alternata. Dermatol Rev Mex 2013; 57: 261-3.
15 Arrese JE, Piérard-franchimont C, Piérard-Gerald E. Onychomycosis and keratomycosis caused by Alternaria Sp.: a bipolar opportunistic infection in a wood-pulp worker on chronic steroid therapy. Am J Dermatopathol 1996; 18: 611-3.

16 Singh SM, Pouranik M. Ungual and cutaneous phaeohyphomycosis caused by Alternaria alternata and Alternaria chlamydospora. J Med Vet Mycol 1990; 28: 275-8.

17 Baxter M. The stimulation of pigment production by Trichophyton rubrum on a new medium. Sabouraudia 1963; 3: 72-80.

18 Badillet G, Panagiotidou D, Sene S. Etude restrospective des trichophyton rubrum á pigment noir diffusible isolés á Paris de 1971 a 1980. Bull Soc Fr Mycol Med 1984; 1: 117-20.

19 Youngchim S, Pornsuwan S, Nosanchuk J, et al. Melanogenesis in dermatophyte species in vitro and during infection. Microbiology 2011; 157: 2348-56.

20 Ray AC, Eakin RE. Studies on the biosynthesis of aspergillin by Aspergillus niger. Appl Microbiol 1975; 30: 909-15.

21 Tosti A, Piraccini BM. Proximal subungual onychomycosis due to Aspergillus niger: report of 2 cases. Br J Dermatol 1998; 139: 156-7.

22 García C, Arenas R, Vasquez del Mercado E. Subungual black onychomycosis and melanonychia striata caused by aspergillus niger. Skinmed 2015; 13: 104-6.

23 Parlak AH, Goksugur N, Karabay O. A case of melanonychia due to Candida albicans. Clin Dermatol 2006; 31: 398-400.

24 Velez A. Melanonychia due to Candida humícola. Br J Dermatol 1996; 134: 374-5.

25 Gautret P, Rodier MH, Kauffman-Lacroix C, Jacquemkin JL. Case report and review: onychomycosis due to Candida parapsilosis. Mycoses 2000; 43: 443-5.

26 Lee SW, Kim YC, Kim DK, et al. Fungal melanonychia. J Dermatol 2004; 31: 904-9.

27 Morris-Jones R, Gomez BL, Diez S, et al. Synthesis of melanin pigment by Candida albicans in vitro and during infection. Infect Immun 2005; 73: 6147-50.

28 Seyedmojtaba S, Netea M, Mouton W, et al. Black yeasts and their filamentous relatives: principles of pathogenesis and host defense. Clin Microbiol Rev 2014; 27 (3): 527-52.

29 Romano C, Paccagnini E, Difonzo EM. Onychomycosis caused by Alternaria spp. in Tuscany, Italy from 1985 to 1999. Mycoses 2001; 44: 73-6.

30 Glowacka A, Wasowska-Krolikowska K, Skowron-Kobos J, Kurnatowski M, Janniger CK. Childhood onychomycosis: alternariosis of all ten fingernails. Pediatr Dermatol 1998; 62: 125-8.

31 Baran R, Tosti A, Piraccini BM. Uncommon clinical patterns of Fusarium nail infection: report of three cases. Br J Dermatol 1997; 136: 424-7.

32 Gupta AK, Ryder JE, Baran R, Summerbell RC. Non-dermatophyte onychomycosis. Dermatol Clin 2003; 21: 257-68.

33 Tasić S, Stojanović S, Poljacki M. Etiopathogenesis, clinical picture and diagnosis of onychomycosis. Med Pregl 2001; 54 (1-2): 45-51.

34 Karaarslan K, Acar A, Aytimur D, Ozdemir F. Dermoscopic features in fungal melanonychia. Clin Exp Dermatol 2015; 40 (3): 271-8.

35 Piraccini BM, Dika E, Fanti PA. Tips for diagnosis and treatment of nail pigmentation with practical algorithm. Dermatol Clin 2015; 33 (2): 185-95.

36 Braun RP, Baran R, Le Gal FA, et al. Diagnosis and management of nail pigmentations. J Am Acad Dermatol 2007; 56: 835-47.

37 Mun JH, Kim GW, Jwa SW, et al. Dermatoscopy of subungual haemorrhage: its usefulness in differential diagnosis from nail-unit melanoma. Br J Dermatol 2013; 168: 1224-9.

38 Taek S, Wong D, Young J, Baik K. Hydroxyurea induced melanonychia concomitant with a dermatomyositis like eruption. J Am Acad Dermatol 2003; 49 (2): 339-41.

39 Gupta A, Parakh A, Dubey AP. Chemotherapy induced nail changes. Indian J Dermatol 2008; 53 (4): 204-5.

40 Kumar S, Dixit R, Karmakar S, Paul S. Unusual nail pigmentation following cyclophosphamide containing chemotherapy regimen. Indian J Pharmacol 2010; 42 (4): 243-4.

41 Chawre SM, Pore S, Nandeshware MB, Masood MN. Zidovudine-induced nail pigmentation in a 12 year old boy. Indian J Pharmacol 2012; 44 (6): 801-2.

42 Lopez M, Jordao C, Grinszpan R, et al. Chromonychia secondary to chemotherapy. Case Rep Dermatol 2013; 5 (2): 163-7.

43 Sachdeva S, Sachdeva S, Kapoor P. Laugier-hunziker syndrome: a rare cause of oral and acral pigmentation. J Cutan Aesthet Surg 2011; 4 (1): 58-60.

44 Wang WM, Wang X, Duan N, et al. Laugier-Hunziker syndrome: a report of three cases and literature review. Int J Oral Sci 2012; 4 (4): 226-30.

45 Fryer JM, Werth VP. Pregnancy-associated hyperpigmentation: longitudinal melanonychia. J Am Acad Dermatol 1992; 26 (3): 493-4.

46 Prat C, Viñas M, Marcoval J, Juclá A. Longitudinal melanonychia as the first sign of Addison's disease. J Am Acad Dermatol 2008; 58 (3): 522-4.

47 Schepis C, Siragusa M, Palazzo R. Multiple melanonychia as a sign of pituitary adenoma. Clin Exp Dermatol 2013; 38: 689-90.

48 Juhlin L, Baran R. On longitudinal melanonychia after healing of lichen planus. Acta Derm Venereol 1990; 70: 183.

49 Skowron F, Combemale P, Faisant M, et al. Functional melanonychia due to involvement of the nail matrix in systemic lupus erythematosus. J Am Acad Dermatol 2002; 47: 187-8.

50 Baran R. Longitudinal melanonychia in localized scleroderma. J Am Acad Dermatol 2002; 50 (3): 11-3.

51 Baran R. Longitudinal melanonychia: a symptom of Bowen disease. J Am Acad Dermatol 1988; 18 (6): 1359-60.

52 Saito T, Uchi H, Moroi Y, et al. Subungual Bowen disease revealed by longitudinal melanonychia. J Am Acad Dermatol 2012; 67 (5): 240-1.

53 Sanchez-Carpinteiro I, Belen A, Feito M, et al. Longitudinal melanonychia secondary to a squamous cell carcinoma in situ caused by a papilloma virus infection. J Am Acad Dermatol 2012; 66 (4): AB3.

54 Hernandez C, Elsaady E, Wang S. Pigmented squamous cell carcinoma presenting as melanonychia striata mimicking melanoma. J Am Acad Dermatol 2015; 72 (5): AB189.

55 Rudolph RI. Subungual basal cell carcinoma presenting as longitudinal melanonychia. J Am Acad Dermatol 1987; 16 (1): 229-33.

56 Antonovich DD, Grin C, Grant-Kels JM. Childhood subungual melanoma in situ in diffuse nail melanosis beginning as expanding longitudinal melanonychia. Pediatr Dermatol 2005; 22 (3): 210-2.

57 Lorizzo M, Tosti A, Di Chiacchio N, et al. Nail melanoma in children. differential diagnosis and management. Dermatol Surg 2008; 34 (7): 974-8.

58 Tosti S, Piraccini BM, Cagalli A, Haneke E. In situ melanoma of the nail unit in children: report of two cases in fair skinned Caucasian children. Pediatr Dermatol 2012; 29 (1): 79-84.

59 Levit EK, Kagen MH, Scher RK, et al. The ABC rule for clinical detection of subungual melanoma. J Am Acad Dermatol 2000; 42: 269-74.

60 Chabasse D, Pihet M. Onychomycosis due to molds. J Mycol Med 2014; 24 (4): 261-8.

61 Elewski BE. Onychomycosis caused by Scytalidium dimidiatum. J Am Acad Dermatol 1996; 35: 338.

62 Gianni C, Romano C. Clinical and histological aspects of toenail onychomycosis caused by aspergillus spp: 34 cases treated with weekly intermittent terbinafine. Dermatology 2004; 209: 104-10.

63 De Donker PR, Scher RK, Rl B, et al. Itraconazole therapy is effective for pedal onychomycosis caused by some nondermatophyte molds and in mixed infection with dermatophytes and molds: a multicenter study with 36 patients. J Am Acad Dermatol 1997; 36: 173-7.

64 Sharma N, Sharma D. An upcoming drug for onychomycosis: Tavaborole. J Pharmacol Pharmacother 2015; 6 (4): 236-9.

65 Lipner SR, Sher RK. Efinaconazole in the treatment of onychomycosis. Infect Drug Resist 2015; 8: 163-72.

Sección 2 | Por qué se debería confirmar el diagnóstico y cómo hacerlo

10

Microscopia directa y cultivo: lo que hay que saber

Roberto Arenas ▪ Diana C. Vega ▪ Julieta Ruiz-Esmenjaud

Conceptos principales

- Los exámenes con hidróxido de potasio (KOH), con negro de clorazol, con blanco de calcoflúor y el cultivo son los estudios micológicos que se emplean en la actualidad para confirmar el diagnóstico de onicomicosis.
- El examen directo de onicomicosis dermatofítica pone de manifiesto filamentos tabicados, artrosporas o dermatofitoma.
- En las infecciones por levaduras, suelen observarse seudohifas y blastosporas.

Las onicomicosis son infecciones ungueales causadas por dermatofitos, hongos levaduriformes o mohos no dermatofitos. El examen directo con KOH, negro de clorazol, blanco de calcoflúor y el cultivo son los estudios micológicos que se realizan actualmente para confirmar el diagnóstico clínico.[1-4]

El examen directo se realiza a partir de una muestra obtenida por raspado de la uña con la hoja de un bisturí, una cureta o realizando una perforación vertical de la lámina ungueal.[4] En los casos de onicomicosis subungueal distal, el lugar más conveniente para obtener la muestra es el lecho ungueal o la región ventral, así como la porción proximal de la uña afectada; en las variantes blancas superficiales, se raspa la parte friable del dorso de la uña; en las variantes proximales, se realiza un pequeño orificio en la porción proximal de la uña para dejar expuesto el lugar afectado y proceder al raspado. En los casos de paroniquia por *Candida*, se pueden obtener pequeños fragmentos de la cutícula.

Este examen se realiza colocando solución de hidróxido de sodio (NaOH) o de potasio (KOH) al 10%-40% en el material obtenido por raspado y calentando ligeramente la muestra con un mechero Bunsen; se puede evitar calentar la muestra si se mezcla KOH con dimetilsulfóxido (DMSO) en partes iguales. En la actualidad, se emplea negro de clorazol, que facilita la observación porque tiñe de color azul o negro solo la quitina del hongo y de ese modo los artefactos no se confunden con estructuras fúngicas (Figura 10.1). Si se cuenta con

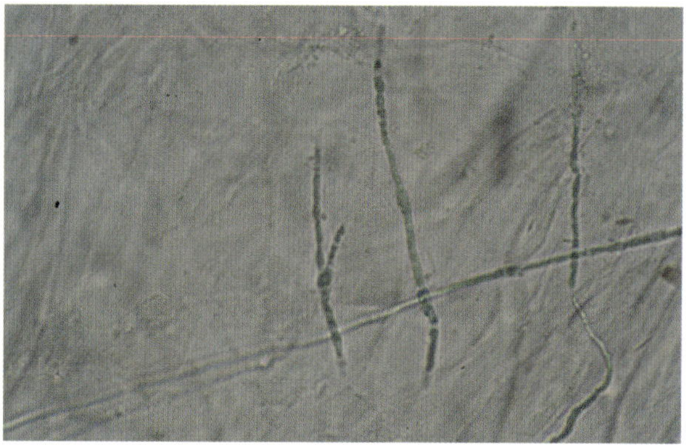

Figura 10.1 Examen directo de un recorte ungueal (negro de clorazol, 40x).

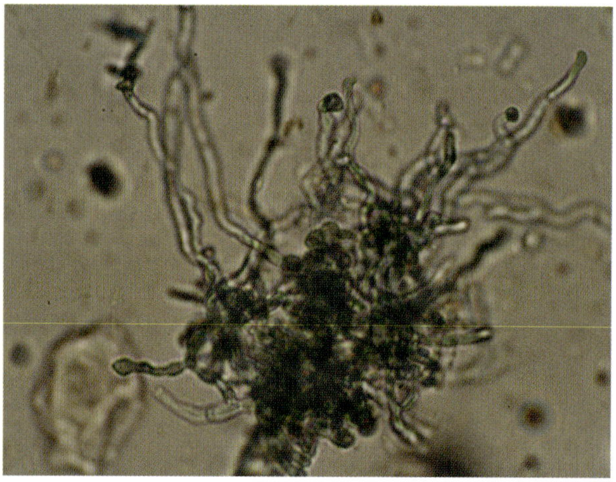

Figura 10.2 Dermatofitoma (negro de clorazol, 40x).

un microscopio de fluorescencia, se puede realizar la tinción con blanco de calcoflúor; este método es conveniente porque permite visualizar incluso una cantidad mínima de elementos.[4, 5]

Bajo el microscopio, se observan filamentos largos o tabicados y artrosporas. En los casos de infección por dermatofitos, se puede encontrar un dermatofitoma (una masa de filamentos y esporas), que en algunos casos permite explicar la falta de respuesta al tratamiento (Figura 10.2).

En los casos de onicomicosis por *Candida*, se pueden visualizar hifas, seudohifas y blastosporas. En los casos de infección por hongos dematiáceos, se pueden encontrar hifas oscuras, pero las infecciones causadas por algunos mohos no dermatofitos pueden poner de manifiesto imágenes similares a las de las infecciones dermatofíticas. No obstante, en algunos casos se observan características especiales: cabezas aspergilares en las infecciones por *Aspergillus*, conidios grandes con forma de limón en las infecciones por *Scopulariopsis* e hifas delgadas y tortuosas en los casos de infección por *Scytalidium*.[4]

Los resultados falsos negativos (20%) obedecen a la falta de experiencia en la obtención o la interpretación de la muestra. El examen microscópico no permite diferenciar las formas viables de las no viables.[4]

Si se sospecha la presencia de un hongo patógeno primario, el cultivo se realiza en agar de Sabouraud con antibióticos tales como cloranfenicol y cicloheximida, pero ante la

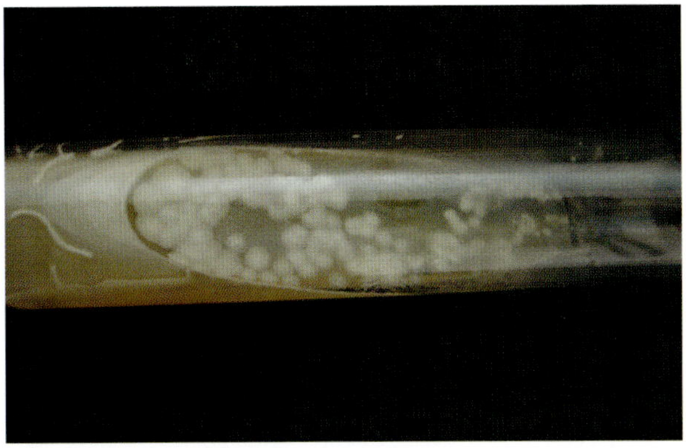

Figura 10.3 Cultivo de *Candida* spp. en agar de Sabouraud.

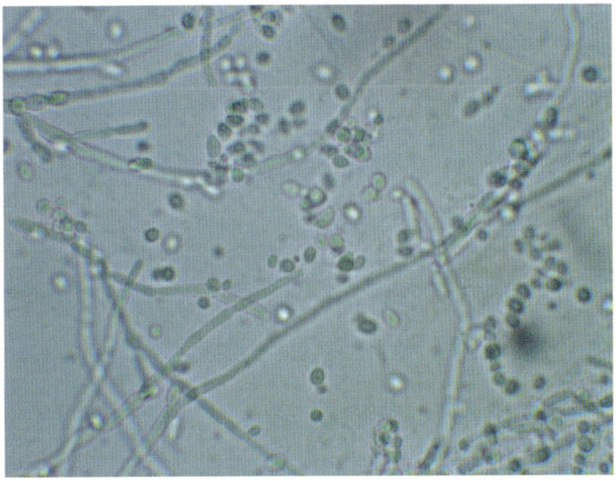

Figura 10.4 Blastosporas, hifas y seudohifas de *Candida* spp.

sospecha de infección por mohos no dermatofitos o levaduras no conviene usar cicloheximida (Figuras 10.3 y 10.4). Es conveniente colocar pequeños fragmentos de uña en el tubo o en la placa de Petri o pulverizar la muestra.[4]

Habitualmente, es difícil aislar el organismo causal debido al tamaño pequeño de la muestra y a la baja viabilidad (30%-60%); el porcentaje de falsos negativos aumenta si la persona recibió recientemente tratamiento o si no se obtiene la muestra por raspado de la uña en el límite entre la porción afectada y la sana.

Los cultivos deben incubarse a temperatura ambiente (de 24 °C a 28 °C), y las colonias pueden observarse una vez transcurrido un período de una semana a un mes, si bien los mohos no dermatofitos y los hongos levaduriformes pueden crecer en menos de una semana. El cultivo se considera negativo después de 3-6 semanas. Si el resultado es negativo, podría ser conveniente repetir todo el estudio micológico,[1-4] especialmente si el examen con KOH también dio negativo.

Es preciso realizar una interpretación adecuada de los hongos aislados en las muestras micológicas porque no todas las levaduras ni todos los mohos no dermatofitos son necesariamente patógenos, por lo que es necesario el aislamiento repetido del microorganismo en cultivo y en cantidad suficiente de inóculos.

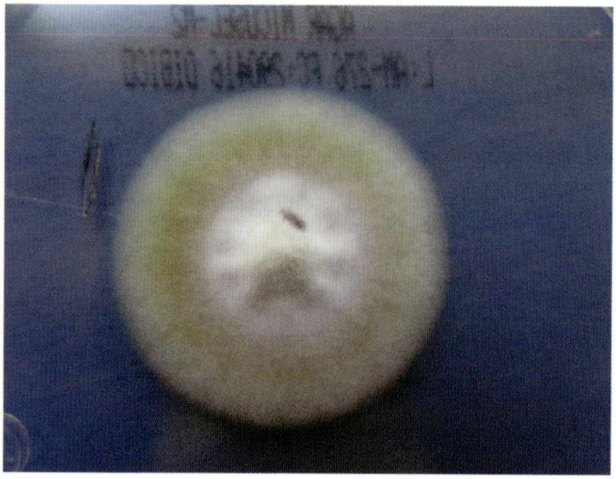

Figura 10.5 *Trichophyton rubrum*. Cultivo en agar de Sabouraud.

Si el examen no lo realiza personal especializado, se recomienda usar un medio de cultivo específico para dermatofitos (DTM [Dermatophyte Test Medium]), que contiene antibióticos para inhibir el desarrollo de bacterias y rojo de fenol como indicador de pH, que vira de amarillo a rojo ante la presencia de dermatofitos.

Los hongos dermatofitos que se aíslan con más frecuencia son *Trichophyton rubrum* (Figura 10.5) y *T. mentagrophytes* var. *interdigitale*; en muy pocas ocasiones, se aíslan *T. mentagrophytes* var. *mentagrophytes*, *T. tonsurans*, *Epidermophyton floccosum*, *Microsporum canis*, *M. gypseum*, *T. soudanense*, *T. violaceum*, *T. erinacei* y *T. equinum*. De las levaduras, se aíslan especialmente *Candida albicans* y *C. parapsilosis*; algunos casos están asociados a *C. ciferrii* y, en huéspedes inmunodeprimidos, a *C. glabrata*. De los mohos no dermatofitos se aíslan *Scopulariopsis brevicaulis* (Figura 10.6), *Fusarium* sp. y *Aspergillus* sp., *Acremonium* sp., *Paecilomyces* sp., *Onychocola canadensis*. También se observan casos de infección por *Neoscytalidium* sp., *Alternaria alternata*, *Chaetomium globosum* y otros hongos negros. Se ha informado la diseminación mortal de infección por *Fusarium* a partir de onicomicosis en un paciente neutropénico.[4]

El método diagnóstico de referencia es la biopsia, pero por lo general se realiza cuando el grado de sospecha de onicomicosis es muy alto y los resultados de los exámenes micológicos son negativos, o bien en casos atípicos. Se puede practicar una biopsia con sacabocados de 4 mm, pero es preferible realizar una biopsia longitudinal de 2 mm de ancho que abarque el largo total de la uña, incluidos la matriz, el pliegue proximal, el lecho ungueal y el hiponiquio.[5-7]

En los casos de onicomicosis, se pueden encontrar microabscesos de leucocitos en la capa córnea, espongiosis, exocitosis de leucocitos y linfocitos, y en ocasiones, pústulas espongiformes y una cantidad variable de elementos fúngicos.

En los casos de onicomicosis subungueal distal y lateral, los filamentos se observan en el hiponiquio o en el lecho ungueal y presentan distribución longitudinal; además,

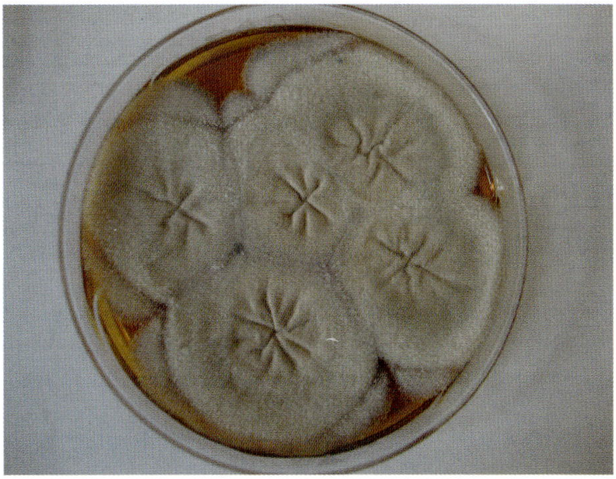

Figura 10.6 *Scopulariopsis brevicaulis.* Cultivo en agar de Sabouraud.

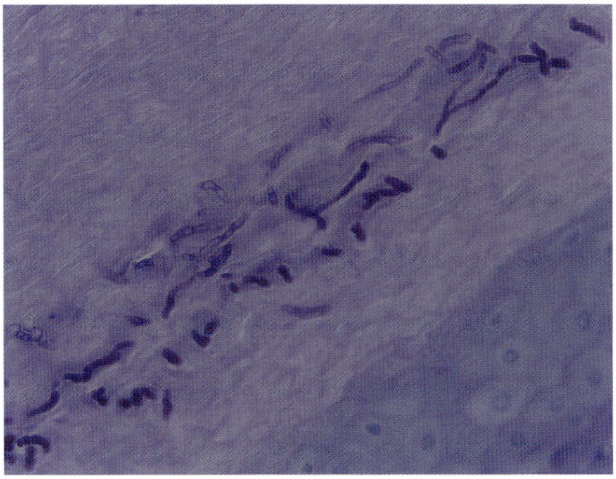

Figura 10.7 Hifas y esporas (PAS, 40x).

pueden observarse esporas redondeadas que corresponden a artrosporas de dermatofitos (Figura 10.7); puede presentarse papilomatosis en el lecho ungueal, así como microabscesos de neutrófilos en la capa córnea, espongiosis y exocitosis. La reacción inflamatoria es leve. En los casos de leuconiquia, los hongos se comportan como saprófitos y presentan hifas "distorsionadas", artrosporas en cadenas, hifas cortas e incluso los denominados órganos perforadores; no se observa reacción inflamatoria en el lecho ungueal.[4] En los casos de onicomicosis subungueal blanca proximal, se observa una lámina gruesa con abundantes elementos fúngicos y una reacción inflamatoria leve. En los casos de onicomicosis distrófica total, la lámina ungueal es irregular o pierde su estructura. Cuando el organismo causal es *Candida*, se pueden visualizar esporas y tubos germinativos, así como exocitosis de linfocitos con núcleos cerebriformes.[4]

En algunos casos de psoriasis ungueal, se pueden observar paraqueratosis más marcada, abscesos subungueales en la capa córnea, pústulas espongiformes y focos de paraqueratosis. El examen histopatológico de la uña permite diferenciar la onicomicosis de otras entidades inflamatorias tales como liquen plano, *alopecia areata* y eccema. Algunos hongos saprófitos o la colonización secundaria pueden afectar principalmente uñas con daño previo.[4-7]

La biopsia puede ser un método diagnóstico importante y detecta los hongos mediante tinción con hematoxilina y eosina (H&E) y con ácido peryódico de Schiff (PAS). El examen histológico con PAS es rápido, simple y fiable para evaluar onicodistrofias, y en los casos de onicomicosis de la lámina ungueal presenta baja sensibilidad (62%) pero alta especificidad (100%). Se pueden también emplear las técnicas de Gomori-Grocott o de Gridley,[6-8] así como la técnica KONCPA (recortes de uñas tratados con KOH y teñidos con PAS) o las técnicas de fluorescencia.[9]

Otro método que permite identificar hongos patógenos en las uñas es el empleo de anticuerpos en inmunohistoquímica y citometría de flujo.

En otra sección del libro mencionamos el empleo de técnicas moleculares, como la reacción en cadena de la polimerasa (PCR) para mejorar la sensibilidad y la especificidad de los métodos diagnósticos. Se ha observado que los fragmentos del gen que codifican el ARNr 18S son amplificados en uñas infectadas pero no en uñas sanas para poder reconocer las especies y también los patrones de polimorfismo de la longitud de fragmentos de restricción (RFLP) mediante endonucleasas HaeIII.[10-12]

Síntesis para el profesional

El examen directo con KOH, negro de clorazol, blanco de calcoflúor y el cultivo son los estudios micológicos que se emplean actualmente para confirmar el diagnóstico clínico. Se realiza después de raspar la uña con una hoja de bisturí o una cureta. Es conveniente usar negro de clorazol porque tiñe solo la quitina y los elementos fúngicos, que se pueden observar fácilmente si presentan color negro o azul.

Es difícil aislar los organismos causales, especialmente los dermatofitos (30%-60%). Los hongos levaduriformes y los mohos no dermatofitos deben aislarse en gran cantidad.

La biopsia es el método de referencia, pero habitualmente se realiza cuando el grado de sospecha de onicomicosis es muy alto y los resultados de los exámenes micológicos son negativos.

También pueden emplearse técnicas moleculares.

Reflexiones clínicas

El raspado de la uña y el examen con KOH, negro de clorazol y blanco de calcoflúor habitualmente permiten confirmar el diagnóstico clínico de onicomicosis.

Los dermatofitos son microorganismos causales difíciles de aislar. Los hongos levaduriformes y los mohos no dermatofitos también pueden causar onicomicosis.

La biopsia suele realizarse cuando se sospecha que el paciente presenta onicomicosis y el resultado de los exámenes micológicos fue negativo.

Bibliografía

1 Haldane DJM, Robart E. A comparison of calcofluor white, potassium hydroxide, and culture for the laboratory diagnosis of superficial fungal infection. Diagn Microbiol Infect Dis 1990; 13: 337-9.

2 Bonifaz A, Rios-Yuil JM, Arenas R, et al. Comparison of direct microscopy, culture and calcofluor white for the diagnosis of onychomycosis. Rev Iberoam Micol 2013; 30 (2): 109-11.

3 Rios Yuil JM, Bonifaz A, Arenas R, et al. Mycological studies of nail samples obtained by curettage vs vertical perforation of the nail plate. JEADV 2012; 9: 1-2.

4 Arenas R. Métodos diagnósticos nas onicomicosis. In: Di Chiacchio N, Belda Junior W, Criado PR (eds). Unhas. Oque há de novo. São Paul: Atheneu, 2012; p. 11-15.

5 Weinberg JM, Koestenblatt EK, Tutrone WD, Tishler HR, Najarian L. Comparison of diagnostic methods in the evaluation of onychomycosis. J Am Acad Dermatol 2003; 49: 193-7.

6 Wilsmann-Theis D, Sareika F, Bieber T, Schmid-Wendtner MH, Wenzel J. New reasons for histopathological nail-clipping examination in the diagnosis of onychomycosis. J Eur Acad Dermatol Venereol 2011; 25 (2): 235-7.

7 Haneke E. Nail biopsies in onychomycosis. Mykosen 1985; 28: 473.

8 Mayer E, Izhak OB, Bergman R. Histopathological periodic acid-schiff stains of nail clippings as a second-line diagnostic tool in onychomycosis. Am J Dermatopathol 2012; 34: 270-3.

9 Liu HN, Lee DD, Wong CK. KONCPA: a new method for diagnosing tinea unguium. Dermatology 1993; 187: 166-8.

10 Rezaie S, Pourmojib M, Tschacler E. Isolation of total RNA from dermatophytes. Mycoses 1999; 42: 615-7.

11 Mochizuki T, Sugie N, Uchara M. Random amplification of polymorphyc DNA is useful for the differentiation of several anthropophilic dermatophytes. Mycoses 1997; 40: 405-9.

12 Luk NM, Hui M, Cheng S, Tang LS, Ho KM. Evaluation of PCR for the diagnosis of dermatophytes in nail specimens from patients with suspected onychomycosis. Clin Exp Dermatol 2012; 37: 230-4.

11

Técnicas de biología molecular

Rigoberto Hernández-Castro ▪ Ramón Fernández-Martínez ▪
Gabriela Moreno-Coutiño ▪ Roberto Arenas

Conceptos principales

- La reacción en cadena de la polimerasa (PCR) es una técnica molecular muy sensible y específica para el diagnóstico de onicomicosis.
- Los kits que se comercializan permiten la extracción de una cantidad ideal de ADN de muestras clínicas de onicomicosis y cultivos fúngicos.
- Las regiones del genoma que más se emplean para el diagnóstico de onicomicosis son las regiones ITS1 e ITS2. Otros genes útiles son los que codifican para la enzima quitina sintasa 1 y la tubulina β.
- Los cebadores panfúngicos son los cebadores principales para la identificación de especies de hongos.
- La PCR en tiempo real permite identificar la presencia de hongos y la especie en muestras clínicas de manera rápida y específica.
- La secuenciación del ADN amplificado mediante PCR tiene una sensibilidad y una especificidad altas para identificar especies de hongos.

Introducción

El método convencional para identificar los microorganismos causales de onicomicosis es el cultivo fúngico, considerado el método de referencia; sin embargo, presenta varias desventajas, tales como una tasa elevada de resultados falsos negativos y el tiempo requerido para el crecimiento de los hongos (hasta cuatro semanas). Se está intentando atenuar estas desventajas mediante el desarrollo de técnicas moleculares que permiten identificar la especie en un período de 24-48 horas, lo que implica una reducción considerable respecto de las cuatro semanas que lleva el cultivo. Estas técnicas también permiten detectar hongos de difícil crecimiento y generan resultados reproducibles con una especificidad y una sensibilidad elevadas.

Si bien todavía no se emplean técnicas moleculares como pruebas de rutina para estos fines, las aplicaciones en protocolos de investigación han ido aumentando constantemente durante los últimos años. Ello ha permitido reducir los costos, lo que mejora la accesibilidad. La desventaja de las técnicas de biología molecular es que requieren personal calificado y una infraestructura específica para llevar a cabo los procedimientos.

Conocimientos actuales

Extracción de ADN

La extracción de ADN es un paso fundamental para cualquier técnica molecular, ya sea en el ámbito de la investigación básica o clínica, cualquiera que sea el microorganismo o tipo de célula. El método de extracción debe permitir que el ADN obtenido sea de la mayor calidad, pureza e integridad. Los distintos métodos varían en función del origen de la muestra de ADN (de una muestra clínica o de un cultivo puro). Cuando se trabaja con hongos, se requieren técnicas especializadas debido a los componentes característicos de la pared celular de estos microorganismos. Estos procedimientos pueden ser mecánicos, físicos o enzimáticos.[1-3] La mayoría de los métodos de aislamiento de ADN implican tres etapas: lisis celular, inactivación de nucleasas y purificación.

Para extraer ADN mediante digestión enzimática (lisis celular), se emplean proteinasa K, liticasa, zimolasa u otras enzimas que degradan la pared celular.[4, 5] El procedimiento mecánico consiste en congelar la muestra con nitrógeno líquido y pulverizarla en un mortero, con arena o cuentas de vidrio. Con los métodos físicos se puede destruir la pared celular mediante microondas o ultrasonido.[6-8] Para obtener suficiente cantidad de ADN, estos métodos requieren una muestra clínica abundante y sustancias purificadoras de ADN como fenol-cloroformo y tratamiento con RNasa. Es preciso tener en cuenta que los métodos físicos y mecánicos pueden causar la rotura o la degradación del ADN.[1-3, 9]

Para la extracción de ADN, los métodos no comerciales son muy eficaces cuando se emplea una gran cantidad de cultivo fúngico; no obstante, no se recomiendan para trabajar con grandes volúmenes de muestras clínicas o tejidos embebidos en parafina. El empleo de métodos comerciales es muy útil para el diagnóstico molecular en todos los tipos de muestras y evita la contaminación cruzada. Puede procesarse una gran cantidad de muestras y permiten la estandarización de los métodos y los reactivos; son más simples y más rápidos y a veces incluso más rentables.[6, 10-12] El proceso consiste en la lisis celular, la extracción de

ARN, la eliminación de proteínas y polisacáridos y la unión del ADN a una columna mediante centrifugado. El centrifugado suele hacerse con refrigeración y requiere varios ciclos de lavado y cambio de tubo en cada ciclo. La pureza, la integridad y la cantidad de ADN son mayores que las obtenidas con los métodos no comerciales.[13-15]

Por lo antedicho, ha aumentado el uso de kits comerciales para extraer ADN fúngico. Algunos de los más empleados son los kits Fast DNA® (Qbiogene, Irbine, California, Estados Unidos), ZR Fungal/Bacterial DNA® (Zymo Research, Irvine, California, Estados Unidos), DNeasy Plant Mini Kit® o DNeasy Blood and Tissue DNA Extraction® (Qiagen, Valencia, California, Estados Unidos), UltraClean Soil DNA Isolation® (Mo Bio Laboratories Inc., Carlsbad, California, Estados Unidos), MasterPure Yeast DNA Purification®, Madison, Wisconsin, Estados Unidos) y High Pure PCR Template® (Roche, Basilea, Suiza). Todos los sistemas de extracción comerciales emplean columnas de afinidad al ADN.

Técnicas moleculares

El desarrollo y la aplicación de técnicas moleculares se ha incrementado durante las últimas décadas con el objetivo de mejorar la sensibilidad o la especificidad del diagnóstico, así como para disminuir el tiempo que habitualmente se requiere para detectar e identificar microorganismos causales.

En las muestras clínicas obtenidas de pacientes con onicomicosis se emplean varias estrategias basadas en la detección de ADN de dermatofitos y no dermatofitos. La técnica clásica es la reacción en cadena de la polimerasa (PCR).

Reacción en cadena de la polimerasa

La PCR es una técnica molecular muy empleada para obtener múltiples copias de un gen específico o de fragmentos génicos.

Este método de biología molecular es muy preciso y puede usarse para amplificar o copiar *in vitro* un fragmento específico de ADN a partir de una mezcla de moléculas de ADN; la enzima polimerasa del ADN sintetiza una secuencia complementaria de ADN con dos secuencias cortas de ADN (cebadores), nucleótidos libres (A, T, C, G) y $MgCl_2$; la mezcla se coloca en un equipo de PCR llamado termociclador. La PCR consiste en un proceso de amplificación exponencial: se usa una molécula de ADN para producir dos copias de un fragmento específico, luego cuatro, ocho, y así de manera exponencial hasta alcanzar millones de copias.[16] Pese a que una de las características más importantes de la PCR es su alta sensibilidad, puede producir resultados falsos positivos debido a la contaminación exógena. Para evitarlo, es preciso aplicar ciertas estrategias tales como la división de zonas de trabajo: una para la extracción de ADN, otra para la PCR y otra para la electroforesis.

La PCR convencional se denomina "PCR de punto final" y puede ser simple, múltiple y anidada. Además, puede combinarse con otras técnicas tal como el análisis de polimorfismos de la longitud de fragmentos de restricción de regiones amplificadas por PCR (PCR-RFLP), con el que las enzimas de restricción que reconocen sitios específicos en el material obtenido mediante PCR generan fragmentos de diferente longitud que conforman patrones únicos para cada especie de dermatofito o no dermatofito involucrado. La secuenciación directa del producto obtenido por PCR ha resultado ser una técnica excelente para la identificación de especies o subespecies. La PCR puede emplearse en un protocolo en tiempo real (PCR en tiempo real) con el objetivo de cuantificar los niveles relativos de la transcripción del marcador genético de elección y estimar la viabilidad de la muestra. Si bien la PCR tiene la ventaja de consumir mucho menos tiempo que el cultivo fúngico, es una técnica más costosa, sobre todo la secuenciación por PCR o la PCR en tiempo real.[17-28]

Diana génica

Las dianas génicas empleadas con más frecuencia para la secuenciación e identificación de gran cantidad de hongos son las regiones de los espaciadores internos transcritos ITS1 e ITS2. Son regiones variables localizadas entre los genes conservados que codifican las subunidades ribosómicas 18S, 5.8S y 28S.

El ADN ribosómico (ADNr) es una formación en tándem de 50-100 copias en el genoma haploide de los hongos. Está compuesto por el gen de la subunidad pequeña (SSU) del ADNr (18S), el gen de la subunidad 5.8S y el gen de la subunidad grande (LSU) del ADNr (28S). Al separar las subunidades 18S y 5.8S y las subunidades 5.8S y 28S, encontramos los espaciadores internos transcritos (ITS) ITS1 e ITS2, respectivamente (Figura 11.1). Aparte de este grupo, encontramos otra unidad repetida del gen de la subunidad 5S ADNr flanqueada por una región del espaciador no transcrito (NTS). Cada grupo puede usarse como marcador para la PCR. Los genes de las subunidades de ADNr están muy conservados, y las regiones ITS son muy variables entre los distintos tipos de hongos.[29]

Se puede amplificar la región ITS1 de una gran variedad de hongos usando los cebadores ITS1 (5-TCCGTAGGTGAACCTTGCGG-3) e ITS2 (5-GCTGCGTTCTTCATCGATGC-3). Otra región empleada para la amplificación y la secuenciación del ADNr es la denomi-

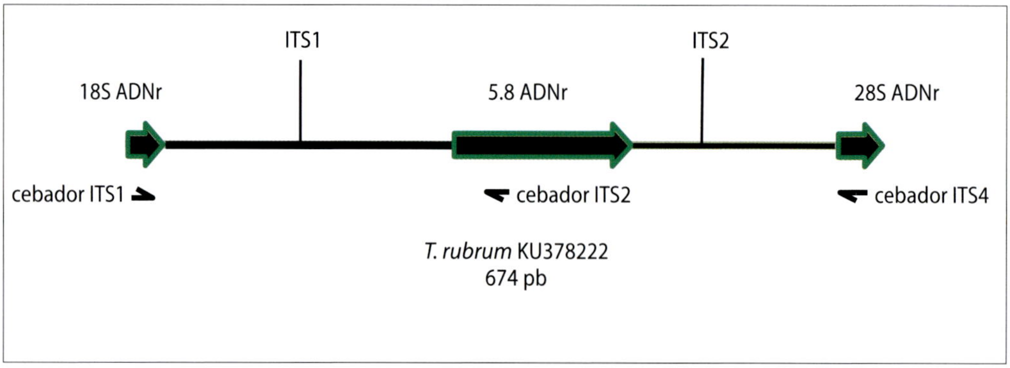

Figura 11.1 Mapa del locus de ADNr de *Trichophyton rubrum.*

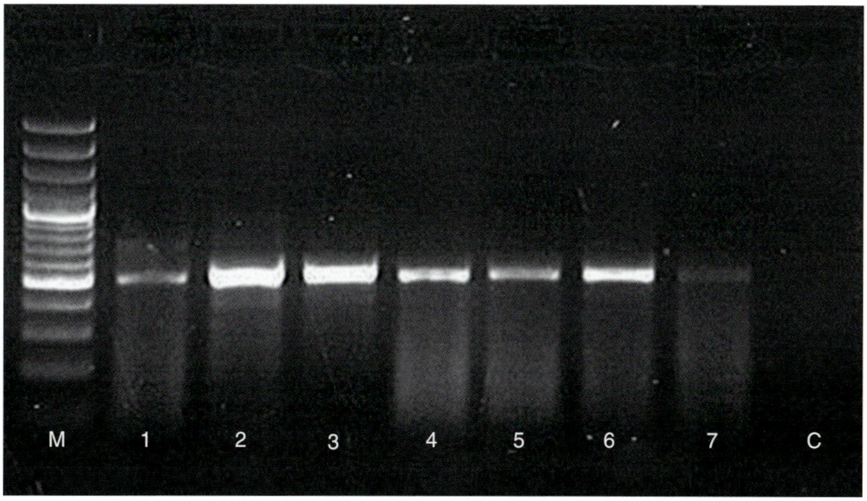

Figura 11.2 Amplificación del ADNr de 18S-ITS1-5.8S-ITS2-28S mediante los cebadores ITS1 e ITS4 de *Trichophyton rubrum* obtenido de muestras de uñas. M: escalera de 100 pb de ADN; línea 1: control positivo para *T. rubrum*; líneas 2-7: ADN de uñas con onicomicosis; C: control negativo.

nada dominio D1/D2, localizada en la subunidad 28S del ADNr. Esta región puede amplificarse con cebadores ITS1 (5-TCCGTAGGTGAACCTTGCGG-3) e ITS4 (5-TCCTCCGCTTATTGATATGC-3) (Figura 11.2). Está muy conservada y brinda mucha información, además de ser mucho menos variable que la región ITS. La región conservada de los dominios D1/D2 es el punto de anclaje para los cebadores que, por la naturaleza variable de las regiones ITS, ofrece una combinación específica para cada especie. Una de las principales ventajas de la amplificación de un locus de ADNr fúngico es la gran cantidad de copias que se tienen del gen diana (10-100 copias), en comparación con la amplificación de genes de una sola copia, lo que finalmente se traduce en una mayor sensibilidad.[11, 19, 22, 30-33]

Un gen frecuentemente empleado es el que codifica la quitina sintasa 1 (CHS1), y en los casos en los que la diana ribosómica no es suficientemente sensible para discriminar entre especies muy relacionadas, se pueden secuenciar otros locus, tales como el que codifica la tubulina β.[11, 19, 22, 30-33]

Más recientemente, se ha comenzado a usar la PCR en tiempo real (PCR cuantitativa [qPCR]) para identificar onicomicosis, empleando balizas moleculares (*molecular beacons*), que son pequeñas sondas de cadena sencilla con forma de horquilla que emiten fluorescencia cuando se hibridan con la diana. Al igual que con la PCR convencional (PCR de punto final), se pueden usar tanto las regiones variables como las conservadas (ITS1-2/ITS1-4) para diseñar la sonda. Esto permite la identificación de la presencia de hongos en la muestra o de la especie involucrada.[34]

Por otro lado, en la misma plataforma de qPCR, se pueden usar sondas TaqMan o sondas híbridas, tal como la sonda marcada con carboxifluoresceína (FAM) con un desactivador BHQ1.[35, 36] Esta técnica permite detectar y cuantificar de manera rápida los ácidos nucleicos directamente de muestras de tejidos animales y humanos. Presenta una alta sensibilidad y un umbral de detección de una sola molécula, y depende de la extracción y la purificación eficientes del ADN para eliminar inhibidores de PCR, así como de una lisis adecuada de la pared celular del hongo.[11, 12]

Técnica de amplificación de ADN para detección panfúngica

Las regiones génicas en la SSU y la LSU del ADNr presentan zonas muy conservadas y zonas variables.[31, 37] Esto permite diseñar cebadores panfúngicos basados en las regiones conservadas, que son capaces de identificar una gran cantidad de especies de hongos e incluso pueden ser específicos para una especie.[27, 29, 31] Gracias a sus características, esta es la técnica preferida de PCR. Después de la amplificación de la región mencionada, se pueden identificar diferentes géneros y especies con el mismo producto de amplificación mediante RFLP, hibridación con sondas específicas marcadas con radioactividad o digoxigenina y, con una técnica muy específica, secuenciación directa del producto de la amplificación.[38-41]

Un problema general que plantea la PCR como método de detección de los microorganismos causales de onicomicosis es la falta de estandarización a escala mundial, así como la poca disponibilidad de sistemas comerciales en algunos países. En varios estudios se informaron resultados excelentes con PCR "de diseño propio"; sin embargo, en la mayoría de ellos no se establecieron comparaciones adecuadas, principalmente en la práctica clínica.[22, 42] Los métodos de extracción de ADN, los marcadores genéticos y los diferentes tipos de muestras clínicas (sangre, ADN del cultivo fúngico, uñas, cabello, piel o líquidos) son factores que influyen en la comparación de diferentes protocolos de PCR.

Perspectiva: avances futuros

La biología molecular como técnica para el diagnóstico de onicomicosis se encuentra en permanente desarrollo y avance.

Los desafíos futuros son los siguientes:

- Disponer de pruebas moleculares para reducir el tiempo que consumen algunas técnicas como la secuenciación por PCR, corroborar la sensibilidad y la especificidad de las pruebas actuales y mejorarlas, de ser posible, a fin de reducir el tamaño de la muestra.
- Mejorar las técnicas de extracción de queratina y de rotura de la pared celular de los hongos.
- Reducir los costos.
- Tener acceso fácil a kits para la identificación rápida del organismo causal de onicomicosis, particularmente cuando la infección sea por mohos no dermatofitos o levaduras, lo que permitiría indicar opciones terapéuticas adecuadas.
- Mejorar la identificación de subespecies.
- Realizar más de una determinación fúngica en la misma muestra clínica.
- Diferenciar los saprófitos de los organismos causales.
- Llevar a cabo estudios epidemiológicos para redefinir la frecuencia de los casos de onicomicosis y sus organismos causales.
- Implementar la técnica de espectrometría de masas MALDI (desorción/ionización por láser asistida por matriz, por su sigla en inglés) en muestras clínicas.
- Identificar las especies de microorganismos causales mediante el análisis por PCR de polimorfismos de la longitud de fragmentos de restricción terminal.
- Implementar el uso de otros operones como genes que codifican proteínas no ribosómicas y determinar si las recidivas son causadas por el mismo microorganismo.

Síntesis para el profesional

Las técnicas moleculares son particularmente útiles para identificar de manera rápida la onicomicosis en casos atípicos o con resultados micológicos negativos, para identificar el género y la especie en un período de 24-48 horas y así realizar un diagnóstico rápido y ofrecer, en consecuencia, un tratamiento óptimo.

Reflexiones clínicas

Considere la posibilidad de emplear técnicas de biología molecular para diagnosticar casos de onicomicosis difíciles:

- Identifique el género y la especie de hongo en los casos de onicomicosis en los que no fue posible hacerlo con las técnicas tradicionales.
- Envíe una muestra clínica suficiente para el procesamiento adecuado.
- Póngase en contacto con un centro de referencia que tenga acceso a técnicas de biología molecular cuando se trate de casos de onicomicosis de difícil diagnóstico.

Bibliografía

1 Manian S, Sreenivasaprasad S, Mills PR. DNA extraction method for PCR in mycorrhizal fungi. Lett Appl Microbiol 2001; 33 (4): 307-10.

2 Karakousis A, Tan L, Ellis D, Alexiou H, Wormald PJ. An assessment of the efficiency of fungal DNA extraction methods for maximizing the detection of medically important fungi using PCR. J Microbiol Methods 2006; 65 (1): 38-48.

3 Sasidharan K, Amariei C, Tomita M, Murray DB. Rapid DNA, RNA and protein extraction protocols optimized for slow continuously growing yeast cultures. Yeast 2012; 29 (8): 311-22.

4 Ling M, Merante F, Robinson BH. A rapid and reliable DNA preparation method for screening a large number of yeast clones by polymerase chain reaction. Nucleic Acids Res 1995; 23 (23): 4924-5.

5 Williamson EC, Leeming JP, Palmer HM, Steward CG, Warnock D, Marks DI, Millar MR. Diagnosis of invasive aspergillosis in bone marrow transplant recipients by polymerase chain reaction. Br J Haematol 2000; 108 (1): 132-9.

6 van Burik JA, Schreckhise RW, White TC, Bowden RA, Myerson D. Comparison of six extraction techniques for isolation of DNA from filamentous fungi. Med Mycol 1998; 36 (5): 299-303.

7 Velegraki A, Kambouris M, Kostourou A, Chalevelakis G, Legakis NJ. Rapid extraction of fungal DNA from clinical samples for PCR amplification. Med Mycol 1999; 37 (1): 69-73.

8 Lurá MC, Benitez JD, Jáuregui S, González AM. Evaluación de diferentes técnicas de extracción del ADN de hongos filamentosos. Revista FABICIB 2003; 7: 37-44.

9 Romanelli AM, Fu J, Herrera ML, Wickes BL. A universal DNA extraction and PCR amplification method for fungal rDNA sequence-based identification. Mycoses 2014; 57 (10): 612-22.

10 Haugland RA, Heckman JL, Wymer LJ. Evaluation of different methods for the extraction of DNA from fungal conidia by quantitative competitive PCR analysis. J Microbiol Methods 1999; 37 (2): 165-76.

11 Chen SC, Halliday CL, Meyer W. A review of nucleic acid-based diagnostic tests for systemic mycoses with an emphasis on polymerase chain reaction-based assays. Med Mycol 2002; 40 (4): 333-57.

12 Fredricks DN, Smith C, Meier A. Comparison of six DNA extraction methods for recovery of fungal DNA as assessed by quantitative PCR. J Clin Microbiol 2005; 43 (10): 5122-8.

13 Rittenour WR, Park JH, Cox-Ganser JM, Beezhold DH, Green BJ. Comparison of DNA extraction methodologies used for assessing fungal diversity via ITS sequencing. J Environ Monit 2012; 14 (13): 766-74.

14 Vesper S. Traditional mould analysis compared to a DNA-based method of mould analysis. Crit Rev Microbiol 2011; 37 (1): 15-24.

15 Keswani J, Kashon ML, Chen BT. Evaluation of interference to conventional and real-time PCR for detection and quantification of fungi in dust. J Environ Monit 2005; 7 (4): 311-8.

16 Clark D, Pazdernik NJ. Fundaments of the polymerase chain reaction. In: Clark D, Pazdernik NJ, editors. Molecular biology. 2a ed. Oxford: Elsevier Inc., 2013; p. 163-93.

17 Hall L, Wohlfiel S, Roberts GD. Experience with the MicroSeq D2 large-subunit ribosomal DNA sequencing kit for identification of filamentous fungi encountered in the clinical laboratory. J Clin Microbiol 2004; 42 (2): 622-6.

18 Gupta AK, Simpson FC. Diagnosing onychomycosis. Clin Dermatol 2013; 31 (5): 540-3.

19 Gräser Y, Czaika V, Ohst T. Diagnostic PCR of dermatophytes: an overview. J Dtsch Dermatol Ges 2012; 10: 721-5.

20 El Fari M, Tietz HJ, Presber W, Sterry W, Gräser Y. Development of an oligonucleotide probe specific for Trichophyton rubrum. Br J Dermatol 1999; 141 (2): 240-5.

21 Kano R, Nakamura Y, Watanabe S, Tsujimoto H, Hasegawa A. Phylogenetic relation of Epidermophyton floccosum to the species of Microsporum and Trichophyton in chitin synthase 1 (CHS1) gene sequences. Mycopathologia 1999; 146 (3): 111-3.

22 Brillowska-Dabrowska A, Saunte DM, Arendrup MC. Five-hour diagnosis of dermatophyte nail infections with specific detection of Trichophyton rubrum. J Clin Microbiol 2007; 45 (4): 1200-4.

23 Garg J, Tilak R, Singh S, Gulati AK, Garg A, Prakash P, Nath G. Evaluation of pan-dermatophyte nested PCR in diagnosis of onychomycosis. J Clin Microbiol 2007; 45 (10): 3443-5.

24 Ebihara M, Makimura K, Sato K, Abe S, Tsuboi R. Molecular detection of dermatophytes and nondermatophytes in onychomycosis by nested polymerase chain reaction based on 28S ribosomal RNA gene sequences. Br J Dermatol 2009; 161 (5): 1038-44.

25 Uchida T, Makimura K, Ishihara K, Goto H, Tajiri Y, Okuma M, et al. Comparative study of direct polymerase chain reaction, microscopic examination and culture-based morphological methods for detection and identification of dermatophytes in nail and skin samples. J Dermatol 2009; 36 (4): 202-8.

26 Litz CE, Cavagnolo RZ. Polymerase chain reaction in the diagnosis of onychomycosis: a large, single-institute study. Br J Dermatol 2010; 163 (3): 511-4.

27 de Assis SD, de Carvalho Araújo RA, Kohler LM, Machado-Pinto J, Hamdan JS, Cisalpino PS. Molecular typing and antifungal susceptibility of Trichophyton rubrum isolates from patients with onychomycosis pre- and post-treatment. Int J Antimicrob Agents 2007; 29 (5): 563-9.

28 Arabatzis M, Bruijnesteijn van Coppenraet LE, Kuijper EJ, de Hoog GS, Lavrijsen AP, Templeton K, et al. Diagnosis of common dermatophyte infections by a novel multiplex real-time polymerase chain reaction detection/identification scheme. Br J Dermatol 2007; 157 (4): 681-9.

29 Reiss E, Tanaka K, Bruker G, Chazalet V, Debeaupuis JP, Hanazawa R, et al. Molecular diagnosis and epidemiology of fungal infections. Med Mycol 1998; 36 (1): 249-57.

30 Kan VL. Polymerase chain reaction for the diagnosis of candidaemia. J Infect Dis 1993; 168 (3): 779-83.

31 White TJ, Bruns T, Lee S, Taylor J. Amplification and direct sequencing of fungal ribosomal RNA genes for phylogenetics. En: Innis MA, Delfand DH, Sninsky JJ, White TJ (eds). PCR protocols. San Diego: Academic Press, 1990; p. 315-22.

32 Faergemann J, Baran R. Epidemiology, clinical presentation and diagnosis of onychomycosis. Br J Dermatol 2003; 149 (65): 1-4.

33 Jensen RH, Arendrup MC. Molecular diagnosis of dermatophyte infections. Curr Opin Infect Dis 2012; 25 (2): 126-34.

34 Park S, Wong M, Marras SA, Cross EW, Kiehn TE, Chaturvedi V, et al. Rapid identification of Candida dubliniensis using a species-specific molecular beacon. J Clin Microbiol 2000; 38 (8): 2829-36.

35 Tyagi S, Kramer FR. Molecular beacons: probes that fluoresce upon hybridisation. Nat Biotechnol 1996; 14 (3): 303-8.

36 Brandt M, Padhye A, Mayer LW, Holloway BP. Utility of random amplified polymorphic DNA PCR and TaqMan automated detection in molecular identification of Aspergillus fumigatus. J Clin Microbiol 1998; 36 (7): 2057-62.

37 Kappe R, Fauser C, Okeke CN, Maiwald M. Universal fungus-specific primer systems and group-specific hybridisation oligonucleotides for 18S rDNA. Mycoses 1996; 39 (1-2): 25-30.

38 Medlin L, Elwood HJ, Stickel S, Sogin ML. The characterization of enzymatically amplified eukaryotic 16-S like rRNA-coding regions. Gene 1988; 71 (2): 491-9.

39 Hopfer RL, Walden P, Setterquist S, Highmith WE. Detection and differentiation of fungi in clinical specimens using polymerase chain reaction (PCR) amplification and restriction enzyme analysis. J Med Vet Mycol 1993; 31 (1): 65-75.

40 Einsele H, Hebart H, Roller G, Löffler J, Rothenhofer I, Müller CA, et al. Detection and identification of fungal pathogens in blood by using molecular probes. J Clin Microbiol 1997; 35 (6): 1353-60.

41 Van Burik JA, Myerson D, Schreckhise RW, Bowden RA. Panfungal PCR assay for the detection of fungal infection in human blood specimens. J Clin Microbiol 1998; 36 (5): 1169-75.

42 Nenoff P, Krüger C, Schaller J, Ginter-Hanselmayer G, Schulte-Beerbühl R, Tietz HJ. Mycology-an update Part 2: dermatomycoses: clinical picture and diagnostic. J Dtsch Dermatol Ges 2014; 12 (9): 749-77.

12

Onicomicosis: importancia del estudio histopatológico

Paola Flores-Gavilán ▪ Sonia Toussaint-Caire ▪ Roberto Arenas

Conceptos principales

- El examen histopatológico de recortes de uñas es la técnica más sensible para el diagnóstico de onicomicosis.
- Es necesario realizar tinciones especiales, tales como ácido peryódico de Schiff (PAS) y metenamina de plata de Grocott (GMS) para detectar la presencia de estructuras fúngicas.
- Se puede sospechar el microorganismo causal sobre la base de su morfología; no obstante, no es posible identificarlo con precisión.

"Onicomicosis" es el término que se utiliza para definir la infección fúngica de una o más unidades ungueales, causada principalmente por dermatofitos, levaduras o mohos no dermatofitos. Representa la onicopatía más frecuente en adultos (hasta el 50% de las enfermedades ungueales); afecta aproximadamente el 5%-13% de la población general y aumenta proporcionalmente con la edad.[1, 2] La presentación clínica es variable y puede semejar la de otras enfermedades ungueales, por lo que deben realizarse pruebas diagnósticas para confirmar la presencia de hongos.[3]

Habitualmente la onicomicosis se diagnostica mediante dos métodos estándares: el examen directo con hidróxido de potasio (KOH) y negro de clorazol y los cultivos fúngicos. No obstante, en algunos estudios, estas técnicas han mostrado una baja sensibilidad, lo que puede demorar el diagnóstico y a su vez generar onicodistrofia total, en cuyo caso las tasas de recuperación son bajas aunque se administre tratamiento.[2, 4] Por lo tanto, cuando los resultados de estas técnicas son negativos, el examen histopatológico es de utilidad, ya que puede ayudar a determinar el grado de invasión fúngica, sugerir un posible microorganismo causal o descartar la infección al proponer un diagnóstico alternativo.[2, 5]

Las uñas infectadas son muy diferentes a las sanas desde el punto de vista clínico e histopatológico. La microscopia electrónica es útil para caracterizar la estructura microscópica de la lámina ungueal en uñas sanas y afectadas. Las uñas sanas presentan una superficie lisa compuesta por capas paralelas de células planas y queratinizadas llamadas onicocitos, que forman una barrera compacta. La lámina ungueal sana tiene un grosor promedio de 0,49 mm y una densidad de 1,34 g/cm^3. Por su parte, las uñas afectadas por onicomicosis presentan una superficie fragmentada y levantada con separación intercelular, lo que indica una alteración de la rigidez; además, tienden a ser más gruesas (1,29 mm) y a tener menor densidad (1,29 g/cm^3) que las uñas sanas, lo que se traduce en una lámina más porosa.[5, 6]

Se sabe que los dermatofitos producen diversas proteasas y lipasas que hidrolizan la queratina, el colágeno y la elastina, lo que altera la matriz ungueal, afecta las interacciones celulares y les permite invadir la lámina ungueal, lo cual explica los cambios observados microscópicamente.[7, 8]

El tipo más frecuente de biopsia ungueal para diagnosticar onicomicosis es el recorte de la lámina ungueal teñida con tinciones especiales para hongos; actualmente esta técnica se considera el método de referencia por su alta sensibilidad. Es el método diagnóstico más utilizado, ya que es un procedimiento indoloro para el paciente, además de ser rápido, sencillo y económico.

Los recortes son fragmentos de la lámina ungueal cortados de su porción más distal, que, según estudios publicados, deben tener al menos 4 mm de largo para mejorar el rendimiento diagnóstico; posteriormente estas muestras son procesadas y teñidas para su evaluación histopatológica.[9, 10]

Mediante la tinción con hematoxilina y eosina (H&E), el estudio histopatológico muestra distrofia de la lámina ungueal con capas de queratina disociadas (Figura 12.1), así como la presencia de paraqueratosis y glóbulos de plasma. Estos hallazgos, de acuerdo con varios estudios realizados, son estadísticamente y significativamente más frecuentes en las biopsias positivas para elementos fúngicos que en aquellas en las que no se encuentran. El hallazgo de neutrófilos y bacterias es variable y no es estadísticamente diferente con la presencia o la ausencia de hongos. Todos estos hallazgos microscópicos son más frecuentes y se observan más fácilmente en la parte ventral de la lámina ungueal, que se encuentra en contacto con el lecho ungueal. En los casos de onicomicosis blanca superficial, los elementos fúngicos suelen encontrarse en la superficie dorsal de la lámina ungueal.[10, 11]

Las hifas fúngicas presentes en los cortes teñidos con H&E son difíciles de visualizar, por lo que se requieren tinciones especiales para hongos con el fin de resaltar su presencia. Las coloraciones histológicas más empleadas son el ácido peryódico de Schiff (PAS) y la metenamina de plata de Grocott (GMS). La tinción de PAS consiste en exponer el tejido al ácido peryódico, que oxida los grupos hidroxilos de los polisacáridos de la pared celular y los convierte en dialdehídos. Los dialdehídos reaccionan con el reactivo de Schiff y producen un compuesto de color rojo magenta. El fondo es de color rosa pálido, mientras que las membranas celulares de los hongos se tiñen de rojo magenta. Para la técnica GMS, se usa ácido crómico para oxidar los grupos hidroxilos y formar aldehídos, que luego reaccionan con el nitrato de plata y lo reducen a plata metálica, lo que los vuelve visibles. El fondo del extendido es verde claro, mientras que las hifas se tiñen de marrón oscuro o negro.[1]

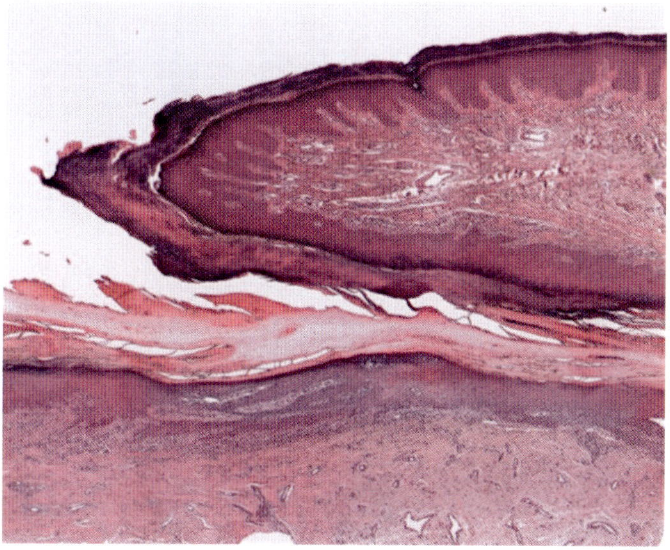

Figura 12.1 Biopsia ungueal longitudinal de una uña afectada por onicomicosis. Se observa una lámina ungueal distrófica sobre el epitelio de la matriz y porción proximal del lecho ungueal; la superficie es irregular y fragmentada con focos de paraqueratosis.

Por un tiempo, se pensó que la técnica GMS era superior a la tinción con PAS para detectar estructuras fúngicas en las biopsias. Sin embargo, después de haberse realizado varios estudios, se llegó a la conclusión de que lo que mejoraba la detección de los hongos era el nivel de profundidad del corte y no el método de tinción. Si bien no se encontraron diferencias significativas entre los dos métodos, se observó que la tinción con PAS es un método más rentable.[1, 2, 12]

Pese a que las estructuras fúngicas se visualizan adecuadamente con estas tinciones especiales, el examen histológico no permite identificar con precisión el microorganismo causal; sin embargo, puede sugerir el patógeno implicado mediante el análisis de su morfología.

Habitualmente, se sospecha una infección dermatofítica cuando se observan hifas tabicadas que se extienden de forma paralela a la superficie de la uña (Figura 12.2).

Se sospecha la presencia de levaduras cuando se observan pequeñas esporas redondeadas, algunas incluso en gemación, seudohifas y filamentos cortos. Las esporas con seudohifas pueden ser contaminantes (Figura 12.3).

Se sospecha infección por mohos no dermatofitos cuando se identifican esporas truncadas con hifas delgadas que perforan la lámina ungueal de forma vertical.

Si bien los dermatofitos son los principales organismos causales de onicomicosis, se han descrito infecciones por otros hongos no dermatofitos tales como *Aspergillus* spp., *Alternaria* spp., *Scopulariopsis brevicaulis*, *Emericella quadrilineata* y otros microorganismos como *Prototheca* spp., e incluso cuerpos de Medlar en un caso de melanoniquia.[13-17]

Una manifestación clínica infrecuente de onicomicosis causada por dermatofitos es el dermatofitoma, que por lo general se manifiesta como una banda amarilla longitudinal o una mancha blanca o amarilla. En el estudio histológico se observa una masa densa de hifas.[10]

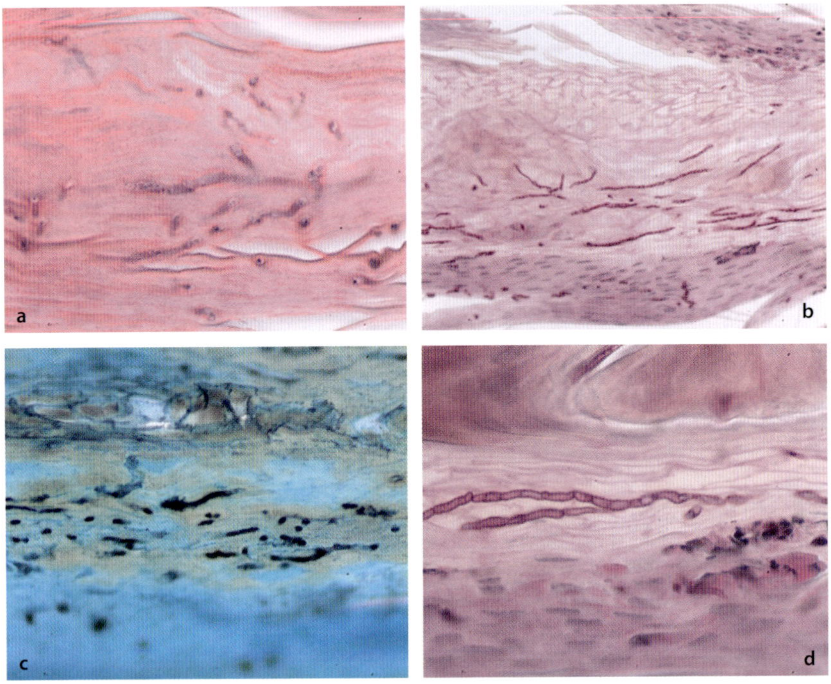

Figura 12.2 Examen histológico de onicomicosis por dermatofitos. **a** Tinción H&E en la que se observan hifas translúcidas que se extienden entre corneocitos. **b** Tinción de PAS que resalta las hifas de color rojo magenta, las cuales son regulares y se disponen paralelas a la superficie ungueal. **c** Hifas teñidas de negro con metenamina de plata de Grocott. **d** Mayor acercamiento con tinción con PAS en la que se observan hifas regulares, ramificadas y tabicadas.

Rara vez se realizan biopsias por sacabocado de la lámina y del lecho ungueal o se practican biopsias ungueales longitudinales, salvo cuando se sospecha la presencia de otras enfermedades inflamatorias ungueales. Cuando se toman estas muestras, la imagen histológica presenta hiperqueratosis subungueal con zonas de paraqueratosis o focos de neutrófilos, dermatitis psoriasiforme con hiperplasia del epitelio del lecho ungueal y espongiosis variable con exocitosis de neutrófilos. Con este método, se puede realizar el diagnóstico diferencial entre una onicomicosis y otras onicopatías como psoriasis, liquen plano o incluso un hematoma. La psoriasis puede ser difícil de distinguir de la onicomicosis mediante el examen clínico e histopatológico.[5]

La sensibilidad del examen con KOH es del 53%-76% y la del cultivo micológico, del 35%-53%; ambos son dependientes de la muestra. No obstante, el cultivo permite identificar la especie de hongo y la sensibilidad a los antimicóticos, aunque se requiere de períodos prolongados de incubación para realizar el diagnóstico. La tinción de recortes de uñas con PAS es el método que presenta una mayor sensibilidad, que de acuerdo a diferentes estudios oscila entre el 75% y el 92%, por lo que se considera el método de referencia para el diagnóstico. Esta es la técnica con menor probabilidad de verse afectada por el método de obtención de la muestra, además de ser la más sensible para monitorizar infección residual después de un tratamiento antifúngico adecuado. La combinación de las diferentes técnicas ha demostrado una disminución en el número de resultados falsos negativos. La tinción con PAS combinada

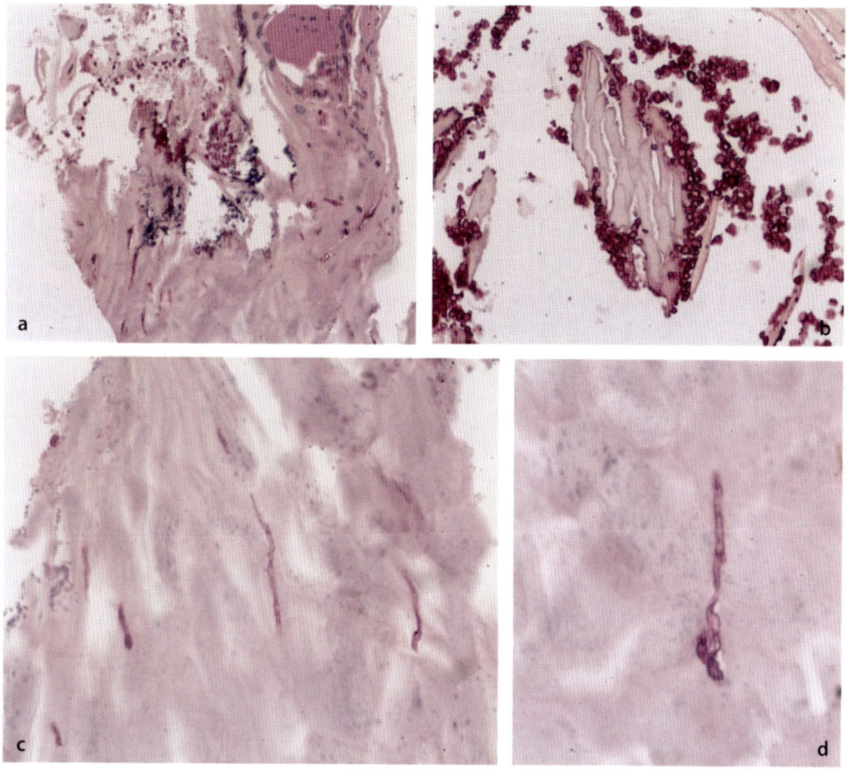

Figura 12.3 Onicomicosis por *Candida* observada en un corte histológico teñido con H&E. **a** Lámina ungueal distrófica con paraqueratosis, plasma, colonias bacterianas y esporas teñidas de color rojo magenta. **b** Múltiples esporas redondeadas pequeñas mezcladas con queratina. **c-d** Filamentos cortos y delgados y seudohifas orientados de forma vertical con respecto a la lámina ungueal.

con el examen con KOH tiene una sensibilidad del 89%-99,4%, mientras que la combinación de tinción con PAS y cultivo presenta una sensibilidad del 93%-96%. No obstante, la tinción con PAS como único método diagnóstico demostró tener una mayor sensibilidad (88,8%) que la combinación de microscopia directa con KOH y cultivo. En consecuencia, si se combinan la tinción de recortes de uñas con PAS con el examen con KOH o con el cultivo se pueden obtener niveles más elevados de sensibilidad y de valores predictivos negativos.[4, 11, 18]

Si bien el estudio histopatológico es una prueba diagnóstica relativamente rápida, es necesario fijar la uña, deshidratarla, embeberla en parafina y cortarla antes de teñirla.[3] Una biopsia ungueal puede ser técnicamente más difícil de procesar que una muestra cutánea de rutina debido a la queratina dura de la lámina ungueal; por lo tanto, es necesario realizar un tratamiento previo con emolientes para obtener cortes de buena calidad. Son emolientes útiles el hidróxido de potasio (KOH), el fenol al 4%, el ácido tricloroacético al 5% en formalina al 10%, el aceite de cedro, las soluciones que ablandan la quitina y contienen cloruro de mercurio y el hidróxido de sodio (NaOH). Este último ha demostrado recientemente mejorar la facilidad del corte y la adherencia al portaobjetos, aunque se han reportado colores más pálidos al teñirlo con PAS, así como daños a diferentes pigmentos como melanina y hemosiderina.[10, 19]

Recientemente se han descrito nuevas técnicas para la detección de dermatofitos. Una de ellas es la microscopia de fluorescencia, que se basa en la fluorescencia de algunos hongos patógenos bajo la luz ultravioleta, como la producida por la lámpara de Wood. Para llevar a cabo este método, se observan cortes teñidos con hematoxilina y eosina con un microscopio de fluorescencia. Con esta técnica, el hongo presenta un anillo fluorescente brillante nítido en la periferia, por lo que no es necesario invertir tiempo en realizar tinciones especiales. Otras pruebas son la citometría de flujo, la inmunohistoquímica, la microscopia de contraste de fases, la tomografía de coherencia óptica y las técnicas diagnósticas rápidas basadas en la detección de ADN, como la reacción en cadena de la polimerasa (PCR). No obstante, estos métodos son limitados y poco accesibles para la práctica clínica diaria debido a los altos costos, así como a su complejidad y su poca disponibilidad.[18, 20]

Síntesis para el profesional

El examen histológico de recortes de uñas es una técnica simple y relativamente rápida para diagnosticar onicomicosis. Los cortes suelen requerir tinciones especiales como PAS o GMS para detectar la presencia de hifas. La tinción de recortes de uñas con PAS es la técnica con mayor sensibilidad, por lo que se considera el método de referencia. No obstante, se recomienda combinarla con el examen directo con KOH o con el cultivo micológico para mejorar la sensibilidad diagnóstica.

El examen histológico no permite identificar con precisión el hongo causal; sin embargo, puede sugerir el patógeno implicado en función de su estudio morfológico. Los dermatofitos presentan hifas tabicadas regulares paralelas a la superficie ungueal; las levaduras presentan esporas redondeadas, seudohifas y filamentos cortos, y los mohos no dermatofitos presentan esporas truncadas con hifas delgadas que perforan la lámina ungueal de forma vertical.

Reflexiones clínicas

- La tinción de recortes de uñas con PAS es el método de referencia para diagnosticar onicomicosis. Habitualmente se realiza cuando los resultados del examen con KOH o de los cultivos micológicos son negativos y el grado de sospecha es alto.
- La morfología de los hongos puede sugerir el organismo causal.
- Cuando se practica una biopsia longitudinal del aparato ungueal, se observa hiperqueratosis subungueal con zonas de paraqueratosis o focos de neutrófilos, hiperplasia psoriasiforme del epitelio del lecho ungueal y espongiosis variable con exocitosis de neutrófilos.
- Las biopsias ungueales permiten descartar otras onicopatías. La psoriasis es el principal diagnóstico diferencial.
- Si bien la biopsia ungueal es una técnica relativamente simple y rápida, puede ser técnicamente difícil de procesar.
- Se recomienda combinar distintas pruebas para mejorar la sensibilidad diagnóstica.

Bibliografía

1 Barak O, Asarch A, Horn T. PAS is optimal for diagnosing onychomycosis. J Cutan Pathol 2010; 37: 1038-40.

2 Reza Kermanshahi T, Rhatigan R. Comparison between PAS and GMS stains for the diagnosis of onychomycosis. J Cutan Pathol 2010; 37: 1041-4.

3 Gupta A, Simpson FC. Diagnosing onychomycosis. Clin Dermatol 2013; 31: 540-3.

4 Jeelani S, Ahmed QM, Lanker AM, Hassan I, Jeelani N, Fazili T. Histopathological examination of nail clippings using PAS staining (HPE-PAS): gold standard in diagnosis of Onychomycosis. Mycoses 2015; 58: 27-32.

5 André J, Sass U, Richert B, Theunis A. Nail pathology. Clin Dermatol 2013; 31: 526-39.

6 Baraldi A, Jones SA, Guesné S, Traynor MJ, McAuley WJ, Brown MB, Murdan S. Human nail plate modifications induced by onychomycosis: implications for topical therapy. Pharm Res 2015; 32: 1626-33.

7 Monod M. Secreted proteases from dermatophytes. Mycopathologia 2008; 166: 285-94.

8 Hellgren L, Vincent J. Lipolytic activity of some dermatophytes. II. Isolation and characterisation of the lipase of Epidermophyton floccosum. J Med Microbiol 1981; 14 (3): 347-50.

9 Neto JF, Tchornobay AM. How the nail clipping helps the dermatologist. An Bras Dermatol 2009; 84 (2): 173-6.

10 Stephen S, Tosti A, Rubin AI. Diagnostic applications of nail clippings. Dermatol Clin 2015; 33: 289-301.

11 Mayer E, Izhak OB, Bergman R. Histopathological periodic acid–schiff stains of nail clippings as a second-line diagnostic tool in onychomycosis. Am J Dermatopathol 2012; 34: 270-3.

12 D'Hue Z, Perkins SM, Billings SD. GMS is superior to PAS for diagnosis of onychomycosis. J Cutan Pathol 2008; 35: 745-7.

13 Arrese JE, Piérard-Franchimont C, Piérard C. Onychomycosis and keratomycosis caused by Alternaria sp. A bipolar opportunistic infection in a wood-pulp worker on chronic steroid therapy. Am J Dermatopathol 1996; 18 (6): 611-3.

14 Stefanato CM, Verdolini R. Histopathologic evidence of the nondermatophytic mould Scopulariopsis brevicaulis masking the presence of dermatophytes in a toenail infection. J Cutan Pathol 2009; 36 (1): 8-12.

15 Sharma D, Capoor MR, Ramesh V, Gupta S, Shivaprakash MR, Chakrabarti A. A rare case of onychomycosis caused by Emericella quadrilineata (Aspergillus tetrazonus). Indian J Med Microbiol 2015; 33: 314-6.

16 Ko CJ, Sarantopoulos GP, Pai G, Binder SW. Longitudinal melanonychia of the toenails with presence of Medlar bodies on biopsy. J Cutan Pathol 2005; 32: 63-5.

17 Gandham NR, Vyawahare CR, Chadhaury N, Shinde RA. Onychoprotothecosis: an uncommon presentation of protothecosis. Indian J Med Microbiol 2015; 33: 435-7.

18 Stewart CL, Rubin AI. Update: nail unit dermatopathology. Dermatol Ther 2012; 25: 551-68.

19 Nazarian RM, Due B, Deshpande A, Duncan LM, Misdraji J. An improved method for surgical pathology testing for onychomycosis. J Am Acad Dermatol 2012; 66 (4): 655-60.

20 Estela Cubells JR, Victoria Martínez AM, Martínez Leboráns L, Alegre de Miquel V. Fluorescence microscopy as a diagnostic tool for dermatophytosis. Am J Dermatopathol 2016; 38 (3): 208-10.

13

Dermatoscopia

Miriam América Jesús-Silva ▪ Rodrigo Roldán-Marín ▪
Daniel Asz-Sigall ▪ Roberto Arenas

Conceptos principales

- La dermatoscopia es una técnica no invasiva que ha demostrado ser un complemento importante para la evaluación de onicopatías.
- Se han descrito signos dermatoscópicos distintivos de onicomicosis como el borde proximal irregular con picos en la zona con onicólisis, estrías longitudinales y melanoniquia longitudinal u homogénea:
- La región del borde proximal irregular nunca es lineal y presenta estructuras puntiagudas (picos) con pigmentación mate.
- El patrón de estrías longitudinales se observa con más frecuencia en pacientes con onicomicosis distrófica total u onicomicosis subungueal distal y lateral.
- La presencia de un borde lineal permite descartar onicomicosis y es indicativa de onicólisis traumática.
- En los casos de melanoniquia fúngica longitudinal, la banda de pigmentación es más ancha en la zona distal y se afina en sentido proximal.

Introducción

Las onicopatías se encuentran entre las afecciones dermatológicas más frecuentes, ya sea como manifestación de enfermedades primarias o asociadas a otras patologías sistémicas. Entre estas, la onicomicosis es una de las afecciones ungueales más comunes y representa casi el 50% de las onicopatías. Con respecto a las enfermedades cutáneas, tiene una prevalencia del 0,44%, mientras la prevalencia mundial varía del 2% al 50%.[1] Afecta principalmente a adultos de 30-60 años de edad.

El diagnóstico diferencial de onicomicosis incluye enfermedades inflamatorias tales como psoriasis, lupus eritematoso, liquen plano, liquen estriado, alopecia *areata* y pitiriasis *rubra pilaris*, además de enfermedades sistémicas (amiloidosis, diabetes mellitus, porfiria, distiroidismo). Las enfermedades infecciosas que pueden asemejarse a la onicomicosis son las verrugas virales y la paroniquia crónica. También es preciso incluir en el diagnóstico diferencial los traumatismos de origen cosmético (manicura o pedicura), traumatismos secundarios (calzado apretado o fricción) y tumores del aparato ungueal (carcinoma espinocelular, melanoma o fibroma digital).[2]

Es importante formular un diagnóstico preciso porque el tratamiento de la onicomicosis puede ser prolongado y costoso y puede verse acompañado de efectos adversos graves.[2] Actualmente, el diagnóstico se realiza mediante el examen clínico conjuntamente con el examen con hidróxido de potasio (KOH), seguido de cultivo de la muestra.[3, 4]

El examen con KOH y los cultivos fúngicos tienen una sensibilidad del 72%-80% y del 20%-53%, respectivamente, y una especificidad del 72%-76% y del 82%-100%, respectivamente. La sensibilidad y la especificidad de estas pruebas pueden variar significativamente en función de la experiencia del micólogo que las lleve a cabo, y se emplea una técnica adecuada para la obtención de la muestra.[5, 6] El material ungueal obtenido por raspado de la porción distal de la uña suele contener contaminantes fúngicos y bacterianos presentes en la "entrada" de la lesión ungueal que produjo el patógeno real. Por lo tanto, las muestras para el examen micológico deben obtenerse de la porción más proximal de la lesión ungueal, porque de ese modo existe una mayor probabilidad de detectar el hongo responsable de la invasión ungueal. Sin embargo, puede ser incómodo e incluso doloroso porque requiere introducir instrumentos por debajo de la lámina ungueal.[6]

La dermatoscopia es una técnica no invasiva que se usa mucho para diagnosticar lesiones de origen melanocítico y no melanocítico y enfermedades inflamatorias e infecciosas. Recientemente se comenzó a usar como método diagnóstico no invasivo para la evaluación de onicomicosis.[7-9]

Epidemiología

La onicomicosis es un problema dermatológico frecuente que puede provocar morbilidad significativa. Es una micosis crónica de las uñas que puede afectar el lecho ungueal, la lámina ungueal y la matriz ungueal. Es difícil de tratar, y con frecuencia se observan recidivas y reinfecciones.[10, 11] Esta onicopatía puede ser causada por dermatofitos, hongos levaduriformes y mohos no dermatofitos.[12-15] Los estudios parecen indicar que en general la incidencia es mucho más alta en adultos que en niños: afecta al 0,6% de los menores de 18 años, aproximadamente al 10%-20% de los adultos y al 15%-40% de los ancianos. En los Estados Unidos, la incidencia y la prevalencia de onicomicosis en la población general varían del 2% al 4% y alcanzan hasta el 13% en varones finlandeses.[16] La incidencia aumenta con la edad, y casi el 30% de los pacientes son mayores de 60 años. Si bien es infrecuente, la infección puede afectar a niños, lo que se debe muy probablemente al uso de calzado oclusivo.[17] Algunos de los factores que contribuyen a causar esta enfermedad son la humedad, el calzado oclusivo, el traumatismo ungueal reiterado, la predisposición genética y las enfermedades concomitantes, tales como tiña de los pies, diabetes mellitus, obesidad, vasculopatía periférica e infección por el VIH, así como otros tipos de inmunodepresión.[18] También se asocia de manera significativa con psoriasis.[19, 20] Estas enfermedades pueden contribuir a causar susceptibilidad a onicomicosis por el crecimiento deficiente o más lento de las uñas (debido a la edad o a la mala circulación), la deficiencia de la función inmunitaria o el traumatismo ungueal (neuropatía diabética, alteraciones ungueales por psoriasis). La vasoconstricción o la hipoxemia debidas a la exposición a la nicotina o a vasculopatía periférica pueden aumentar más el riesgo de onicomicosis.

La mayoría de los casos de onicomicosis son causados por tres géneros de dermatofitos: *Trichophyton*, *Microsporum* y *Epidermophyton*. Son varios los hongos que pueden causar onicomicosis, pero en todo el mundo predominan tres especies: *T. rubrum*, *T. mentagrophytes* y *E. floccosum*. *T. rubrum* se aísla en el 60%-80% de los casos; *T. mentagrophytes*, en el 20%, y *E. floccosum*, en el 10%.[21-25] El resto de los casos son causados por mohos no dermatofitos tales como *Scopulariopsis* y *Neoscytalidium hyalinum* (antiguamente denominado *Scytalidium*). A escala mundial, el primer y el segundo microorganismo causal en orden de frecuencia son *T. rubrum* y *T. mentagrophytes*.[26] De los hongos levaduriformes, el género más frecuente es *Candida*.

Cuadro clínico

Existen diferentes variantes de onicomicosis clasificadas según el grado de afección.

Onicomicosis subungueal distal y lateral (OSDL). Es la variante más frecuente. Afecta principalmente el hiponiquio y los bordes laterales; se extiende en sentido proximal y causa hiperqueratosis subungueal.[27, 28] El hongo invade la porción proximal y migra a través de la matriz ungueal subyacente.[27, 29] Se observa una inflamación leve que produce paraqueratosis e hiperqueratosis subungueal, lo que genera onicólisis y engrosamiento de la región subungueal, así como cambios de color de la lámina ungueal secundarios a sobreinfección por bacterias y mohos.[27]

Onicomicosis blanca superficial. Es mucho menos frecuente que la OSDL. Afecta la superficie de la uña, pero no el lecho ungueal.[28] Rara vez se observa la destrucción total de la uña, pero el hongo puede desplazarse a través de la lámina ungueal e infectar la capa córnea del lecho ungueal y el hiponiquio.[27] Desde el punto de vista clínico, se caracteriza por presentar "islas blancas" opacas bien definidas en la porción externa de la lámina. Cabe también destacar que la uña se vuelve rugosa, blanda y friable.[27, 28] La mayoría de las veces el hongo invade las uñas de los pies. Este subtipo puede observarse en pacientes con inmunodepresión (sida) o en niños pequeños, cuyas uñas de los pies son delgadas.[29]

Onicomicosis subungueal proximal (OSP). Afecta la porción proximal de la matriz ungueal y puede acompañarse de paroniquia, si el organismo causal es *Candida* spp.[29] En esta variante de onicomicosis, es importante descartar cualquier causa de inmunodepresión porque no es un subtipo muy común. Se observa cuando el hongo invade la unidad ungueal a través del pliegue ungueal proximal por la zona de la cutícula y penetra en la lámina ungueal recién formada, tras lo cual migra en sentido distal.[27] Se pueden observar hiperqueratosis subungueal, onicólisis proximal, leuconiquia y destrucción de la lámina ungueal.[28] En los casos de OSP con paroniquia secundarios a infección por *Candida*, se observan bandas opacas de onicólisis a lo largo de los bordes laterales de la lámina ungueal.[28, 29]

Onicomicosis distrófica total (ODT). Se caracteriza por la destrucción total de la lámina ungueal.[27, 28] Existen dos variantes principales: ODT secundaria, causada por la progresión de cualquiera de los distintos tipos de onicomicosis hasta el último estadio, y ODT primaria, debida a candidiasis mucocutánea crónica; en este caso, todos los tejidos del aparato ungueal pueden estar afectados simultáneamente.[29]

Melanoniquia fúngica. Se caracteriza por la pigmentación marrón o negra de la unidad ungueal; puede acompañarse de distrofia y elevación de la lámina, secundaria a hiperqueratosis subungueal. Es común observar inflamación periungueal.[30] La melanoniquia fúngica puede ser longitudinal (*T. rubrum* var. *nigricans*) o presentar pigmentación marrón difusa (*Neoscytalidium dimidiatum*, *Aspergillus niger*). En los casos de melanoniquia longitudinal, la banda de pigmentación es más ancha en la zona distal y se afina en sentido proximal (extensión de la infección desde la zona distal a la proximal). También hay una variante de onicomicosis superficial que puede denominarse "onicomicosis negra superficial", frecuentemente causada por *Aspergillus niger* y habitualmente acompañada de inflamación periungueal y pigmentación negra del pliegue ungueal proximal.[30]

Indicios diagnósticos

El empleo de dermatoscopia para el estudio de onicopatías es reciente. En un principio, se usaba principalmente para estudiar los cambios de color de las uñas, pero actualmente varios estudios han demostrado su utilidad para evaluar diversos trastornos ungueales, incluida la onicomicosis.[1, 31]

El estudio debe incluir el pliegue ungueal proximal y el hiponiquio y se debe usar gel de ecografía a fin de mejorar la adherencia de la lente a la superficie, sobre todo al evaluar casos de melanoniquia. Para estudiar la superficie de la lámina ungueal, se debe quitar el gel porque podría cubrir anomalías de la superficie.[31]

En los casos de onicomicosis, la principal ventaja de la dermatoscopia es que permite diferenciar esta infección de la onicólisis por traumatismo[1] o de la melanoniquia verdadera.[32]

Hay tres hallazgos dermatoscópicos que son exclusivos de la onicomicosis: borde proximal irregular con picos en la zona afectada por onicólisis,[8] estrías longitudinales y terminación distal irregular (aspecto derruido):[9, 33]

- Borde proximal irregular con picos en la zona afectada por onicólisis: el borde proximal de la zona con onicólisis tiene un borde irregular con indentaciones longitudinales blancuzcas orientadas hacia el pliegue ungueal proximal (picos). Este patrón se observa mejor con un aumento de 20x[8, 9] y es característico de la ODT y de la onicomicosis subungueal distal y lateral (Figura 13.1).[8] Los picos corresponden al inicio de la invasión fúngica en la zona de menor adherencia.[8, 33]
- Estrías longitudinales: también llamado "signo de la aurora boreal".8 Se pueden observar estrías de distintos colores en la lámina ungueal afectada por onicólisis; los colores pueden ser blanco, amarillo, naranja y marrón y corresponden a la reflexión del color de las colonias, las escamas y los residuos subungueales y su avance a lo largo de la lámina ungueal (Figura 13.2).[8, 9] Este patrón se observa mejor con un aumento de 40x8 y es característico de la onicomicosis subungueal distal y lateral.
- Terminación distal irregular o aspecto derruido: se caracteriza por la presencia de zonas con indentaciones en la porción ventral de la uña, que le dan un aspecto queratósico que corresponde a la acumulación de residuos dérmicos y pulverización distal característica del engrosamiento de la lámina ungueal en la ODT (Figura 13.3). La ausencia de estrías longitudinales subungueales distales en el examen clínico se explica por el nivel avanzado de invasión fúngica.

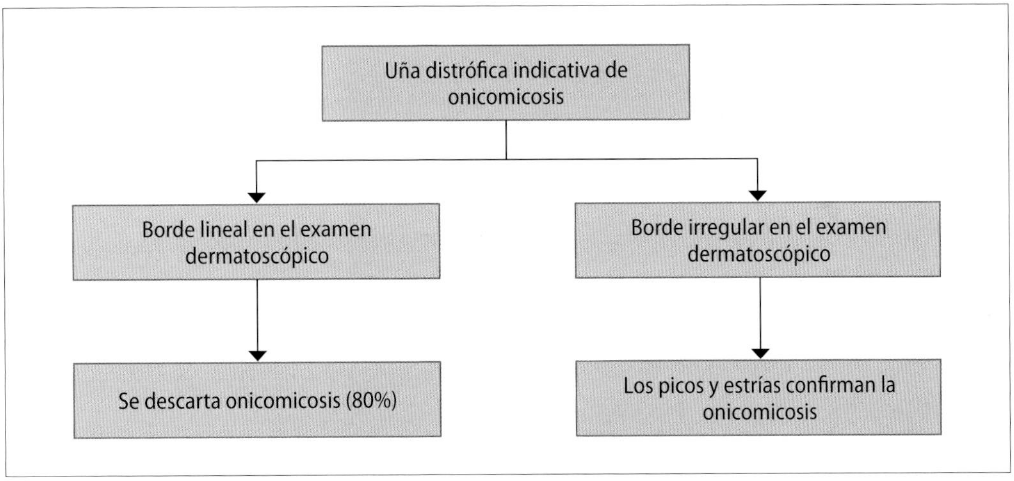

En los casos de melanoniquia fúngica, el hallazgo dermatoscópico más frecuente puede ser la pigmentación homogénea (marrón, gris o negra), que se manifiesta con líneas pigmentadas o coloración irregular (Figura 13.4). También pueden observarse agregados de pigmento

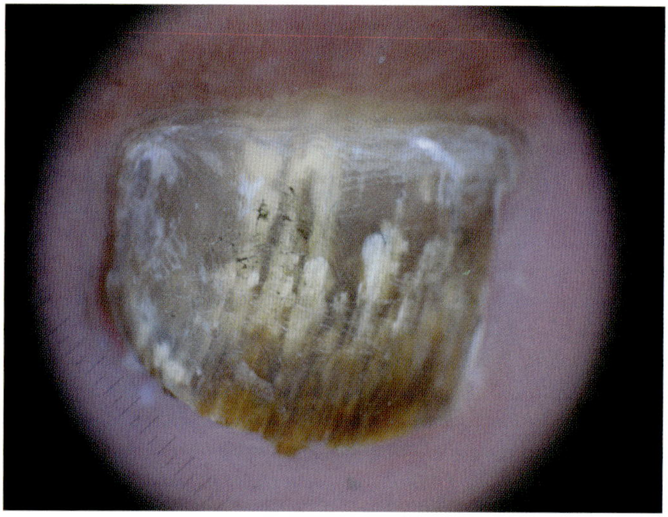

Figura 13.1 Borde proximal irregular con picos en la zona afectada por onicólisis: patrón con picos, indentaciones en el borde proximal de la zona con onicólisis.

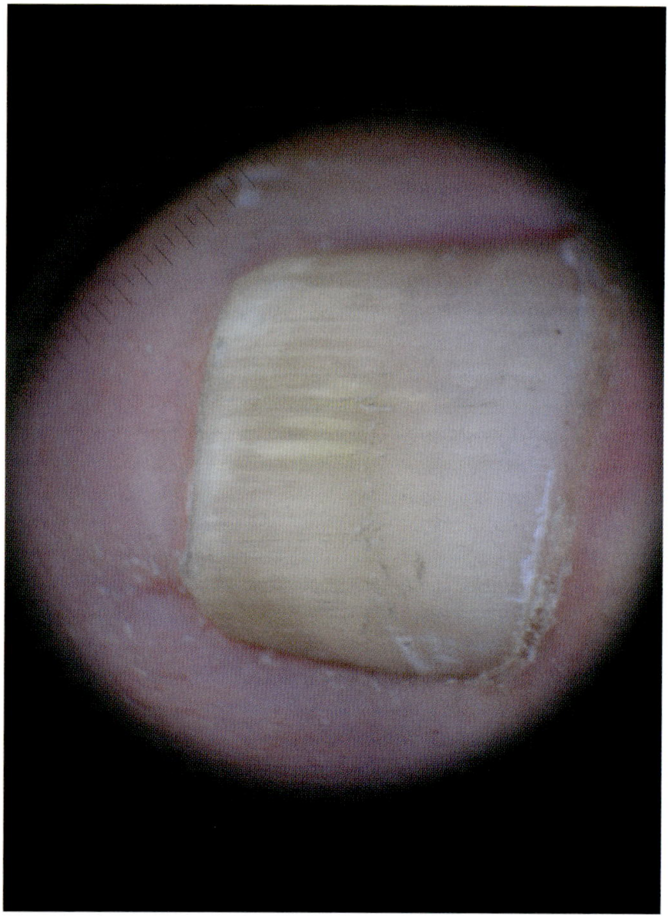

Figura 13.2 Estrías longitudinales. Estrías longitudinales de distintos colores en la lámina ungueal afectada por onicólisis.

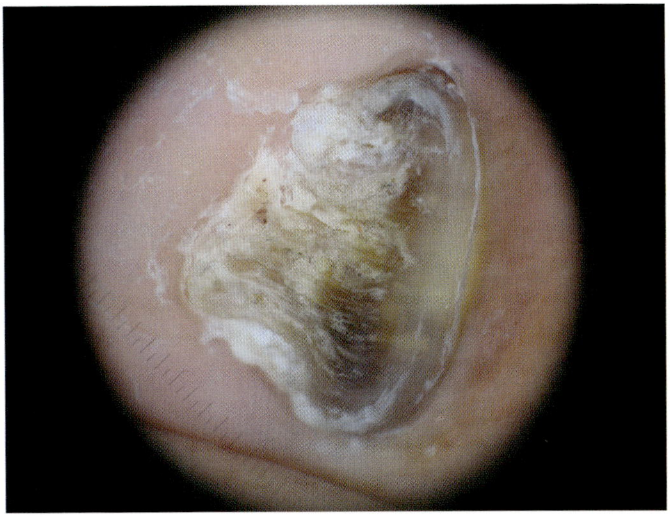

Figura 13.3 Terminación irregular distal (aspecto derruido): pulverización distal característica del engrosamiento de la lámina ungueal.

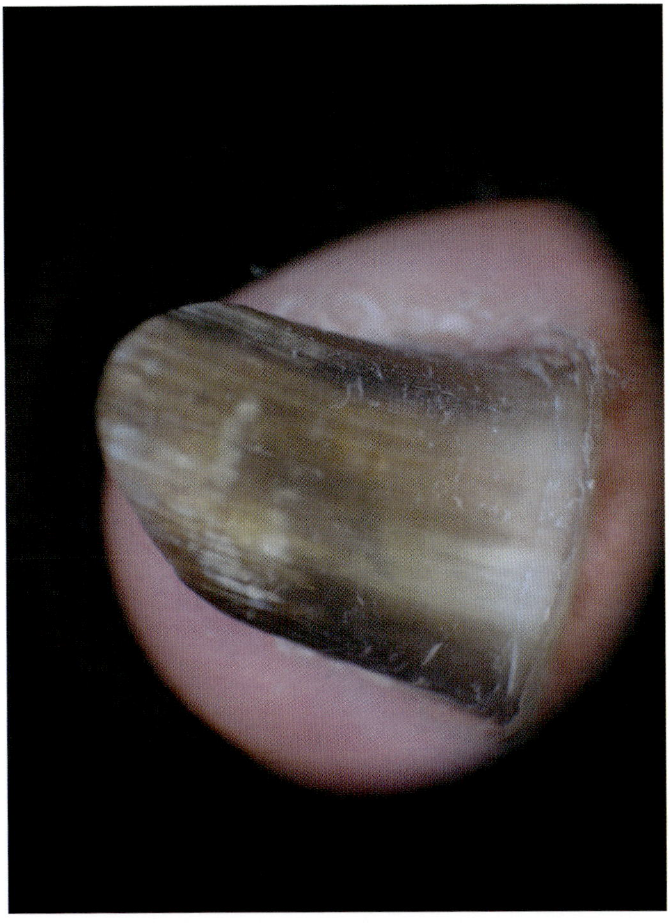

Figura 13.4 Melanoniquia. Estructuras con pigmentación homogénea (negra) y acumulación de pigmento que forman estructuras más grandes e irregulares de diferentes colores.

negro que pueden corresponder a gránulos gruesos (estructuras redondeadas de color negro mate de más de 0,1 mm) o acumulación de pigmento (múltiples gránulos gruesos que forman estructuras grandes de forma irregular).[32]

Otros signos dermatoscópicos que permiten diferenciar la melanoniquia fúngica de otras afecciones son los siguientes:[32]

- Pigmentación de varios colores (amarillo, marrón, gris, negra o roja).
- Pigmentación de color negro mate (líneas, pigmentación lineal negra interrumpida o zonas homogéneas).
- Agregados de pigmento negro (gránulos gruesos o acumulación de pigmento).
- Triángulo negro invertido (más ancho en la zona distal; se afina en sentido proximal).
- Estrías transversales superficiales.
- Aspecto borroso.

Es importante notar que los gránulos gruesos y la acumulación de pigmento se correlacionan con la acumulación de colonias fúngicas y el pigmento producido por los hongos observados en muestras histopatológicas.[32]

Síntesis para el profesional

La onicomicosis es una de las onicopatías más frecuentes (50% de los casos). Es importante realizar un diagnóstico preciso porque el tratamiento puede ser prolongado y costoso, y puede verse acompañado de efectos adversos graves. El diagnóstico se realiza mediante el examen clínico y el examen con hidróxido de potasio (KOH), seguido del cultivo de la muestra. Este método puede ser incómodo e incluso doloroso y puede variar significativamente si lo realiza un micólogo con experiencia y se emplea una técnica adecuada de obtención de la muestra. La dermatoscopia es una técnica no invasiva que comenzó a emplearse recientemente para el estudio de onicopatías y que es útil para diferenciar la onicomicosis de la onicólisis traumática o la melanoniquia verdadera. Hay tres hallazgos dermatoscópicos que son exclusivos de la onicomicosis: borde proximal irregular con picos en la zona afectada por onicólisis, estrías longitudinales y terminación distal irregular (aspecto derruido). En los casos de melanoniquia fúngica, el hallazgo dermatoscópico más frecuente es la pigmentación homogénea (marrón, negra o gris) y los agregados de pigmento negro (gránulos gruesos o acumulación de pigmento). En los casos de melanoniquia longitudinal, la banda de pigmentación es más ancha en la porción distal y se afina en sentido proximal.

Reflexiones clínicas

La dermatoscopia es una técnica no invasiva que permite diferenciar la onicomicosis de la onicólisis traumática o la melanoniquia verdadera.

Hay tres hallazgos dermatoscópicos exclusivos de la onicomicosis:

- Borde proximal irregular con picos en la zona afectada por onicólisis (patrón característico de ODT y de OSDL).
- Estrías longitudinales ("signo de la aurora boreal", característico de OSDL).
- Terminación distal irregular (aspecto derruido), observada en la ODT.

La melanoniquia fúngica presenta pigmentación homogénea o longitudinal con agregados de pigmento negro.

Bibliografía

1 Nakamura RC, Costa MC. Dermatoscopic findings in the most frequent onychopathies: descriptive analysis of 500 cases. Int J Dermatol 2012; 51: 483-96.

2 Allevato MA. Diseases mimicking onychomycosis. Clin Dermatol 2010; 28: 164-77.

3 Richert B, Lateur N, Theunis A, et al. New tools in nail disorders. Semin Cutan Med Surg 2009; 28: 44-8.

4 Harvey CK, Richardson A. Techniques for obtaining specimens for culture to confirm onychomycosis. J Am Podiatr Med Assoc 2000; 90: 394-6.

5 Weinberg JM, Koestenblatt EK, Tutrone WD, Tishler HR, Najarian L. Comparison of diagnostic methods in the evaluation of onychomycosis. J Am Acad Dermatol 2003; 49: 193-7.

6 Bet DL, dos Reis AL, Di Chiacchio N, Belda JW. Dermoscopy and Onychomycosis: guided nail abrasion for mycological samples. An Bras Dermatol 2015; 90: 904-6.

7 Micali G, Lacarrubba F, Massimino D, et al. Dermatoscopy: alternative uses in daily clinical practice. J Am Acad Dermatol 2011; 64: 1135-46.

8 Piraccini BM, Balestri R, Starance M, Rech G. Nail digital dermoscopy (onychoscopy) in the diagnosis of onychomycosis. J Eur Acad Dermatol Venereol 2013; 27: 509-13.

9 Jesús-Silva MA, Fernández Martínez R, Roldán-Marín R, Arenas R. Dermoscopic patterns in patients with a clinical diagnosis of onychomycosis - results of a prospective study including data of potassium hydroxide (KOH) and culture examination. Dermatol Pract Concept 2015; 5 (2): 5.

10 Sigurgeirsson B, Olafsson JH, Steinsson JB, Paul C, Billets S, Evans EG. Long-term effectiveness of treatment with terbinafine vs. itraconazole in onychomycosis: a 5-year blinded prospective follow-up study. Arch Dermatol 2002; 138: 353-7.

11 Shuster S, Baran R. Recurrence of fungal nail disease and the dissociation of relapse from re-infection. Acta Derm Venereol 2001; 81: 154-5.

12 Welsh O, Vera-Cabrera L, Welsh E. Onychomycosis. Clin Dermatol 2010; 28: 151-9.

13 Thomas J, Jacobson GA, Narkowicz CK, Peterson GM, Burnet H, Sharpe C. Toenail onychomycosis: an important global disease burden. J Clin Pharm Ther 2010; 35: 497-519.

14 Mayser P, Freund V, Budihardja D. Toenail onychomycosis in diabetic patients: issues and management. Am J Clin Dermatol 2009; 10: 211-20.

15 Surjushe A, Kamath R, Oberai C, et al. A clinical and mycological study of onychomycosis in HIV infection. Indian J Dermatol Venereol Leprol 2007; 73: 397-401.

16 Heikkilä H, Stubb S. The prevalence of onychomycosis in Finland. Br J Dermatol 1995; 133: 699-703.

17 Lateur N, Mortaki A, André J. Two hundred ninety-six cases of onychomycosis in children and teenagers: a 10-year laboratory survey. Pediatr Dermatol 2003; 20: 385-8.

18 Westerberg DP, Voyack MJ. Onychomycosis: current trends in diagnosis and treatment. Am Fam Physician 2013; 88: 762-70.

19 Klaassen KMG, Dulak MG, van de Kerkhof PCM, Pasch MC. The prevalence of onychomycosis in psoriatic patients: a systematic review. J Eur Acad Dermatol Venereol 2014; 28: 533-41.

20 Rizzo D, Alaimo R, Tilotta G, Dinotta F, Bongiorno MR. Incidence of onychomycosis among psoriatic patients with nail involvement: a descriptive study. Mycoses 2013; 56: 498-9.

21 Effendy I, Lecha M, Feuilhade de Chauvin M, Di Chiacchio N, Baran R, European Onychomycosis Observatory. Epidemiology and clinical classification of onychomycosis. J Eur Acad Dermatol Venereol 2005; 19 (1): 8-12.

22 Hay R. Literature review. Onychomycosis. J Eur Acad Dermatol Venereol 2005; 19 (1): 1-7.

23 Welsh O, Welsh E, Ocampo-Candiani J, Gomez M, Vera-Cabrera L. Dermatophytoses in Monterrey, México. Mycoses 2006; 49: 119-23.

24 Seebacher C, Bouchara JP, Mignon B. Updates on the epidemiology of dermatophyte infections. Mycopathologia 2008; 166: 335-52.

25 Kaur R, Kashyap B, Bhalla P. Onychomycosis - epidemiology, diagnosis and management. Indian J Med Microbiol 2008; 26: 108-16.

26 Gupta AK, Drummond-Main C, Cooper EA, Brintnell W, Piraccini BM, Tosti A. Systematic review of nondermatophyte mold onychomycosis: diagnosis, clinical types, epidemiology, and treatment. J Am Acad Dermatol 2012; 66: 494-502.

27 Elewski B. Onychomycosis: pathogenesis, diagnosis and management. Clin Microbiol Rev 1998; 11 (3): 415-29.

28 Ballesté R, Mousqués N, Gezuele E. Onicomicosis. Revisión del tema Rev Med Urug 2003; 19: 93-106.

29 Baran R, Hay RJ, Tosti A. A new classification of onychomycosis. Br J Dermatol 1998; 139: 567-71.

30 Finch J, Arenas R, Baran R. Fungal melanonychia. J Am Acad Dermatol 2011; 66 (5): 830-41.

31 Piraccini B, Bruni F, Starace M. Dermoscopy of non-cancer nail disorders. Dermatol Ther 2012; 25: 594-602.

32 Karaarslan K, Acar A, Aytimur D, et al. Dermoscopic features in fungal melanonychia. Clin Exp Dermatol 2015; 40: 271-8.

33 Crignis G, Valgas N. Dermatoscopy of onychomycosis. Int J Dermatol 2014; 53: 80-1.

14

Lesiones simuladoras

Emilie Fowler ▪ Antonella Tosti

Conceptos principales

- Diversas onicopatías que causan hiperqueratosis subungueal u onicólisis pueden asemejarse a la onicomicosis.
- Para diagnosticar onicomicosis es preciso realizar estudios de laboratorio.
- El diagnóstico diferencial depende de la variante clínica de onicomicosis.

Introducción

Aproximadamente el 50% de las onicodistrofias son causadas por onicomicosis.[1] No obstante, estas alteraciones ungueales pueden ser provocadas por otras entidades, que pueden tener presentaciones similares a la de la onicomicosis, por lo que deben descartarse antes de iniciar tratamiento antimicótico.

Las entidades simuladoras de onicomicosis incluyen enfermedades inflamatorias, infecciosas y neoplásicas, así como manifestaciones ungueales de enfermedades sistémicas. En este capítulo se analizarán los diagnósticos diferenciales que corresponden a las distintas variantes clínicas de onicomicosis.

Onicomicosis subungueal distal

En el diagnóstico diferencial, se incluyen onicopatías que causan hiperqueratosis subungueal u onicólisis.

Hiperqueratosis subungueal y onicólisis	▪ Psoriasis ▪ Dermatitis de contacto ▪ Liquen plano del lecho ungueal
Onicólisis	▪ Traumatismos ▪ Síndrome de las uñas amarillas ▪ Tumores del lecho ungueal (verrugas, exostosis, carcinoma espinocelular, melanoma)
Hiperqueratosis subungueal	▪ Paquioniquia congénita

Psoriasis ungueal

Epidemiología

La psoriasis ungueal es la enfermedad simuladora de onicomicosis más frecuente.[2] El 80%-90% de los casos de psoriasis presentan afectación ungueal, y solo en el 5% de estos el compromiso se limita a las uñas.[1]

Cuadro clínico

La psoriasis ungueal se manifiesta clínicamente con lesiones punteadas (*pitting*), onicólisis con bordes eritematosos, parches de color salmón, hiperqueratosis subungueal y hemorragias lineales subungueales, entre otras alteraciones.[3]

El cambio encontrado con más frecuencia en los casos de psoriasis ungueal es la presencia de lesiones punteadas: se observan pequeñas depresiones de menos de 1 mm de diámetro en la superficie de la lámina ungueal debido a la presencia de células paraqueratósicas.[3] Esta alteración es secundaria a lesiones psoriásicas, que consisten en grupos de células paraqueratósicas en la matriz ungueal proximal. Estos focos de paraqueratosis interrumpen la queratinización normal y finalmente, a medida que la uña crece, desaparecen y dejan depresiones en la superficie ungueal (Figura 14.1).

Por debajo de la lámina ungueal, puede observarse un parche de color salmón que se asemeja a una gota de aceite. La coloración amarillo rojiza es consecuencia de lesiones paraqueratósicas en el lecho ungueal que se visualizan a través de la lámina ungueal. Este signo de la "gota de aceite" es el hallazgo más patognomónico de psoriasis ungueal. Cuando las lesiones paraqueratósicas afectan el hiponiquio, se produce onicólisis. En el espacio que queda entre el lecho ungueal y la lámina ungueal ingresa aire, y se puede observar una coloración blanquecina.[1] La onicólisis psoriásica presenta por lo general un borde eritematoso.

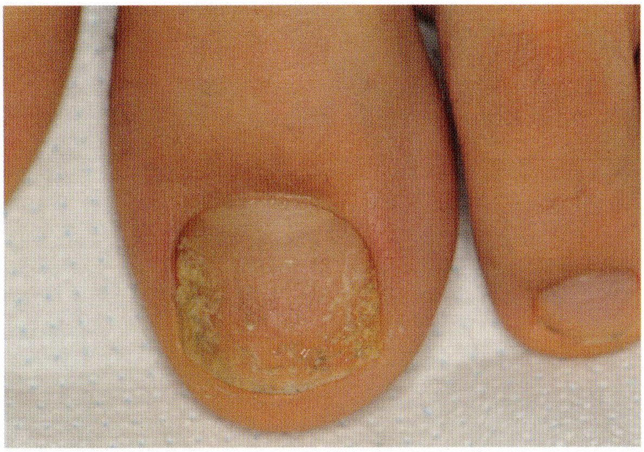

Figura 14.1 Psoriasis ungueal. La presencia de lesiones punteadas (*pitting*) sugiere el diagnóstico.

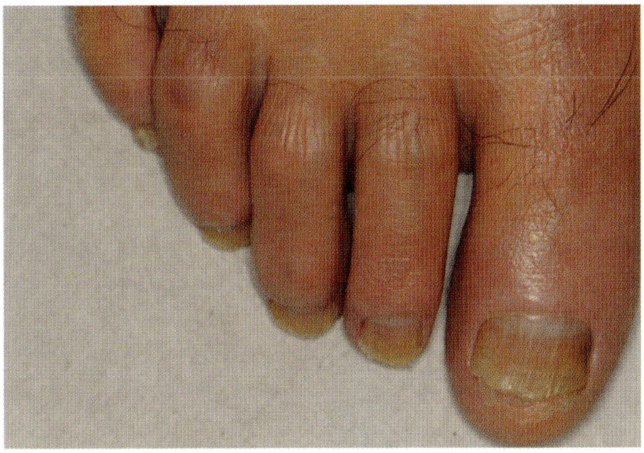

Figura 14.2 Psoriasis ungueal con hiperqueratosis subungueal, onicólisis y coloración amarilla.

El depósito y la acumulación de células descamadas debajo de la lámina ungueal generan hiperqueratosis subungueal, que provoca la separación de la lámina ungueal de su lecho. El grado de separación depende del nivel de actividad psoriásica. La hiperqueratosis subungueal presente en los casos de psoriasis ungueal suele caracterizarse por una coloración blanco plateada, a diferencia del aspecto generalmente amarillo de la onicomicosis; sin embargo, no siempre es así (Figura 14.2).[1, 4]

Con menos frecuencia, se observan hemorragias lineales subungueales, que se manifiestan como líneas delgadas profundas de color rojo o negro en la porción distal de la uña. Estas hemorragias se producen en la dermis del lecho ungueal, al romperse los pequeños capilares en las crestas epidérmicas orientadas longitudinalmente. Las hemorragias lineales subungueales no solo se asocian a psoriasis; también pueden presentarse asociadas a otras afecciones, particularmente traumatismos, tal y como se aprecia en el 20% de los casos. También se observan en casos de onicomicosis e incluso en personas sanas con capilares delicados.[4]

Otro signo de psoriasis es la leuconiquia, que es la coloración blanca de la uña debida a focos de paraqueratosis presentes en la lámina ungueal.[5] Cuando la psoriasis afecta toda la matriz, la uña está distorsionada, áspera y friable.[3, 4]

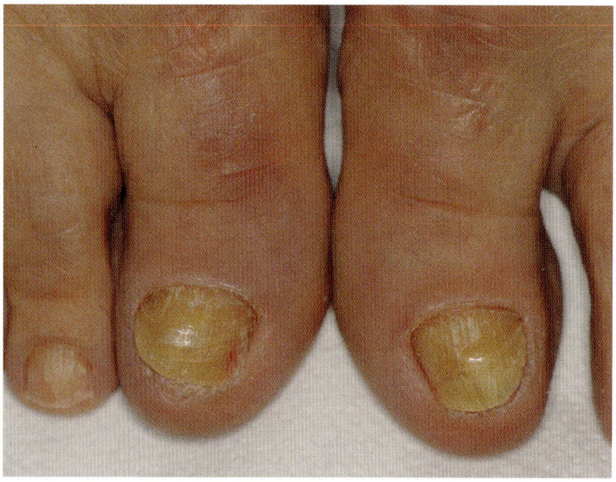

Figura 14.3 Liquen plano del lecho ungueal. Las uñas presentan engrosamiento y color amarillo; obsérvese la onicorrexis, que orienta el diagnóstico.

Liquen plano

Epidemiología

El liquen plano es una enfermedad inflamatoria crónica de causa desconocida que afecta la piel, el cabello, las uñas y las mucosas.[1, 6] Se desconoce cuál es su prevalencia, pero se estima que es inferior al 1%. Esta enfermedad afecta a mujeres y varones por igual. Puede presentarse a cualquier edad, si bien la mayoría de los casos se presentan en personas de 30-60 años.[7] El liquen plano afecta las uñas en aproximadamente el 10% de los casos y puede limitarse solo a las uñas.[8]

Cuadro clínico

El liquen plano muy frecuentemente afecta la matriz ungueal y genera surcos longitudinales, así como adelgazamiento progresivo de la lámina ungueal y hendiduras distales.[8] La destrucción de la matriz ungueal causa pterigión dorsal, en cuyo caso el pliegue ungueal proximal se adhiere al lecho ungueal.[1, 6, 9]

No obstante, el liquen plano también puede afectar el lecho ungueal y causar hiperqueratosis subungueal y onicólisis. En las uñas de los pies, suelen observarse coloración amarilla y engrosamiento (presentaciones similares al síndrome de las uñas amarillas) (Figura 14.3). Por lo general, los pacientes también presentan signos de compromiso de la matriz ungueal que orientan el diagnóstico.

Tumores subungueales

Verrugas

Epidemiología

Las verrugas periungueales se observan con más frecuencia en niños y adolescentes, sobre todo a los 12-16 años de edad. La incidencia es mayor en las personas que se muerden las uñas, que se chupan los dedos y que trabajan en ambientes húmedos. Con frecuencia, las verrugas desaparecen espontáneamente.[10]

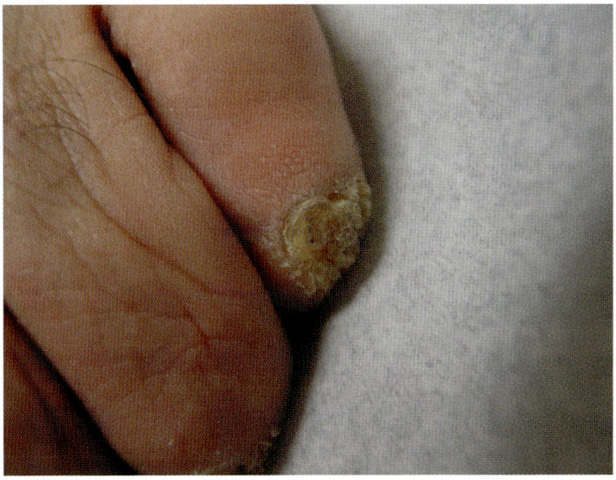

Figura 14.4 Verruga periungueal.

Cuadro clínico

Las verrugas periungueales habitualmente son causadas por los genotipos 1, 2 y 4 del virus del papiloma humano (VPH). Afectan con más frecuencia las uñas de las manos que las de los pies y tienen el aspecto de pápulas hiperqueratósicas con superficie áspera (Figura 14.4). Desde el punto de vista anatomopatológico, se caracterizan por presentar hiperplasia bien demarcada con acantosis, papilomatosis e hiperqueratosis con zonas de paraqueratosis.[10]

Inicialmente, las verrugas son pequeñas, brillantes, lisas y translúcidas. Semanas a meses después, aumentan de tamaño y tienen aspecto rugoso, sucio, calloso y color negro amarronado.[11]

Cuando se encuentran en el pliegue ungueal proximal, las verrugas producen hiperqueratosis periungueal y forman una cutícula hiperqueratósica. Las verrugas subungueales elevan la lámina ungueal y causan onicólisis y se presentan como lesiones tumorales subungueales. También pueden producir una banda longitudinal de onicólisis con hemorragias lineales subungueales debido al crecimiento lineal por debajo de la lámina ungueal. Las verrugas localizadas en el hiponiquio de las uñas de los pies pueden causar engrosamiento distal.

Las verrugas no afectan la matriz ungueal, pero pueden dañarla por compresión, lo que puede dar lugar a la formación de crestas y surcos en la lámina ungueal.[10] Pueden agrietarse, inflamarse y doler, y con frecuencia reaparecen después del tratamiento.[11]

Exostosis

Epidemiología

La exostosis subungueal es un tumor osteocartilaginoso benigno infrecuente que afecta la falange distal de los dedos, habitualmente de los pies.[12] Se observa con más frecuencia en mujeres, por lo general a los 20-30 años de edad. Aproximadamente un tercio de los pacientes refiere antecedentes de traumatismo o de infección local.[13]

Cuadro clínico

Los pacientes suelen presentar dolor durante meses, eritema y onicólisis.[1, 12] La exostosis afecta con más frecuencia las uñas de los pies, y el 70%-80% de los casos afectan el dedo gordo.[14]

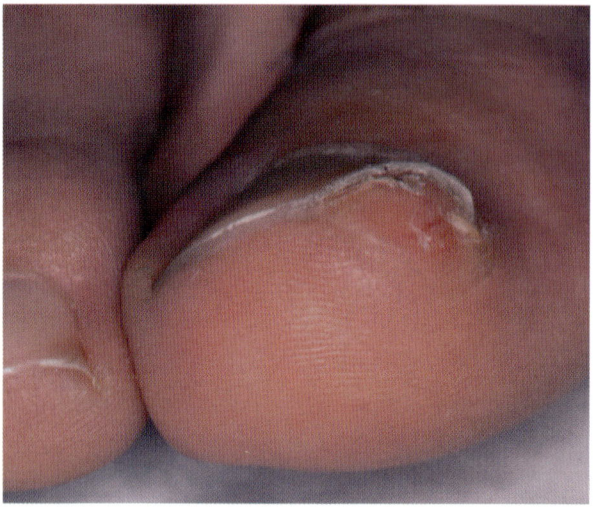

Figura 14.5 Exostosis subungueal.

En el examen se observa una lesión nodular firme con superficie hiperqueratósica y lisa (Figura 14.5). La lesión se localiza en el extremo distal de la lámina ungueal, lejos de la línea epifisaria. Está formada por hueso esponjoso y cubierta por fibrocartílago.[12]

Carcinoma espinocelular

Epidemiología

El carcinoma espinocelular de las uñas es infrecuente.[15] Aparece con más frecuencia a los 50-70 años de edad y tiende a predominar en varones.[16]

No se sabe con certeza cuál es la causa del carcinoma espinocelular subungueal, si bien factores posiblemente implicados sean el traumatismo reiterado, la infección crónica, la radiación, la exposición a alquitrán o a arsénico, la radiación UV, la inmunodepresión y la infección por el VPH. Este último factor es particularmente importante dado que está presente en el 60%-90% de los casos.[15]

Cuadro clínico

El carcinoma espinocelular subungueal aparece con más frecuencia en las manos que en los pies.[17] Suele afectar solo un dedo, que por lo general es el pulgar o el dedo gordo del pie.[15] También afecta habitualmente el índice de la mano derecha y los dedos medios de la mano.[18]

Con mucha frecuencia, se observa aspecto verrucoso del lecho ungueal con onicodistrofia.[15] Es habitual la presencia de pigmentación ungueal con melanoniquia longitudinal (Figura 14.6).[18]

Otros signos clínicos son hiperqueratosis subungueal, onicólisis, supuración, destrucción de la lámina ungueal, paroniquia, leuconiquia y eritroniquia longitudinal.[18] También es posible que se observen hemorragias con tumores y úlceras.[15]

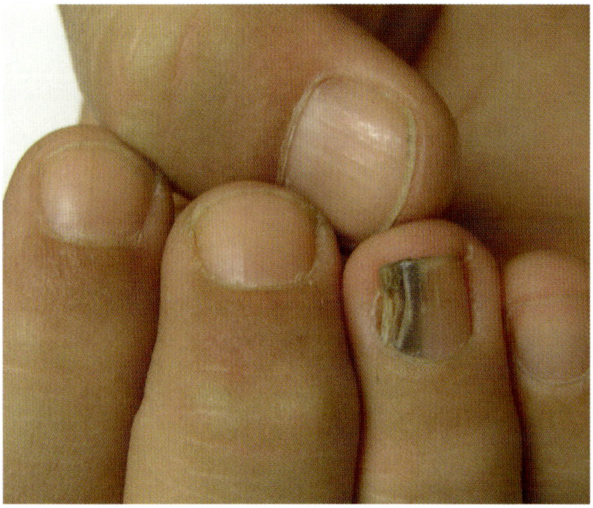

Figura 14.6 Carcinoma espinocelular con melanoniquia longitudinal.

Melanoma subungueal

Epidemiología

El melanoma subungueal es infrecuente: solo representa cerca del 1%-3% de los melanomas cutáneos diagnosticados en la población general.[19, 20] Los melanomas ungueales se observan con más frecuencia en pacientes de 50-70 años de edad y afectan más a los varones que a las mujeres.[19, 20] Este tipo de melanoma suele afectar más a personas de piel oscura. Los melanomas subungueales representan hasta el 75% de los casos de melanoma cutáneo en la población africana, el 10% en la japonesa y el 25% en la población china.[20]

Cuadro clínico

Los melanomas ungueales se originan en la matriz o en el lecho ungueal (melanomas subungueales) y pueden afectar otras partes de la unidad ungueal como el pliegue ungueal proximal y el hiponiquio. El melanoma de la matriz ungueal aparece en forma de bandas longitudinales de color negro amarronado en la lámina ungueal (melanoniquia longitudinal).[20] La banda pigmentada suele tener más de 3 mm de ancho y puede presentar color irregular y bordes laterales imprecisos (Figura 14.7).[19, 20] El melanoma del lecho ungueal aparece como un "nódulo" subungueal pigmentado o no pigmentado que inicialmente causa separación de la lámina ungueal. Aumenta de tamaño de manera gradual y finalmente provoca la destrucción de la lámina ungueal.[19] Es frecuente la presencia de ulceración, dolor, inflamación, secreción y el cambio de color alrededor del melanoma.[20]

El signo de Hutchinson es un signo característico del melanoma subungueal invasivo. Se define como la extensión del pigmento negro hasta los pliegues periungueales laterales o proximal.[1]

Los melanomas ungueales se observan con más frecuencia en las manos que en los pies y afectan más el pulgar y el dedo gordo del pie.[19] Si bien se sabe que la radiación UV es un

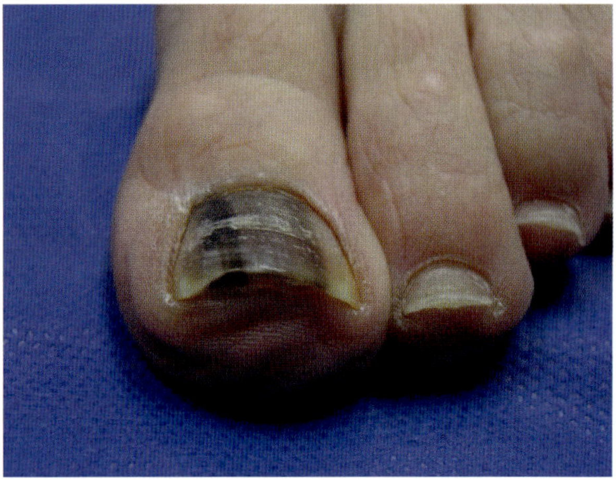

Figura 14.7 Melanoma de la matriz ungueal con melanoniquia longitudinal.

factor de riesgo de melanoma cutáneo, no puede penetrar la lámina ungueal, por lo que no es un factor de riesgo de melanoma subungueal.[19] Por el contrario, el traumatismo directo en las uñas es una circunstancia que se menciona con frecuencia, aunque no hay datos suficientes que permitan establecer una relación directa.[20]

Dermatitis de contacto

Epidemiología

La dermatitis de contacto es la inflamación cutánea provocada por el contacto con una sustancia química que actúa por irritación o por un mecanismo alérgico. Puede afectar a personas de cualquier edad y predomina en mujeres y trabajadores manuales.[1]

Cuadro clínico

La dermatitis de contacto suele afectar el lecho ungueal porque las sustancias químicas penetran a través de la delgada banda dérmica de la uña y causan inflamación subungueal, onicólisis e hiperqueratosis subungueal. Este cuadro puede ser muy grave en pacientes con alergia por contacto a uñas acrílicas (Figura 14.8). También son frecuentes las hemorragias lineales subungueales.

La presencia de eritema periungueal y descamación, así como de líneas de Beau, indica el posible diagnóstico.

Onicólisis traumática

Epidemiología

El traumatismo de la unidad ungueal es una lesión frecuente que puede simular onicomicosis. Puede ser causado por el calzado, una lesión mecánica o la actividad deportiva. Las lesiones ungueales traumáticas pueden observarse en pacientes de cualquier raza, sexo o edad y suelen confundirse con onicomicosis y tratarse en consecuencia.

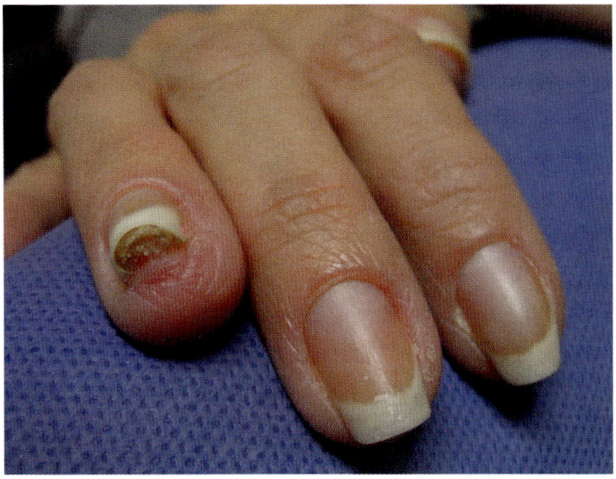

Figura 14.8 Dermatitis de contacto por alergia a uñas acrílicas.

Cuadro clínico

Los signos de traumatismo que pueden observarse son onicólisis, hiperqueratosis subungueal, anomalías de la lámina ungueal, cambios en el hiponiquio, onicocriptosis, paroniquia y onicomadesis.[1] La onicólisis traumática suele afectar el primer dedo del pie y es frecuente en deportistas y en mujeres que usan zapatos de taco alto. Afecta el borde lateral de la uña del pie, cuando es causada por superposición del segundo dedo del pie, o la porción distal de la uña (Figura 14.9).[21]

La uña puede ser colonizada con frecuencia por microorganismos que producen pigmentos y simular onicomicosis.[2] En el examen dermatoscópico, se observa que el borde proximal de la zona afectada por onicólisis es nítido.

El traumatismo ungueal también puede provocar hematoma subungueal. En este caso, se observa coloración negra rojiza en la porción subungueal (Figura 14.10). Esta coloración se desplaza en sentido distal y se torna más azulada a medida que la uña crece. El hematoma subungueal también puede provocar onicólisis distal y avulsión espontánea.[22]

Paquioniquia congénita

Epidemiología

La paquioniquia congénita es una enfermedad cutánea infrecuente de origen genético, causada por una mutación en uno de los cuatro genes que codifican las queratinas.[23] En todo el mundo, se describieron solo 5000-10 000 casos de paquioniquia congénita. Afecta a varones y mujeres por igual y tiene una distribución geográfica amplia.[23]

Cuadro clínico

La mayoría de los pacientes con paquioniquia congénita presentan síntomas al nacer o antes del primer año de edad. En la mayor parte de los casos, se observa la presencia de tres signos clínicos, independientemente de cuál sea el tipo de mutación: engrosamiento de las uñas, hiperqueratosis plantar y dolor plantar.[23]

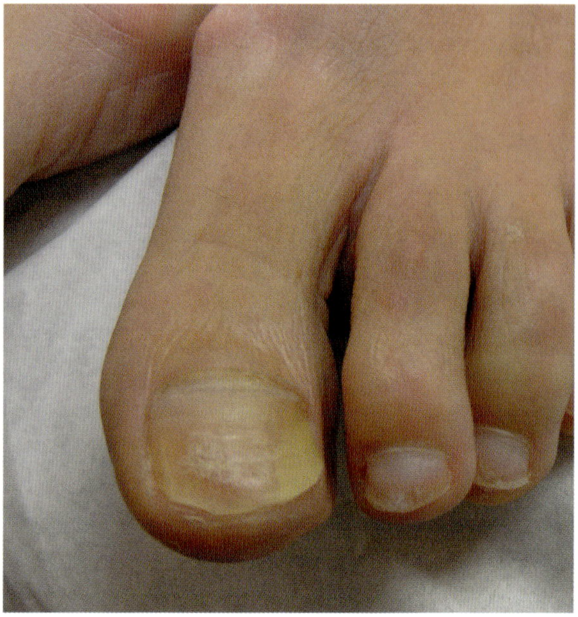

Figura 14.9 Onicólisis traumática secundaria a la superposición del segundo dedo del pie sobre el primero.

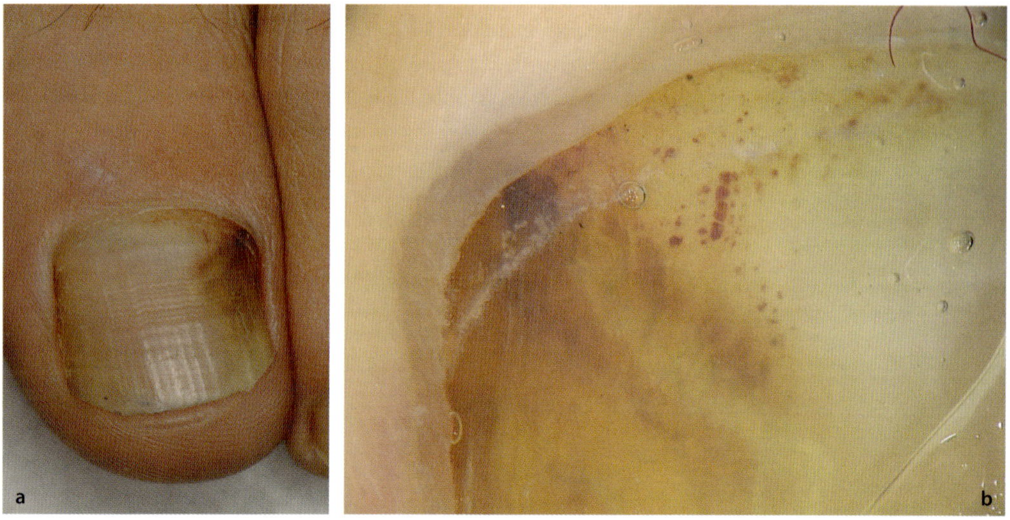

Figura 14.10 a Onicólisis traumática y hematoma subungueal. **b** En el examen dermatoscópico, se observan manchas rojas redondeadas características secundarias a extravasación sanguínea.

Las uñas presentan hiperqueratosis subungueal en el 90%-98% de los casos.[1, 24] Son muy gruesas y presentan una distorsión importante de la curvatura, por lo que es necesario extirpar la matriz para detener su crecimiento.[1] El síntoma más frecuente es el engrosamiento de las uñas de los pies, y en la mayoría de los casos la afección alcanza a las diez uñas. Los pacientes suelen limarse las uñas para reducir el grosor (Figura 14.11). La enfermedad afecta con menos frecuencia las uñas de las manos, pero el cuadro clínico puede ser el mismo.[23]

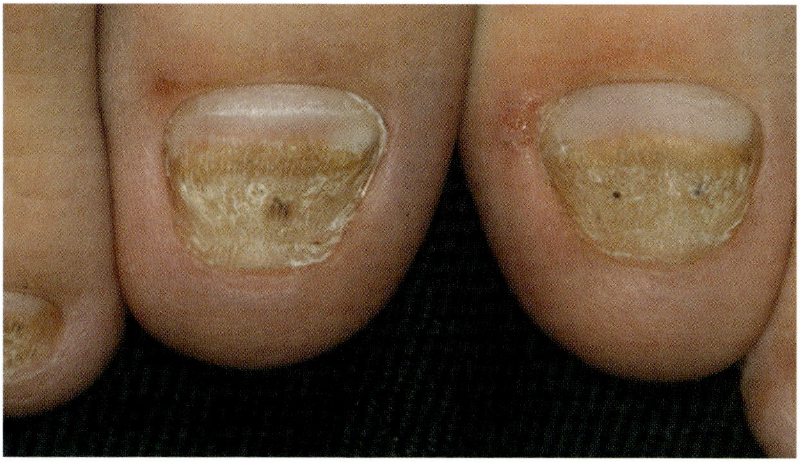

Figura 14.11 Paquioniquia congénita en las uñas de los pies.

Las uñas también pueden presentar color marrón amarillento y angulación hacia arriba del borde libre de la lámina ungueal secundaria al engrosamiento progresivo.[25] Puede observarse además una terminación prematura de la lámina ungueal, por lo que la porción distal de la yema del dedo queda expuesta.[26]

Onicólisis por enfermedad tiroidea

Epidemiología

La enfermedad tiroidea es un trastorno frecuente que puede clasificarse en dos grupos: hipertiroidismo e hipotiroidismo. Los dos tipos pueden ser causados por un trastorno autoinmunitario o por deficiencia de yodo.

Cuadro clínico

Tanto el hipertiroidismo como el hipotiroidismo pueden causar onicólisis.

La onicólisis secundaria a hipertiroidismo también se conoce como "uñas de Plummer".[27] El hiponiquio tiene aspecto sucio, y puede observarse coloración marrón de las uñas. Habitualmente la afección se observa en todas las uñas de las manos y de los pies, pero el cuarto dedo de la mano suele ser el primero en presentar signos, en particular onicólisis.[1]

Síndrome de las uñas amarillas

Epidemiología

El síndrome de las uñas amarillas es un trastorno infrecuente que se manifiesta con anomalías ungueales asociadas a linfedema o a enfermedad respiratoria crónica. Este síndrome habitualmente aparece en la vida adulta, por lo general entre la cuarta y la sexta décadas de la vida.[28] Afecta a varones y mujeres por igual.[29, 30]

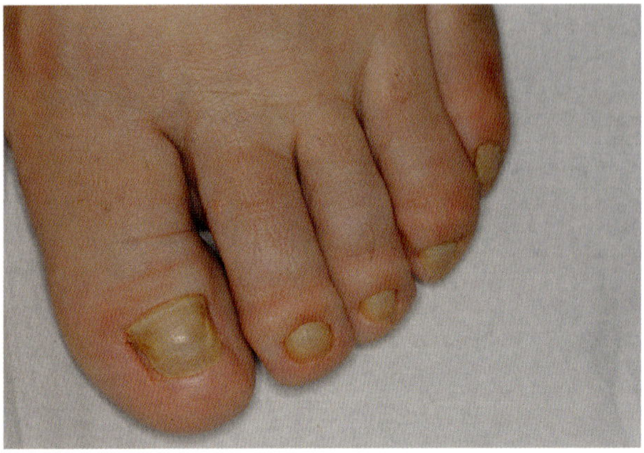

Figura 14.12 Síndrome de las uñas amarillas.

Cuadro clínico

El síndrome de las uñas amarillas se caracteriza por la presencia de una tríada de signos clínicos: color amarillo de las uñas, linfedema y compromiso respiratorio crónico (derrame pleural, bronquiectasia, sinusitis, tos crónica e infecciones pulmonares crónicas). Para diagnosticar síndrome de las uñas amarillas, dos de estos signos deben estar presentes.[1, 28]

La principal afectación es la coloración amarilla y la detención o el enlentecimiento del crecimiento ungueal. La cutícula está ausente y las uñas son muy curvas; es frecuente la presencia de onicólisis (Figura 14.12).[31] Los cambios ungueales son reversibles y podrían resolverse espontáneamente, con el control de los síntomas respiratorios o del linfedema.[29, 30]

Onicólisis medicamentosa

Epidemiología

Las reacciones cutáneas a los fármacos representan el 10%-30% de todas las reacciones medicamentosas adversas. Afectan a mujeres y varones por igual, y la posibilidad de sufrir reacciones cutáneas medicamentosas adversas tiende a aumentar con la edad.[32]

Los fármacos que con más frecuencia causan anomalías ungueales son las tetraciclinas, los psoralenos, las quinolonas y los taxanos.[33]

Cuadro clínico

Las alteraciones ungueales provocadas por fármacos suelen afectar la mayoría de las uñas, o todas, en las dos manos y los dos pies. Esas alteraciones con frecuencia se resuelven al suspender el fármaco, salvo la coloración, que puede persistir durante años.

Las tetraciclinas rara vez causan fotoonicólisis, que aparece después de la ingestión del fármaco y la exposición a la luz UV. La fotoonicólisis causa separación de la lámina ungueal y

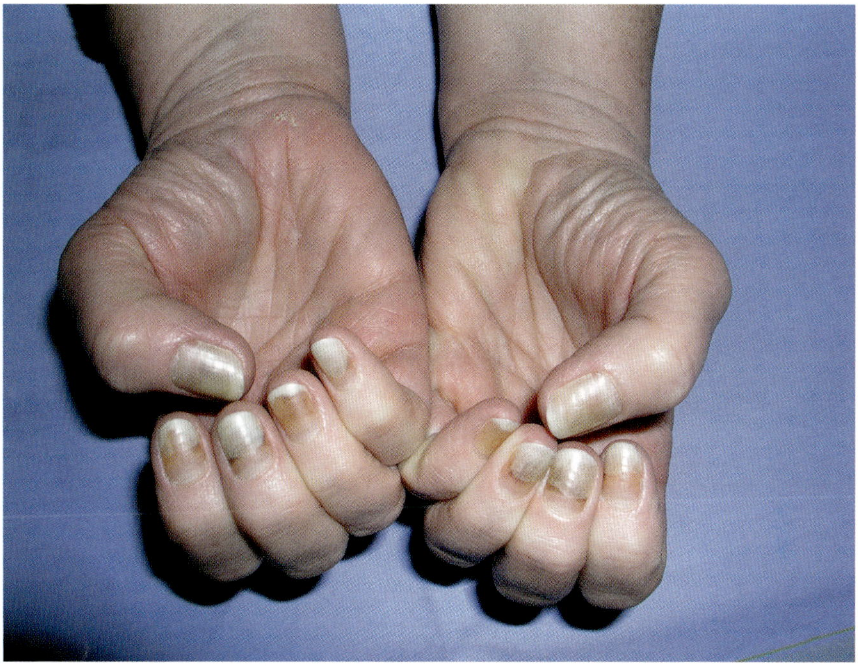

Figura 14.13 Onicólisis hemorrágica secundaria a taxanos.

hemorragias subungueales. Afecta con más frecuencia las uñas de las manos, menos el pulgar, y puede comprometer las uñas de los pies, si se exponen al sol. Algunos pacientes pueden presentar dolor, y en ciertos casos las uñas pueden tener forma convexa. La fotoonicólisis suele aparecer después de 2-3 semanas de tomar el medicamento, y puede haber síntomas incluso después de suspender el fármaco. Otros fármacos que causan fotoonicólisis son los psoralenos, las quinolonas, el cloranfenicol y los antiinflamatorios no esteroideos (AINE).[1, 34]

La onicólisis puede ser causada por el daño del lecho ungueal o la formación de ampollas hemorrágicas por reacciones medicamentosas. Las ampollas hemorrágicas pueden ser dolorosas, pero afortunadamente desaparecen con la suspensión del fármaco. Los fármacos que causan esta afección son los psoralenos, los retinoides y los quimioterápicos.[33]

Los taxanos con frecuencia causan onicólisis hemorrágica dolorosa con exudado subungueal (Figura 14.13).

Onicomicosis subungueal proximal

El diagnóstico diferencial incluye enfermedades que causan leuconiquia verdadera y onicólisis proximal.

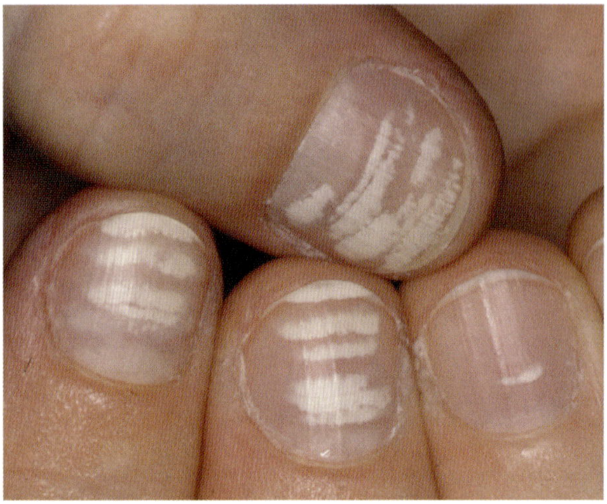

Figura 14.14 Leuconiquia transversal secundaria a manicura.

Leuconiquia verdadera

La leuconiquia verdadera es causada por la maduración anómala de la lámina ungueal con presencia de células paraqueratósicas dentro de la lámina. También puede ser secundaria a traumatismos y enfermedades hereditarias. La manicura excesiva causa leuconiquia transversal que podría asemejarse a las bandas de la onicomicosis subungueal proximal (Figura 14.4).

Onicólisis proximal

La onicólisis proximal puede ser secundaria a traumatismo. La porción proximal de la uña es blanca por la presencia de aire, pero el color no es opaco como en la leuconiquia secundaria a onicomicosis subungueal proximal.

Onicomicosis subungueal blanca

Seudoleuconiquia

Las uñas quebradizas por el uso continuo de esmalte pueden presentar parches blancos de seudoleuconiquia debido a la desgranulación superficial de la queratina, lo que les da un aspecto similar al de la onicomicosis blanca superficial (Figura 14.15). Sin embargo, la desgranulación de la queratina habitualmente se observa en las uñas de las manos, y es importante tener en cuenta que la onicomicosis blanca superficial se presenta casi exclusivamente en las uñas de los pies.

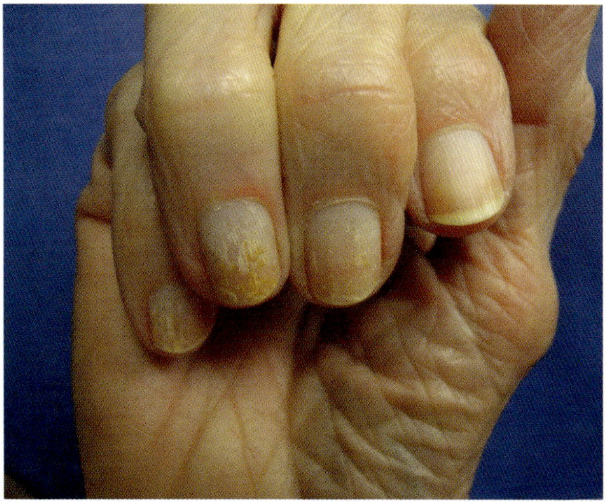

Figura 14.15 Seudoleuconiquia por el uso reiterado de esmalte de uñas.

Indicios diagnósticos

Por lo general, la afectación de todas las uñas de los pies y de las manos y la presencia de nódulos o tumores subungueales no son signos indicativos de onicomicosis.

- Psoriasis: evalúe la presencia de lesiones punteadas y parches de color salmón en las uñas, compromiso cutáneo y del cuero cabelludo, y distensión o dolor articular.
- Liquen plano del lecho ungueal: evalúe la presencia de signos de compromiso de la matriz ungueal.
- Melanoma ungueal: utilice los criterios ABCDEF y evalúe la presencia de color marrón o negro y líneas irregulares en el examen dermatoscópico (Tabla 14.1).
- Dermatitis de contacto: habitualmente se observa afectación de la piel periungueal de las uñas de las manos.

Tabla 14.1 Criterios ABCDEF para el diagnóstico de melanoma subungueal

A	Edad (*age*): pico de incidencia entre los 50-70 años Raza: afroamericanos, indios estadounidenses, asiáticos
B	Banda de color negro o marrón de más de 3 mm con borde irregular o impreciso.
C	Cambios de tamaño y de la velocidad de crecimiento. Ausencia de cambios: la onicodistrofia no mejora con el tratamiento.
D	Dedo afectado (por lo general de la mano dominante). Por orden de frecuencia los dedos afectados son el pulgar, el dedo gordo del pie y el índice. Es más frecuente la afectación de un solo dedo.
E	Extensión de la pigmentación (signo de Hutchinson).
F	Antecedentes familiares o personales de melanoma.

- Onicólisis traumática: evalúe la presencia de anomalías podológicas, como *hallux valgus* y superposición del segundo dedo del pie sobre el primer dedo (pie griego), así como manchas oscuras redondeadas, que en el examen dermatoscópico corresponden a hematoma.
- Paquioniquia congénita: aparece durante la primera infancia; se observa engrosamiento ungueal sin onicólisis y dolor intenso.
- Onicólisis asociada a enfermedad tiroidea: habitualmente se observa afectación de varias uñas de las manos.
- Síndrome de las uñas amarillas: se observa detención del crecimiento ungueal; suele haber afectación de la mayoría de las uñas de las manos.
- Onicólisis medicamentosa: habitualmente afecta todas las uñas; con frecuencia se observa hemorragia subungueal.
- Leuconiquia verdadera: se observa afectación de muchas de las uñas; cuando es causada por traumatismo, se aprecia daño de la cutícula.
- Seudoleuconiquia: suele afectar las uñas de las manos (a diferencia de la onicomicosis blanca superficial); habitualmente se asocia a manchas por el uso de esmalte de uñas.

Síntesis para el profesional

La micosis causa onicodistrofia solo en el 50% de los casos.[1] El otro 50% de las onicodistrofias es atribuible a las lesiones simuladoras de onicomicosis mencionadas en este capítulo. Es importante que el médico conozca estas lesiones al diagnosticar al paciente y decidir el tratamiento, porque cada enfermedad requiere un tratamiento diferente.

Las onicodistrofias pueden tener efectos importantes de índole emocional, social y ocupacional debido a los efectos estéticos o al dolor.[2] Por lo tanto, el diagnóstico equivocado puede prolongar esos efectos y provocar una infección más grave. Es preciso entonces formular un diagnóstico correcto y oportuno.

Reflexiones clínicas

Se descarta onicomicosis si:

- Todas las uñas están afectadas.
- Todas las uñas de las manos están totalmente afectadas.
- La onicólisis no está asociada a hiperqueratosis subungueal.
- El borde proximal de la zona con onicólisis es nítido.

Bibliografía

1 Allevato MA. Diseases mimicking onychomycosis. Clin Dermatol 2010; 28 (2): 164-77. Revisión.

2 Elewski BE. Onychomycosis: pathogenesis, diagnosis, and management. Clin Microbiol Rev 1998; 11 (3): 415-29.

3 Bloom R, Tosti A. The clinical features of nail psoriasis. In: Rigopoulus D, Tosti A, (eds). Nail psoriasis from A to Z. Cham: Springer Verlag Heidelberg, 2014; p. 43-56.

4 Jiaravuthisan MM, Sasseville D, Vender RB, Murphy F, Muhn CY. Psoriasis of the nail: anatomy, pathology, clinical presentation, and a review of the literature on therapy. J Am Acad Dermatol 2007; 57 (1): 1-27. Revisión.

5 Li C. Epidemiology of nail psoriasis. En: Nail psoriasis. Medscape 2015. <http://emedicine.medscape.com/article/1107949-overview#a3> [Consulta: marzo 2016].

6 Gorouhi F, Davari P, Fazel N. Cutaneous and mucosal lichen planus: a comprehensive review of clinical subtypes, risk factors, diagnosis, and prognosis. Scientific World Journal 2014; 1-22.

7 Wagner G, Rose C, Sachse MM. Clinical variants of lichen planus. J Dtsch Dermatol Ges 2013; 11 (4): 309-19. Revisión.

8 Tosti A, Peluso AM, Fanti PA, Piraccini BM. Nail lichen planus: clinical and pathologic study of twenty-four patients. J Am Acad Dermatol 1993; 28 (5): 724-30.

9 Tosti A, Daniel R, Piraccini BM, Iorizzo M. Nail lichen planus. En: Color Atlas of nails. Berlin: Springer, 2010; p. 83.

10 Tosti A, Piraccini BM. Warts of the nail unit: surgical and nonsurgical approaches. Dermatol Surg 2001; 27 (3): 235-9. Revisión.

11 Patidar S. Combination treatment of periungual warts. J Cutan Aesthet Surg 2008; 1 (1): 23-4.

12 DaCambra MP, Gupta SK, Ferri-de-Barros F. A novel management strategy for subungual exostosis. BMJ Case Rep 2013; doi:10.1136/bcr-2013-200396.

13 Olvi LG, Gonzalez ML, Santini-Araujo E. Subungual exostosis. Tumors and tumor-Like lesions of bone. London: Springer, 2015; p. 847.

14 Ward CM, Dittmer A. Subungual exotosis of the finger: case report and review of the literature. Iowa Orthop J 2013; 33: 228-31.

15 Batalla A, Feal C, Rosón E, Posada C. Subungual squamous cell carcinoma: a case series. Indian J Dermatol 2014; 59 (4): 352-4.

16 Abner S, Redstone J, Chowdhry S, Kasdan ML, Wilhelmi BJ. Synchronous squamous cell carcinoma in multiple digits. Eplasty 2011; 11: e9.

17 Attiyeh FF, Shah J, Booher RJ, Knapper WH. Subungual squamous cell carcinoma. JAMA 1979; 241 (3): 262-3.

18 Lecerf P, Richert B, Theunis A, André J. A retrospective study of squamous cell carcinoma of the nail unit diagnosed in a Belgian general hospital over a 15-year period. J Am Acad Dermatol 2013; 69 (2): 253-61.

19 Tang CYK, Fung BKK, Lung CP. A hidden threat: subungual melanoma in hand. Surg Sci 2012; 3 (2): 78-83.

20 Patel GA, Ragi G, Krysicki J, Schwartz RA. Subungual melanoma: a deceptive disorder. Acta Dermatovenerol Croat 2008; 16 (4): 236-42. Revisión.

21 Zaias N, Escovar SX, Zaiac MN. Finger and toenail onycholysis. J Eur Acad Dermatol Venereol 2015; 29 (5): 848-53.

22 Daniel CR 3rd, Iorizzo M, Piraccini BM, Tosti A. Simple onycholysis. Cutis. 2011; 87 (5): 226-8.

23 Eliason MJ, Leachman SA, Feng BJ, Schwartz ME, Hansen CD. A review of the clinical phenotype of 254 patients with genetically confirmed pachyonychia congenita. J Am Acad Dermatol 2012; 67 (4): 680-6.

24 Agarwal P, Chhaperwal MK, Singh A, et al. Pachyonychia congenita: a rare genodermatosis. Indian Dermatol Online J 2013; 4 (3): 225-7.

25 Inamadar AC, Palit A. Nails: diagnostic clue to genodermatoses. Indian J Dermatol Venereol Leprol 2012; 78: 271-8.

26 Smith FJD, Hansen CD, Hull PR, et al. Pachyonychia congenita. En: Pagon RA, Adam MP, Ardinger HH, et al (eds). GeneReviews®. Seattle: University of Washington 1993-2016. <http://www.ncbi.nlm.nih.gov/books/NBK1280/?report=classic.> [Consulta julio 2014].

27 Safer JD. Thyroid hormone action on skin. Dermatoendocrinol 2011; 3 (3): 211-5.

28 Chavda LK, Vaidya RA, Vaidya AD. Yellow nail syndrome: missed diagnosis of a rare syndrome. J Assoc Physicians India 2011; 59: 258-60.

29 Maldonado F, Tazelaar HD, Wang CW, Ryu JH. Yellow nail syndrome: analysis of 41 consecutive patients. Chest 2008; 134 (2): 375-81.

30 Maldonado F, Ryu JH. Yellow nail syndrome. Curr Opin Pulm Med 2009; 15 (4): 371-5. Revisión.

31 Hershko A, Hirshberg B, Nahir M, Friedman G. Yellow nail syndrome. Postgrad Med J 1997; 73 (862): 466-8. Revisión.

32 Choon SE, Lai NM. An epidemiological and clinical analysis of cutaneous adverse drug reactions seen in a tertiary hospital in Johor, Malaysia. Indian J Dermatol Venereol Leprol 2012; 78: 734-9.

33 Piraccini BM, Tosti A. Drug-induced nail disorders: incidence, management and prognosis. Drug Saf 1999; 21 (3): 187-201. Revisión.

34 Al-Kathiri L, Al-Asmaili A. Diclofenac-induced photo-onycholysis. Oman Med J 2016; 31 (1): 65-8.

Sección 3 | Cómo brindar el mejor tratamiento

15

Factores pronósticos

Chris G. Adigun ▪ Tracey C. Vlahovic

El tratamiento de la onicomicosis es difícil porque muchos pacientes no responden a las intervenciones terapéuticas y, cuando se observa respuesta, a menudo se producen recidivas. Existen algunos factores que favorecen estos fracasos terapéuticos. Conocer estos factores es clave para informar al paciente sobre las opciones terapéuticas, establecer las expectativas en relación con la probabilidad de respuesta y elaborar estrategias que permitan prevenir las recidivas una vez finalizado el tratamiento.

Existen diversos factores pronósticos que son fundamentales para determinar el grado de respuesta al tratamiento. Un factor clave es la gravedad de la onicopatía. La determinación de la gravedad de la onicomicosis es una parte fundamental de la evaluación y de la capacidad de predecir la respuesta al tratamiento. Es más probable observar una respuesta favorable si el paciente presenta una enfermedad leve que si presenta una enfermedad moderada; del mismo modo que un paciente que tiene una enfermedad moderada tiene más probabilidades de responder al tratamiento que un paciente con una enfermedad grave.[1] Los factores importantes que contribuyen a establecer la gravedad de la onicomicosis son el porcentaje de compromiso ungueal, el compromiso de la matriz, la presencia de un dermatofitoma y el grado de hiperqueratosis subungueal. Estos son los parámetros del índice de gravedad de la onicomicosis (OSI, por su sigla en inglés).[1] Otro factor de la onicopatía que contribuye a determinar el pronóstico es la cantidad de uñas afectadas. Cuantas más uñas estén afectadas, más grave es la enfermedad y peor es el pronóstico. Las infecciones de largo tiempo de evolución tienden a ser más graves, dado que la curación espontánea de la onicomicosis es infrecuente, y la duración de la enfermedad suele ser de más de cinco años.[2]

Sin embargo, hay algunos factores que contribuyen a estimar el pronóstico de onicomicosis que son independientes de la gravedad de la onicopatía. Entre ellos se encuentran factores asociados a hábitos, como los hábitos de higiene, la participación en actividades deportivas y el uso de determinados calzados, que se asocia a riesgo de traumatismo ungueal.[2, 3] El traumatismo ungueal facilita la invasión por dermatofitos porque ofrece una vía de infección. El traumatismo ungueal crónico, o la malformación crónica de la uña, puede generar vulnerabilidad a infecciones, lo que dificulta enormemente la remisión sostenida.[4]

Además, los factores asociados al estado de salud del paciente son fundamentales para la evaluación pronóstica. Los problemas concomitantes como la edad avanzada,[5] la diabetes,[6, 7] la vasculopatía periférica[8, 9] o la psoriasis[2] presagian una mala respuesta al tratamiento. Estos problemas suelen conducir al crecimiento lento o deficiente de las uñas, debido a la mala circulación o al traumatismo ungueal crónico, a causa de neuropatía diabética o anomalías de la marcha asociadas a artritis.

La inmunodepresión, ya sea secundaria a una complicación de la diabetes, por enfermedad autoinmunitaria, por VIH o iatrogénica, predispone a una mala respuesta al tratamiento de la onicomicosis.[10, 11] Los pacientes con inmunodepresión causada por uno o más de estos factores tienen que saber que existe la posibilidad de fracaso terapéutico.

Se ha comprobado que hay una predisposición genética a micosis superficial.[12, 13] Los indicios que sugieren que la onicomicosis tiene un componente genético provienen de observar que de las personas expuestas a las mismas condiciones ambientales y a los mismos tipos de hongos patógenos, algunas no sufren onicomicosis mientras que otras llegan a presentar infecciones crónicas.[12, 14] Se cree que el componente genético que contribuye a generar esta susceptibilidad a la enfermedad crónica está localizado en el sistema inmunitario innato o en el adaptativo. Los defectos en la respuesta inmunitaria innata o adaptativa a los dermatofitos evitan el posterior desarrollo de la respuesta inmunitaria completa, lo que deja a la persona vulnerable a esta infección.[13]

Se han identificado una serie de mutaciones genéticas que aumentan la susceptibilidad a infección superficial por dermatofitos, incluida la onicomicosis. Entre estas se encuentran mutaciones en los receptores del sistema inmunitario innato como la molécula dectina-1 y su proteína adaptadora CARD9.[13] Se han identificado genotipos del antígeno leucocitario humano (HLA) que son más comunes en familias con mayor prevalencia de onicomicosis. Además, los pacientes con niveles insuficientes de células T reguladoras CD4+CD25+ tienen una respuesta inmunitaria deficiente a la infección superficial por dermatofitos.[13]

Cada vez es mayor el conocimiento de los factores que predisponen a onicomicosis más persistentes. Al mismo tiempo, las opciones terapéuticas para tratar esta enfermedad multifactorial van evolucionando a medida que se conocen nuevos métodos para tratarla. Hay diversos factores que presagian un mal pronóstico para las personas afectadas por onicomicosis. Además de la gravedad de la infección, los factores más importantes son la edad avanzada, la diabetes, la vasculopatía periférica, la inmunodepresión, el traumatismo ungueal y la predisposición genética. La educación de los pacientes es fundamental para establecer las expectativas respecto de la respuesta al tratamiento. Es importante que tanto los médicos como los pacientes reconozcan que el fracaso terapéutico es más probablemente atribuible a uno o más de estos factores asociados al huésped que a la susceptibilidad del microorganismo al tratamiento antimicótico.

Bibliografía

1 Carney C, Tosti A, Daniel R, Scher R, Rich P, DeCoster J, Elewski B. A new classification system for grading the severity of onychomycosis: Onychomycosis Severity Index. Arch Dermatol 2011; 147 (11): 1277-82.

2 Rosen T, Friedlander SF, Kircik L, Zirwas MJ, Stein Gold L, Bhatia N, Gupta AK. Onychomycosis: epidemiology, diagnosis, and treatment in a changing landscape. J Drugs Dermatol 2015; 14 (3): 223-33.

3 Gupta AK, Lynch LE. Onychomycosis: review of recurrence rates, poor prognostic factors, and strategies to prevent disease recurrence. Cutis 2004; 74 (1): 10-5.

4 Svejgaard EL, Nilsson J. Onychomycosis in Denmark: prevalence of fungal nail infection in general practice. Mycoses 2004; 47 (3-4): 131-5.

5 Loo DS. Onychomycosis in the elderly : drug treatment options. Drugs Aging 2007; 24 (4): 293-302.

6 Mayser P, Freund V, Budihardja D. Toenail onychomycosis in diabetic patients: issues and management. Am J Clin Dermatol 2009; 10 (4): 211-20.

7 Papini M, Cicoletti M, Fabrizi V, Landucci P. Skin and nail mycoses in patients with diabetic foot. G Ital Dermatol Venereol 2013; 148 (6): 603-8.

8 Ozkan F, Ozturk P, Ozyurt K, İncı MF, Kalender AM, Bakan B, Yuksel M. Frequency of peripheral arterial disease and venous insufficiency in toenail onychomycosis. J Dermatol 2013; 40 (2): 107-10.

9 Gupta AK, Gupta MA, Summerbell RC, Cooper EA, Konnikov N, Albreski D, MacDonald P, Harris KA. The epidemiology of onychomycosis: possible role of smoking and peripheral arterial disease. J Eur Acad Dermatol Venereol 2000; 14 (6): 466-9.

10 Cribier BJ, Bakshi R. Terbinafine in the treatment of onychomycosis: a review of its efficacy in high-risk populations and in patients with nondermatophyte infections. Br J Dermatol 2004; 150 (3): 414-20.

11 Tuchinda P, Boonchai W, Prukpaisarn P, Maungprasat C, Suthipinittharm P. Prevalence of onychomycosis in patients with autoimmune diseases. J Med Assoc Thail 2006; 89 (8): 1249-52.

12 Faergemann J, Correia O, Nowicki R, Ro BI. Genetic predisposition – understanding underlying mechanisms of onychomycosis. J Eur Acad Dermatol Venereol 2005; 19 (1): 17-9.

13 Gupta AK, Simpson FC, Brintnell WC. Do genetic mutations and genotypes contribute to onychomycosis? Dermatology 2014; 228 (3): 207-10.

14 Zaias N, Tosti A, Rebell G, Morelli R, Bardazzi F, Bieley H, Zaiac M, Glick B, Paley B, Allevato M, Baran R. Autosomal dominant pattern of distal subungual onychomycosis caused by Trichophyton rubrum. J Am Acad Dermatol 1996; 34 (2): 302-4.

16

Por qué la onicomicosis puede ser una enfermedad potencialmente mortal

Tracey C. Vlahovic ▪ Christina Bui ▪ Kyle Shaw

Tanto los médicos como los pacientes suelen creer erróneamente no solo que la onicomicosis es un problema estético sino que ocupa también un lugar secundario o terciario en la lista de prioridades del paciente. En esta obra se ha intentado demostrar que es una infección que afecta a una gran diversidad de pacientes. Cierto es que no se presenta como el ántrax o una zona circunscrita de celulitis, pero su mera presencia puede indicar algo más ominoso, tal como la relación con aterosclerosis de la carótida en los diabéticos, o crear un ambiente en el que un dermatofito puede infectar el espacio interdigital y conducir a una posible sobreinfección bacteriana.[1, 2]

La celulitis, que con frecuencia aparece en las extremidades inferiores de los adultos mayores con diabetes, es un diagnóstico que requiere internación en los casos en que hay riesgo de amputación o de muerte.[3] En principio, podría no parecer lógico que exista relación entre la celulitis de la extremidad inferior y una uña del pie afectada por micosis, pero en algunos casos la micosis del pie fue la chispa que encendió una reacción en cadena.

La presencia de onicomicosis generalmente es concomitante con la de tiña de los pies, específicamente con tiña de los pies interdigital. Puede ser difícil saber qué enfermedad causó la otra, pero se puede afirmar en líneas generales que el mismo dermatofito, ya sea que invadiera primero la uña o el espacio interdigital, es la causa tanto de la infección del lecho ungueal como de la infección plantar y de la zona interdigital. Al examinar un paciente con onicomicosis, es conveniente que el médico examine la piel periungueal, el espacio interdigital y la planta del pie para detectar la presencia de la descamación serpiginosa característica de la tiña de los pies. El paciente podría no tener síntomas de prurito, pero en algunos casos la piel no solo presenta la descamación característica sino también inflamación leve y agrietamiento.[3] Las grietas pueden servir de puerta de ingreso para la invasión bacteriana y crear una cascada infecciosa e inflamatoria.

Bristow y Spruce analizaron la bibliografía para determinar la posibilidad de que una micosis de los pies cause celulitis, especialmente en la población diabética.[3] Uno de los artículos analizados fue el estudio de casos y controles realizado por Roujeau y cols. con 243 pacientes que tenían celulitis bacteriana aguda en la pierna, cuyo objetivo fue encontrar una asociación con dermatomicosis de los pies (tiña de los pies y onicomicosis) confirmada por estudio micológico.[4] La presencia de una infección micótica en el pie fue un importante factor de riesgo de celulitis (razón de posibilidades de 2,4; $p < 0{,}001$; intervalo de confianza del 95%).[4] En otro estudio prospectivo de casos y controles, en el que se incluyeron cien personas, se concluyó que los factores de riesgo de celulitis bacteriana aguda en pacientes internados eran la presencia de puertas de entrada de microorganismos patógenos en las piernas y la zona interdigital de los pies. Por lo tanto, el diagnóstico y el tratamiento de pacientes con intertrigo del espacio interdigital de los pies pueden reducir la incidencia de celulitis.[5] Asimismo, Dupuy y cols. evaluaron los factores de riesgo de erisipela en las piernas (celulitis) en siete centros hospitalarios de Francia.[6] Se incluyeron en el estudio 167 pacientes que ingresaron por erisipela en las piernas, y mediante análisis multifactorial los autores demostraron que la alteración de la barrera cutánea secundaria a maceración de un espacio interdigital era un factor de riesgo de celulitis (razón de posibilidades de 6,6; intervalo de confianza del 95%). Prácticamente en todos los casos se encontró una puerta de entrada cutánea. En el mismo estudio, el riesgo de sufrir celulitis en las piernas fue mayor cuando estaba afectado más de un espacio interdigital (razón de posibilidades de 19,5; intervalo de confianza del 95%).

En definitiva, Bristow y Spruce encontraron 16 estudios que respaldaban que la presencia de micosis de los pies (tiña interdigital de los pies, onicomicosis y tiña plantar "en mocasín") era un factor de riesgo de celulitis. Más específicamente, la asociación con tiña de los pies interdigital fue sistemáticamente un factor predictivo de celulitis; sin embargo, cuantos más lugares estaban afectados por micosis mayor era el riesgo, como se señala en el artículo de Dupuy y cols. Algunos de los estudios, la mayoría con pacientes internados, agruparon las onicopatías bajo el término general "micosis de los pies". El riesgo atribuible poblacional (RAP) de celulitis bacteriana fue mayor en los casos de intertrigo del espacio interdigital (60%). El RAP es el porcentaje de casos de celulitis bacteriana que podría evitarse si se eliminara el factor de riesgo. La tiña de los pies y la micosis concomitante de las uñas (onicomicosis) son los componentes del intertrigo del espacio interdigital, una enfermedad muy prevalente.

En consecuencia, aun cuando la tiña de los pies interdigital se asocia a un riesgo ligeramente mayor de sufrir celulitis que la tiña de los pies plantar o la onicomicosis aislada, no puede descartarse la presencia de onicomicosis concomitante o la posibilidad de onicomicosis futura. Se trata de manifestaciones cutáneas que se presentan juntas y que el profesional debe tener en cuenta como una unidad.

Además de tener en cuenta que los espacios interdigitales actúan como puerta de entrada de las bacterias, el profesional debe considerar las ulceraciones producidas por la presión de la uña micótica engrosada contra el calzado. Los bordes afilados de las uñas de los pies con onicauxis, que con frecuencia pasan desapercibidos en los pacientes con neuropatía diabética, pueden provocar ulceraciones y abrasiones que pueden dar lugar a sobreinfección bacteriana, una situación grave generada por la falta de sensibilidad y por la humedad propia del uso prácticamente constante de calzado invadido por colonias de diferentes microorganismos. Los bordes irregulares o afilados de la lámina ungueal podrían producir una ulceración de los dedos adyacentes.[7] En función del estado vascular, esta ulceración puede convertirse en una gangrena, y el paciente puede desarrollar osteomielitis o celulitis, lo que en teoría podría terminar en una amputación no solo del dedo sino del miembro. Además de la posible afectación de los dedos adyacentes, el traumatismo reiterado y la presión pueden lesionar el lecho ungueal del dedo del pie con onicomicosis. Si esta ulceración se infecta o si la salud o el estado vascular del paciente no favorecen condiciones propicias para la cicatrización, se puede llegar a la amputación del miembro. Una de las poblaciones de pacientes que permitirían ejemplificar esta situación es la de las personas con diabetes. Chadwick y cols. establecieron una relación entre la diabetes y la aparición de una micosis que contribuye a la patogenia de la ulceración y la celulitis en el pie diabético.[8] El autor recomienda prestar atención a las micosis de los pies en personas diabéticas y no considerarlas un problema estético. Al igual que en otros estudios, en el de Chadwick se observó que esos pacientes tienen un riesgo elevado de presentar infección bacteriana secundaria. Además, las consecuencias de las micosis de los pies son más graves para las personas con compromiso vascular o neurológico periférico secundario a las secuelas de la diabetes. Por lo tanto, se debe iniciar el tratamiento para la micosis de manera inmediata y se debe hablar con el paciente sobre cuestiones que impliquen medidas preventivas (decisiones respecto del medio ambiente, de las medias y del calzado).

Por último, Doyle y cols. afirman que la incidencia de ulceración en los pies y gangrena en los pacientes diabéticos con onicomicosis es superior a la de los pacientes que no presentan diabetes.[9] Esta situación respalda la importancia del examen periódico de las extremidades inferiores por parte del médico, así como de la inspección diaria de los pies (y de las medias) por parte del paciente para detectar supuración, cortes, desgarros o enrojecimiento.

En general, especialmente si el paciente es diabético, la presencia de onicomicosis, que puede provocar tiña de los pies interdigital que muta a sobreinfección bacteriana del espacio interdigital, puede llevar a la amputación de la extremidad y poner en riesgo la vida. La onicomicosis es en sí misma una entidad que supone un problema estético pero, para determinados pacientes puede implicar una situación mucho más grave. Es una infección y debe tratarse con el mismo cuidado y respeto con que se tratan otras dolencias.

Bibliografía

1 Onalan O, Adar A, Keles H, Ertugrul G, Ozkan N, Aktas H, Karakaya E. Onychomycosis is associated with subclinical atherosclerosis in patients with diabetes. Vasa 2015; 44 (1): 59-64.

2 Tan JS, Joseph WS. Common fungal infections of the feet in patients with diabetes mellitus. Drugs Aging 2004; 21 (2): 101-12.

3 Bristow IR, Spruce MC. Fungal Foot Infection, cellulitis, and diabetes: a review. Diabet Med 2009; 26: 548-51.

4 Roujeau JC, Sigurgeirsson B, Korting HC, Kerl H, Paul C. Chronic dermatomycoses of the foot as risk factors for acute bacterial cellulitis of the leg: a case-control study. Dermatology 2004; 209 (4): 301-7.

5 Björnsdóttir S, Gottfredsson M, Thórisdóttir AS, Gunnarsson GB, Ríkardsdóttir H, Kristjánsson M, Hilmarsdóttir I. Risk factors for acute cellulitis of the lower limb: a prospective case-control study. Clin Infect Dis 2005; 41 (10): 1416-22.

6 Dupuy A, Benchikhi H, Roujeau J-C, Bernard P, Vaillant L, Chosidow O, Sassolas BR, Guillaume J-C, Grob J-J, Bastuni-Garin S. Risk factors for erysipelas of the leg (cellulitis): case-control study. BMJ 1999; 318: 1591-4.

7 Gulcan A, Gulcan E, Oksuz S, Sahin I, Kaya D. Prevalence of toenail onychomycosis in patients with type 2 diabetes mellitus and evaluation of risk factors. JAPMA 2011; 101 (1): 49.

8 Chadwick P. Fungal infection of the diabetic foot: the often ignored complication. Diabet Foot Can 2013; 1 (2): 20-4.

9 Doyle JJ, Boyko WL, Ryu S, et al. Onychomycosis among diabetic patients: prevalence and impact of nonfungal foot infections. San Antonio: ADA 6th Annual Scientific Session, 2000.

17

Onicomicosis en pacientes con diabetes

Tracey C. Vlahovic • Joshua A. Sebag

Epidemiología y factores de riesgo

De acuerdo con la American Diabetes Association, hay aproximadamente 29,1 millones de estadounidenses (9,3% de la población) que sufren diabetes.[1] De ellos, 21 millones ya recibieron el diagnóstico y 8,1 millones siguen sin ser diagnosticados.[1] Esta cifra parece ínfima si se la compara con los 86 millones de estadounidenses que fueron clasificados como "prediabéticos", es decir, aquellos que se encuentran en el límite respecto del riesgo de sufrir diabetes en el futuro. Para ese grupo de pacientes, las afecciones pedias, tales como el engrosamiento y el dolor de las uñas de los pies, son un problema importante, ya que la onicomicosis es mucho más que un problema estético. En la población diabética, el diagnóstico y el tratamiento de la micosis de las uñas de los pies pueden pasarse por alto porque la importancia médica de hallazgos tales como nefropatía concomitante, factores de riesgo cardiovascular, retinopatía y heridas del pie diabético ocupa toda la atención del profesional. Sin embargo, si en la población diabética se descuida la onicomicosis y no se trata adecuadamente la infección, se puede poner en riesgo la extremidad y llegar a la amputación.[2]

En la población general, las estimaciones sobre micosis de las uñas de los pies son variables, pero en un estudio epidemiológico se informó que la prevalencia general de la enfermedad es del 2%-13%; hay datos que indican que la incidencia aumenta a ritmo constante en todo el mundo.[3] Se ha demostrado que la prevalencia de pacientes diabéticos con onicomicosis respecto de aquellos que no son diabéticos es estadísticamente significativa (17% y 6,8%, respectivamente). En cuanto a la población diabética, se observó que esa prevalencia casi se triplicó en los casos de onicomicosis de los pies clínicamente evidente.[4] En un estudio sobre la prevalencia y los factores de riesgo, se observó que el 26% de los pacientes diabéticos presentaban onicomicosis.[5] Tras realizarse nuevos cálculos, se estimó que la micosis ungueal afectará aproximadamente a un tercio de las personas con diabetes.[5]

Los factores predisponentes generales de onicomicosis son edad avanzada, sexo masculino, antecedentes familiares de onicomicosis, administración concomitante de inmunosupresores y vasculopatía periférica.[6] La onicomicosis es el problema cutáneo que afecta con más frecuencia a pacientes diabéticos.[6] Además, en esa población, las uñas micóticas se suelen asociar a hiperlipidemia, arteriopatía periférica, duración de la diabetes, síndrome metabólico, obesidad, tabaquismo y aterosclerosis.[7] Onalan y cols. examinaron 127 pacientes con diabetes de tipo 2.[7] De esos pacientes, 48 tenían onicomicosis (37,8%) y 60 tenían aterosclerosis carotídea asintomática (47,2%). Tras una investigación más exhaustiva, concluyeron que "la presencia de onicomicosis en los pies está independientemente asociada a la presencia de aterosclerosis asintomática", evaluada por el grosor del complejo íntima-media de la carótida en pacientes con diabetes.[7] Por lo tanto, la onicomicosis de los pies en pacientes diabéticos puede ser un marcador de algo mucho más grave pero que, en definitiva, puede detectarse y, en teoría, es tratable si se identifica precozmente.

Además de ser un marcador de aterosclerosis, la onicomicosis de los pies también puede plantear un problema si el paciente presenta neuropatía. La hiperglucemia de largo tiempo de evolución afecta la inmunidad celular, lo que puede predisponer al paciente diabético a sufrir una micosis.[8] El engrosamiento de las uñas se asocia a niveles más elevados de hemoglobina glucosilada (HbA_{1c}).[9] Una de las complicaciones más frecuentes de la diabetes es la úlcera del pie diabético, especialmente en pacientes que presentan compromiso neurovascular. Mientras que un paciente que no tiene afectada la sensibilidad percibiría el engrosamiento y los bordes afilados de una uña del pie, esa alteración ungueal podría pasar inadvertida para un paciente con neuropatía diabética. Esto podría conducir a una ulceración del lecho ungueal o a erosiones del tejido circundante o de los dedos en contacto con los bordes irregulares o afilados de la lámina ungueal.[8] En función del estado vascular, esta ulceración puede convertirse en gangrena, y el paciente puede desarrollar osteomielitis o celulitis lo que, teóricamente, podría conducir al riesgo de amputación no solo del dedo sino del miembro. Doyle y cols. afirman que la incidencia de úlceras pedias y gangrena es mayor en pacientes diabéticos con onicomicosis que en diabéticos que no presentan micosis ungueal.[10] Por este motivo, son necesarios el examen y el cuidado habituales de los pies, ya que el desbridamiento de las uñas y la inspección periódica de la piel de los pies podría, en algunos casos, salvar la extremidad.

En lo que respecta a la extremidad inferior, hay estudios que han sugerido que el calzado oclusivo y la inmunodepresión sistémica aumentan la susceptibilidad del paciente con pie diabético a sufrir onicomicosis de diferente grado.[11-13] Cuando el pie está calzado, los problemas biomecánicos del pie y del tobillo constituyen otro factor de riesgo de onicopatía. La onicomicosis se observa con más frecuencia en la uña del dedo gordo del pie.[14] Para que la marcha y la biomecánica sean normales, el dedo gordo del pie debe funcionar como un brazo de palanca rígido en el ciclo de propulsión.[13] Si la primera articulación metatarsofalángica está limitada en dorsiflexión o en flexión plantar, la uña del dedo gordo puede afectarse debido a traumatismo reiterado crónico, lo cual puede conducir a una invasión fúngica.[15] En caso de neuropatía diabética, el dolor que generalmente causa esta limitación articular en el pie calzado puede pasar inadvertido. En estos casos, las uñas de los dedos gordos del pie pueden presentar hematomas subungueales y generar un espacio para la invasión microbiana así como posterior hipertrofia de la uña, cuando se encuentra sometida a esa fuerza de manera crónica. Los pacientes con frecuencia no recuerdan el origen de este traumatismo ungueal. Es importante que estos pacientes se sometan a controles periódicos de los pies y que además usen calzado apropiado con puntera amplia y plantillas adecuadas para personas con diabetes.

Cuadro clínico

En un estudio realizado por Al-Mutairi y cols., se evaluaron 460 pacientes con diabetes y 460 pacientes sin diabetes. Se observó afectación de las uñas de los pies en el 62% de los pacientes diabéticos, de las uñas de las manos en el 23% y de las uñas de las manos y de los pies en el 14%. La presentación clínica más frecuente fue la onicomicosis subungueal distal (65% de los pacientes), seguida de onicomicosis distrófica total.[6] La presentación inicial se observó en los pies, lo que respalda la necesidad de que, durante la consulta, el médico de atención primaria o el especialista pidan al paciente con diabetes o con riesgo de presentar esa enfermedad que se quite los zapatos y las medias.

En la mayoría de los casos, el método de referencia para identificar el patógeno causal, tenga el paciente diabetes o no la tenga, sigue siendo la obtención de una muestra de la uña para realizar el cultivo fúngico. En una revisión llevada a cabo por Mayser y cols. se observó que los microorganismos causales más frecuentemente implicados, tanto en pacientes diabéticos como en personas sin diabetes, son dermatofitos.[16] Los patógenos que con más frecuencia afectan las uñas son, por orden de frecuencia, *Trichophyton rubrum* y *T. mentagrophytes* var. *interdigitale*, especies de *Candida* y mohos no dermatofitos.[16]

Además de examinar los pies de los pacientes diabéticos para detectar onicopatía, es importante examinarlos para evaluar la presencia de tiña de los pies. Una uña engrosada y afilada puede generar consecuencias graves, pero la presencia de tiña de los pies con ulceraciones, agrietamiento o sobreinfección bacteriana interdigital también puede conducir a una situación igualmente problemática.[15, 17] En pacientes diabéticos pueden observarse las variantes interdigital, "en mocasín" e infección vesiculoampollosa. Si observa onicomicosis, el profesional debe suponer que el paciente tiene o tendrá tiña de los pies.

Tratamiento

Como se mencionó anteriormente, los pacientes diabéticos son particularmente susceptibles a presentar micosis debido a los cambios que sufre su sistema inmunitario; por lo tanto, es necesario adaptar diversas terapias a la presentación ungueal y al estado de salud del paciente.[16] Las opciones terapéuticas habituales para esta enfermedad son el desbridamiento de la uña del pie y la farmacoterapia antimicótica oral (terbinafina, itraconazol, fluconazol, griseofulvina) o tópica (ciclopirox, efinaconazol, tavaborol). No obstante, antes de iniciar el tratamiento antimicótico es fundamental establecer el diagnóstico, porque otras enfermedades cutáneas pueden tener una presentación similar a la de la micosis.[15] Si se inició y se estableció una onicomicosis, se debe tratar también la tiña de los pies concomitante.

El desbridamiento ungueal (proceso de reducción de la longitud y el grosor de la uña del pie), suele ser un procedimiento podológico. Con este procedimiento, se logra mejorar el aspecto de la uña y reducir la carga fúngica, pero no se trata la micosis en sí misma. Puede realizarse como procedimiento complementario del tratamiento antimicótico oral o tópico. Este proceso no solo puede aumentar la eficacia del tratamiento tópico, sino que también reduce la presión subungueal y el dolor.[15] Acudir periódicamente al podólogo para el examen de los pies y el desbridamiento ungueal puede ayudar a prevenir la ulceración del lecho ungueal, especialmente en pacientes con neuropatía diabética. Sin duda, en los casos en los que el paciente diabético presenta neuropatía o retinopatía, el cuidado apropiado de los pies por parte de un especialista es clave para evitar complicaciones pedias, por lo que el examen y el cuidado de la uña debe llevarlos a cabo un médico. De ninguna manera debe el paciente acudir a un salón de belleza para el tratamiento de la onicomicosis porque los instrumentos no suelen estar esterilizados en autoclave, lo que puede dar lugar a una infección, y porque algunos casos de onicauxis, por su complejidad, no pueden ser tratados por alguien que no sea profesional. Hay situaciones en las que puede ser necesario practicar la avulsión total de la uña con o sin destrucción de la matriz ungueal, si el paciente no puede o no quiere recibir tratamiento antimicótico. Antes de realizar este procedimiento, se debe evaluar el estado vascular.

Matricciani y cols. realizaron una revisión sistemática para determinar cuáles son las mejores opciones terapéuticas para pacientes diabéticos con tiña de los pies u onicomicosis.[17] Identificaron seis estudios que evaluaron la seguridad y la eficacia de distintos tratamientos para la onicomicosis, pero ninguno para la tiña de los pies. La autora llegó a la conclusión de que la terbinafina oral es "tan segura y eficaz como el tratamiento oral con itraconazol para tratar la onicomicosis en personas con diabetes".[17] Además de la necesidad de realizar más investigaciones sobre el tratamiento de la tiña de los pies en diabéticos, en esta revisión sistemática se observó que las tasas de curación de onicomicosis correspondientes a personas con y sin diabetes eran similares.

En uno de los artículos analizado por Matricciani y cols., se determinó la eficacia y la seguridad de la terbinafina oral en pacientes diabéticos tanto insulinodependientes como no insulinodependientes.[18] Se administró terbinafina durante doce semanas y luego se hizo el seguimiento durante la duración del estudio. Se controlaron los niveles de glucemia durante las 48 semanas del ensayo. Para los 89 pacientes que completaron el ensayo, la curación micológica fue del 73%, y no se observó una diferencia significativa entre los pacientes insulinodependientes y los no insulinodependientes. Lo que es más importante, ningún paciente presentó hipoglucemia mientras recibía tratamiento con terbinafina oral. Este hallazgo se contrapone con lo observado respecto de la administración de itraconazol, el otro antimicótico autorizado por la Dirección Federal de Fármacos y Alimentos (FDA) de los Estados Unidos, que aumenta el riesgo de hipoglucemia cuando se administra concomitantemente con el tratamiento de onicomicosis de los pies con sulfonilureas, tiazolidinedionas o meglitinidas.[19] La metformina, sin embargo, no parece interactuar con los azoles, la terbinafina ni la griseofulvina.[19] Farkas y cols. concluyeron que la terbinafina es eficaz, bien tolerada y segura cuando se administra de manera continua durante doce semanas a pacientes diabéticos.[18]

El ciclopirox tópico en laca al 8% fue el primer antimicótico tópico autorizado en los Estados Unidos para tratar la onicomicosis leve o moderada. En un estudio clínico abierto de fase IV realizado en Alemania, se administró ciclopirox a 215 pacientes diabéticos durante seis meses y se observó que era seguro y efectivo.[20] No se apreció un agravamiento de la diabetes ni de otras enfermedades concomitantes durante el ensayo. En otro ensayo similar realizado en los Estados Unidos, en el que se administró ciclopirox en laca a 49 pacientes con diabetes de tipo 2, se observaron resultados similares.[21] Armstrong y cols. estudiaron el uso de ciclopirox tópico y su relación con la indicación de realizar un autoexamen diario del pie lo que, en teoría, podría reducir el riesgo de ulceración pedia.[22] Se realizó el seguimiento de 70 pacientes que presentaban un alto riesgo de presentar úlceras pedias durante doce meses o hasta que se formaba una úlcera. Finalmente, los autores no observaron un beneficio profiláctico inmediato del uso de ciclopirox tópico para prevenir heridas mediante el examen diario de los pies.

En un análisis retrospectivo de un estudio controlado aleatorizado de fase III en el que se compararon pacientes con diabetes y sin diabetes, uno de los antimicóticos tópicos más recientes, el efinaconazol tópico en solución al 10%, mostró tasas similares de curación completa (un 13% en pacientes diabéticos frente al 18,8% en no diabéticos) y de curación micológica (56,5% en pacientes diabéticos y 56,3% en no diabéticos).[23] En este análisis se incluyeron 112 pacientes diabéticos (de un total de 1655 sujetos), lo que significa que este es el estudio controlado de antimicóticos tópicos con la mayor cantidad de pacientes diabéticos. No se ha realizado un análisis retrospectivo similar de otro de los nuevos antimicóticos, el tavaborol en solución al 5%, pero en los estudios aleatorizados de fase III se observa un perfil favorable de relación entre beneficios y riesgo en el tratamiento de onicomicosis de los pies.[24] La presencia de otras enfermedades concomitantes, la polifarmacoterapia y las posibles interacciones medicamentosas complican la selección de un tratamiento oral adecuado, por lo que el tratamiento con antimicóticos tópicos y desbridamiento ungueal es una opción conveniente para algunos pacientes diabéticos.

Por último, se ha propuesto estudiar la terapia con láser, uno de los métodos autorizados más recientemente para el tratamiento de la onicomicosis, en un ensayo controlado aleatorizado doble ciego en diabéticos.[25] Hasta el momento de esta edición, no se habían publicado los datos; sin embargo, cuando finalice, será el primer estudio doble ciego de terapia con láser que incluya pacientes diabéticos con riesgo de presentar complicaciones pedias. Dado que la terapia con láser es bien aceptada por el público, sería útil realizar un estudio apropiado en el que se incluyeran pacientes con neuropatía y problemas vasculares.

En conclusión, en personas diabéticas, la presencia de micosis ungueal puede ser un marcador de aterosclerosis y de falta de control de la hiperglucemia. Dado que los profesionales de todas las especialidades deberían conocer los diversos factores de riesgo que presenta esta población de pacientes, el médico debería pedir al paciente diabético que se quite los zapatos y las medias durante el examen físico. Se debería iniciar el tratamiento, no solo de las uñas sino de cualquier tiña de los pies concomitante, para reducir las posibles complicaciones pedias como la ulceración del lecho ungueal o una sobreinfección bacteriana de los espacios interdigitales, especialmente en la población con neuropatía y compromiso vascular. Existen numerosos tratamientos, que abarcan desde antimicóticos tópicos u orales hasta técnicas como la terapia con láser. Algunos han sido estudiados específicamente en la población diabética pero, como es habitual, el profesional es quien debe decidir cuál es la mejor terapia para sus pacientes diabéticos.

Bibliografía

1 American Diabetes Association. Diabetes Care 2016; 39 (2): 177-8. <https://doi.org/10.2337/dc16-ti02>

2 Cathcart S, Cantrell W, Elewski BE. Onychomycosis and Diabetes JEADV 2009; 23: 1119-22.

3 Elewski BE. Onychomycosis. Treatment, quality of life, and economic issues. Am J Clin Dermatol 2000; 1 (1): 19-26. Revisión.

4 Dogra S, Kumar B, Bhansali A, Chakrabarty A. Epidemiology of onychomycosis in patients with diabetes mellitus in India. Int J Dermatol 2002; 41 (10): 647-51.

5 Gupta AK, Konnikov N, MacDonald P, Rich P, Rodger NW, Edmonds MW, McManus R, Summerbell RC. Prevalence and epidemiology of toenail onychomycosis in diabetic subjects: a multicentre survey. Br J Dermatol 1998; 139 (4): 665-71.

6 Al-Mutairi N, Eassa BI, Al-Rqobah DA. Clinical and mycologic characteristics of onychomycosis in diabetic patients. Acta Dermatovenerol Croat 2010; 18 (2): 84-91.

7 Onalan O, Adar A, Keles H, Ertugrul G, Ozkan N, Aktas H, Karakaya E. Onychomycosis is associated with subclinical atherosclerosis in patients with diabetes. Vasa 2015; 44 (1): 59-64.

8 Gulcan A, Gulcan E, Oksuz S, Sahin I, Kaya D. Prevalence of toenail onychomycosis in patients with type 2 diabetes mellitus and evaluation of risk factors. JAPMA 2011; 101 (1): 49.

9 Takehara K, Oe M, Tsunemi Y, Nagase T, Ohashi Y, Iizaka S, Ueki K, Tsukamoto K, Kadowaki T, Sanada H. Factors Associated with presence and severity of toenail onychomycosis in patients with diabetes: a cross-sectional study. Int J Nurs Stud 2011; 48: 1101-8.

10 Doyle JJ, Boyko WL, Ryu S, et al. Onychomycosis among diabetic patients: prevalence and impact of nonfungal foot infections. San Antonio: ADA 6th Annual Scientific Session, 2000.

11 Chang SJ, Hsu SC, Tien KJ, Hsiao JY, Lin SR, Chen HC, Hsieh MC. Metabolic syndrome associated with toenail onychomycosis in Taiwanese with diabetes mellitus. Int J Dermatol 2008; 47 (5): 467-72.

12 Papini M, Piraccini BM, Difonzo E, Brunoro A. Epidemiology of onychomycosis in Italy: prevalence data and risk factor identification. Mycoses 2015; 58 (11): 659-64.

13 Armstrong DG, Lavery LA, Vazquez JR, Short B, Kimbriel HR, Nixon BP, Boulton AJ. Clinical efficacy of the first metatarsophalangeal joint arthroplasty as a curative procedure for hallux interphalangeal joint wounds in patients with diabetes. Diabetes Care 2003; 26 (12): 3284-7.

14 Skorepová M. Mycoses and diabetes. Vnitr Lek 2006; 52 (5): 470-3. Revisión.

15 Tan JS, Joseph WS. Common fungal infections of the feet in patients with diabetes mellitus. Drugs Aging 2004; 21 (2): 101-12.

16 Mayser P, Freund V, Budihardja D. Toenail onychomycosis in diabetic patients. Am J Clin Dermatol 2009; 10 (4): 211-20.

17 Matricciani L, Talbot K, Jones S. Safety and efficacy of tinea pedis and onychomycosis treatment in people with diabetes: a systematic review. J Foot Ankle Res 2011; 4 (1): 26.

18 Farkas B, Paul C, Dobozy A, Hunyadi J, Horvath A, Fekete G. Terbinafine treatment of toenail onychomycosis in patients with insulin-dependent and non-insulin-dependent diabetes mellitus: a multicentre trial. Br J Dermatol 2002; 146 (2): 254-60.

19 Verspeelt J, Marynissen G, Gupta AK, et al. Safety of itraconazole in the diabetic population. J Am Podiatr Med Assoc 1999; 198: 382-4.

20 Seebacher C, Nietsch K-H, Ulbricht HM. A multicenter, open-label study of the efficacy and safety of ciclopirox nail lacquer solution 8 % for the treatment of onychomycosis in patients with diabetes. Cutis 2001; 68: 17.

21 Brenner MA, Harkless LB, Mendicino RW, Page JC. Ciclopiorx 8 % nail lacquer topical solution for the treatment of onychomycosis in patients with diabetes. J Am Podiatr Med Assoc 2007; 97 (3): 195-202.

22 Armstrong DV, Holtz K, Wu S. Can the use of a topical antifungal nail lacquer reduce risk for diabetic foot ulceration? Results from a randomised controlled pilot study. Int Wound J 2005; 2 (2): 166-70.

23 Vlahovic TC, Joseph WS. Efinaconazole topical, 10 % for the treatment of toenail onychomycosis in patients with diabetes. J Drugs Dermatol 2014; 13 (10): 1186-90.

24 Elewski BE, Aly R, Baldwin SL, González Soto RF, Rich P, Weisfeld M, Wiltz H, Zane LT, Pollak R. Efficacy and safety of tavaborole topical solution, 5 %, a novel boron-based antifungal agent, for the treatment of toenail onychomycosis: results from 2 randomized phase-III studies. J Am Acad Dermatol 2015; 73 (1): 62-9.

25 Nijenhuis-Rosien L, Kleefstra N, Wolfhagen MJ, Groenier KH, HJ B, Landman GW. Laser therapy for onychomycosis in patients with diabetes at risk for foot complications: study protocol for a randomized, double-blind, controlled trial (LASER-1). Trials 2015; 16: 108.

18

Onicomicosis en niños

Tracey C. Vlahovic

Prevalencia

Las onicopatías en niños pueden ser congénitas o adquiridas; las adquiridas, como la onicomicosis, son menos frecuentes en la población infantil que en adultos, si bien la presentación es similar.[1] Aunque el crecimiento de las uñas es constante a lo largo de la vida, la velocidad de crecimiento de las uñas de los niños es mayor hasta los 10-14 años de edad; a partir de esa edad, las uñas de niños y adultos crecen a una velocidad similar.[1] Además de esa mayor velocidad de crecimiento ungueal en la infancia, otros factores que podrían explicar la menor frecuencia de las onicopatías en niños que en adultos son la menor exposición a ambientes húmedos y a traumatismos por la menor superficie ungueal y la menor incidencia de tiña de los pies concomitante.[2] A pesar de lo antedicho, la onicomicosis es una de las enfermedades ungueales más frecuentes en pediatría, y afecta más a los adolescentes que a los niños más pequeños.

La bibliografía concuerda en que la onicomicosis en la infancia es menos frecuente que en la vida adulta (0,3% y 2%-13%, respectivamente), pero hay cada vez más casos en la población infantil.[3] Entre las posibles causas de este aumento, se encuentran la predisposición genética a sufrir infecciones por dermatofitos si hay un miembro de la familia afectado, la diabetes juvenil, el síndrome de Down, la inmunodeficiencia observada, por ejemplo, en receptores de trasplantes o en personas con infección por el VIH, y cuestiones relacionadas con los hábitos, tal como el uso de calzado oclusivo.[4] Además de los mencionados, otros factores de riesgo que presenta un niño de sufrir onicomicosis son vivir en una zona rural, hipoxemia, alteraciones metabólicas, traumatismos reiterados y neoplasias malignas.[2] En un estudio que incluyó a 72 niños de 2-18 años de edad que recibían tratamiento en una clínica oncológica de México, se observó un caso de onicomicosis (frecuencia del 1,3%).[2] Los autores plantearon que la frecuencia de micosis ungueales en esta población inmunodeprimida no era mayor al promedio debido a la ventaja que implica el crecimiento de las uñas de los niños (que por su velocidad impide la colonización de dermatofitos) y posiblemente al efecto citotóxico de los quimioterápicos.[2] Esto no implica que estos niños con inmunosupresión no sean susceptibles de sufrir infecciones micóticas diseminadas por lo que, sin duda, deberían ser examinados en consecuencia.

Al igual que en los adultos, el tipo de onicomicosis más frecuentemente observado en niños es la variante subungueal distal y lateral, pero también pueden presentarse onicomicosis subungueal proximal y onicomicosis blanca superficial.[4] Tanto las variantes profunda y clásica de onicomicosis blanca superficial se observan con mayor frecuencia en niños más pequeños.[1] La onicomicosis por *Candida* es infrecuente pero, cuando se presenta, coexiste con paroniquia.[4] El tipo distrófico total es el más infrecuente en la población infantil. En una revisión de 59 casos de onicomicosis en niños de hasta 18 años de edad, el 66,1% tuvo onicomicosis de las uñas de los pies y el resto, de las uñas de las manos; la variante más común fue la subungueal distal y lateral.[5] La cohorte con mayor proporción de pacientes con onicomicosis fue la de los niños de más edad, y se observaron más casos de micosis ungueales en varones.[5] Según lo observado en este y otros estudios, *Trichophyton rubrum*, el dermatofito más común, es el que con más frecuencia afecta las uñas, seguido de *C. albicans*, *C. parapsilosis* y *C. tropicalis*.[5-7] Cabe destacar que 14 de los 59 niños estudiados presentaron tiña de los pies concomitante y ocho de los padres de esos niños tenían tiña de los pies u onicomicosis.[5] En otra revisión de 16 casos de micosis ungueal presente en niños de menos de 2 años de edad, Bonifaz y cols. observaron que la mayoría de los niños con onicomicosis subungueal distal tenían síndrome de Down, y de ellos, uno tenía tiña de la cabeza concomitante y dos habían nacido prematuramente.[8] Si bien la prematuridad no es un factor de riesgo frecuente, los niños prematuros tienen láminas ungueales más cortas, lo que podría explicar esta mayor prevalencia de onicomicosis.[8]

Al igual que lo observado en adultos, los dermatofitos pueden producir pigmentación que puede asemejarse a una lesión melanocítica. Además de realizar una anamnesis detallada y un examen físico completo, es importante confirmar el diagnóstico con estudios micológicos, porque la onicomicosis en un niño puede confundirse con diferentes problemas ungueales. El diagnóstico diferencial de onicomicosis pediátrica debería incluir traumatismos, psoriasis, liquen plano, alopecia *areata*, dermatitis atópica, diversas onicopatías congénitas y nevos.[4] Como se mencionó en capítulos anteriores, antes de comenzar el tratamiento antimicótico, debe enviarse una muestra para cultivo fúngico. La mejor manera de obtener la muestra es frotar la uña con alcohol antes de cortarla hasta la zona de actividad subungueal y luego obtener el material hiperqueratósico subungueal.[4]

Selección del mejor tratamiento

Al igual que en los casos de onicomicosis en adultos, al decidir el plan terapéutico se debe tener en cuenta la edad del paciente, el compromiso ungueal, el microorganismo patógeno implicado, las interacciones medicamentosas y los antecedentes médicos. Hasta el momento de esta edición, no hay tratamientos autorizados por la Dirección Federal de Fármacos y Alimentos (FDA) de los Estados Unidos para tratar la onicomicosis en niños. Con el tiempo, esta situación podría cambiar porque actualmente se está llevando a cabo un ensayo de fase IV sobre la administración de efinaconazol en solución al 10% a niños y se está investigando un nuevo antimicótico oral, VT-1161, para tratar diversas micosis, incluida la onicomicosis. La mayoría de los profesionales prescriben antimicóticos orales o tópicos a niños, mientras que otros optan por la avulsión, el láser u otras técnicas, si bien no hay evidencias que respalden su empleo en pediatría.[9]

Antimicóticos sistémicos

En un metaanálisis de administración de antimicóticos sistémicos a niños menores de 18 años, Gupta y Paquet mostraron una tasa de curación completa del 70,8% con la administración de antimicóticos sistémicos en monoterapia.[3] En algunos casos, esta tasa se elevó al 80% cuando se agregó un antimicótico tópico.[3] La terbinafina, el itraconazol, el fluconazol y la griseofulvina tienen perfiles de seguridad y eficacia similares a los informados para la población adulta.[3]

Al igual que en los casos de onicomicosis en adultos, por lo general se decide administrar antimicóticos sistémicos cuando hay compromiso del 50% de la lámina ungueal distal, cuando están afectadas varias uñas y cuando el tratamiento tópico podría no ser eficaz. La terbinafina, que presenta una tasa de curación micológica del 70% en las uñas de los pies, está autorizada por la FDA para tratar la tiña de la cabeza en niños pero su uso para tratar la onicomicosis pediátrica es extraoficial. Sin embargo, no se recomienda administrar a niños de menos de 40 kg de peso corporal la dosis de 250 mg diarios empleada para el tratamiento de adultos. La dosis pediátrica es la siguiente: 62,5 mg para niños de menos de 20 kg, 125 mg para los que pesan entre 20 kg y 40 kg y 250 mg para los que pesan más de 40 kg. Además de la presentación en comprimidos, se vende también en gránulos orales, una presentación conveniente para niños que no pueden tragar pastillas. En el caso de onicomicosis de los pies en adultos, la tasa de curación completa correspondiente a la terbinafina es del 38%, pero en una revisión sistemática sobre su administración a niños, se informó una tasa de curación completa del 78,8%, al agrupar los datos de los distintos estudios.[3] Los efectos adversos de la terbinafina observados en la población pediátrica son urticaria aguda, anorexia, cansancio, erupción vesiculopustulosa y agranulocitosis.[3] Al igual que en adultos, se recomienda la determinación de las concentraciones de aspartato-aminotransferasa (AST) y de alanina-aminotransferasa (ALT) antes de iniciar el tratamiento pediátrico y, por supuesto, no administrar este medicamento a niños con hepatopatía preexistente.

El itraconazol, un antimicótico de amplio espectro, se comercializa en suspensión y en cápsulas orales, una presentación conveniente para niños que no pueden tragar pastillas. Al igual que la terbinafina, la dosis pediátrica depende del peso corporal: 5 mg/kg/día para los niños que pesan menos de 50 kg y 200 mg/día (dosis de adultos) para los que pesan más de 50 kg.[9] Si se administra una cápsula a un niño, debe ingerirla antes de la comida.[6] Por el contrario, el itraconazol en solución oral, que puede administrarse en una dosis de 3 mg/kg/día, debe tomarse en ayunas.[6, 10] En los estudios realizados con adultos, se observó una mayor eficacia con el tratamiento de pulso que con el tratamiento continuado. Por el contrario, en una revisión sistemática, se observó que la tasa de curación completa en niños fue del 68,4% con el tratamiento de pulso y del 87,7% con el continuado.[3] Debido a las interacciones medicamentosas y los efectos adversos, el itraconazol no suele ser la mejor opción terapéutica para adultos. En cambio, cuando se administra a niños, los efectos adversos, tales como fatiga, síntomas gastrointestinales y cefalea son leves debido a la ausencia de enfermedades sistémicas y del empleo de medicamentos que podrían interactuar con el itraconazol.[3] Antes de administrar el tratamiento con itraconazol a niños, también deben realizarse estudios de función hepática.

El fluconazol, autorizado en Europa para el tratamiento de la onicomicosis, pero de uso extraoficial en los Estados Unidos, requiere un tratamiento más prolongado que el itraconazol y que la terbinafina, ya que debe administrarse una vez por semana hasta que la uña crezca. El tratamiento podría llevar 9-18 meses en los casos de onicomicosis de los pies.[9] El fluconazol, que se administra en comprimidos o en suspensión oral, no suele ser el tratamiento de primera línea; sin embargo, en un metaanálisis de su administración a niños, se informó una tasa de curación completa del 66,7%.[9] La dosis para niños varía de 3 mg/kg/día a 6 mg/kg/día, ya sea con el tratamiento de pulso o el continuado.[10] En la población pediátrica, los efectos adversos posibles del fluconazol son dolor abdominal, exantema, disfunción renal, náuseas, vómitos y diarrea. La griseofulvina, otro antimicótico sistémico, también se ha descrito como terapia para la onicomicosis y, al igual que el fluconazol, se administra hasta el crecimiento completo de la uña, pero las tasas de curación son bajas.[10]

Antimicóticos tópicos

En los Estados Unidos, el ciclopirox en laca al 8%, el efinaconazol en solución tópica al 10% y el tavaborol en solución tópica al 5% han sido autorizados para el tratamiento tópico de la onicomicosis. En Europa también se autorizó la amorolfina tópica en laca para uñas al 5%.[9] Estos medicamentos pueden administrarse en monoterapia o conjuntamente con tratamiento oral o desbridamiento ungueal. La mayoría de los padres prefieren el tratamiento tópico para sus hijos porque creen que es más seguro y les preocupa que los hijos tomen comprimidos. Sin dudas, en esta población, el rechazo de la ingesta de medicamentos orales sería un motivo para preferir un tratamiento tópico, pero también deben considerarse otros factores tales como el compromiso ungueal, la cantidad de uñas afectadas y los antecedentes médicos predisponentes.

Dado que los niños tienen uñas delgadas, de crecimiento más rápido, el tratamiento tópico es adecuado para esta población. Aun así, requiere la aplicación del fármaco una vez por día, si bien es posible que el tiempo de tratamiento sea menor por las características del crecimiento ungueal.[9]

En la actualidad, el ciclopirox es el único antimicótico tópico cuya seguridad y eficacia se han evaluado para el tratamiento de la onicomicosis en un ensayo clínico con niños.[11] En ese ensayo aleatorizado doble ciego controlado con vehículo, en el que se incluyeron cuarenta niños de 2-16 años de edad, la curación clínica observada en el 92% de los niños se mantuvo después de un año. A las 32 semanas, el 77% de los que recibieron ciclopirox presentaron curación micológica.[11] Muchos informes de casos publicados han descrito la administración de ciclopirox para tratar la candidiasis congénita de las uñas de la mano, la onicomicosis superficial y la onicomicosis subungueal distal causada por *T. rubrum*.[9]

Los otros antimicóticos tópicos no han sido autorizados oficialmente para su empleo en niños, pero se ha demostrado su eficacia en estudios e informes de casos. Respecto de la administración de amorolfina a niños, se realizaron dos estudios de caso: uno de un niño con onicomicosis superficial blanca y el otro de un niño con onicomicosis subungueal distal de la uña de la mano. Los dos alcanzaron cierto nivel de mejoría con un tratamiento más breve que el correspondiente a adultos.[9] En este momento, hay un estudio de fase IV que evalúa la eficacia de la administración de efinaconazol en solución al 10% a niños de 6-16 años de edad.[12] Hasta la fecha, no se han comenzado a realizar estudios pediátricos sobre la eficacia del tavaborol en solución al 5%.

Otros tratamientos

Se han publicado estudios sobre la avulsión quirúrgica como tratamiento de la onicomicosis en adultos, pero esta modalidad terapéutica no se ha evaluado en estudios formales con niños. En la población pediátrica, se ha descrito la avulsión química, para la que se emplea un compuesto de urea para ablandar la uña e iniciar su extracción atraumática. En un estudio en el que se incluyeron 25 niños de menos de 16 años de edad, se aplicó un ungüento de urea para realizar la avulsión química de la uña y luego se aplicó un antimicótico tópico en el lecho ungueal. Después de cuatro semanas de tratamiento antimicótico tópico en la zona afectada por onicomicosis, 17 niños presentaron "curación", seis mejoraron y en dos casos se observó fracaso terapéutico.[9, 13] Se han empleado otras modalidades tales como terapia con láser y terapia fotodinámica para tratar adultos pero todavía no se estudiaron estás técnicas en el tratamiento pediátrico.

Conclusiones

Si bien la onicomicosis es menos frecuente en niños que en adultos, es importante comprender la patogenia, el tratamiento y los riesgos y los beneficios de las diferentes modalidades empleadas para el tratamiento de la onicomicosis pediátrica. Es posible observar recidivas a medida que el niño crece, si presenta predisposición genética o tiña de los pies, si tiene enfermedades concomitantes como diabetes, si está inmunodeprimido o si usa calzado oclusivo. El examen de otros miembros de la familia para detectar onicomicosis y tiña de los pies puede reducir las recidivas, pero en última instancia el uso diligente del tratamiento antimicótico es muy importante para lograr la eficacia terapéutica. En la población pediátrica, si el niño no deja que los padres apliquen el tratamiento, si no lo hace por sí mismo o si los padres no lo administran, este puede no dar el resultado esperado. Son clave, por lo tanto, la educación de los padres y la del niño en lo que respecta a lo que puede esperarse, al modo de tomar o aplicar el tratamiento indicado y a la duración de este. Además de los fármacos, se deben evaluar y aplicar medidas tales como la higiene adecuada de los pies, el cambio de calzado y de medias y la observación de signos y síntomas de dermatofitosis cutánea.

En algunos estudios publicados, muchos de los tratamientos orales y tópicos disponibles que se han revisado en adultos han demostrado ser seguros y eficaces para su aplicación en niños. Se ha comprobado que los tratamientos orales son eficaces en la población pediátrica, pero es posible que en estudios futuros se demuestre que los nuevos fármacos tópicos también presenten resultados favorables. Fundamentalmente, el control minucioso para evaluar el crecimiento de la uña con el antimicótico seleccionado y la educación de la familia respecto del tratamiento elegido, conjuntamente con la adaptación al contexto pediátrico, son fundamentales para lograr la curación clínica y micológica de la uña que el profesional y el paciente esperan.

Bibliografía

1 Piraccini BM, Starace M. Nail disorders in infants and children. Curr Opin Pediatr 2014; 26 (4): 440-5.

2 García-Romero MT, Lopez-Aguilar E, Arenas R. Onychomycosis in immunosuppressed children receiving chemotherapy. Pediatr Dermatol 2014; 31 (5): 618-20.

3 Gupta AK, Paquet M. Systemic antifungals to treat onychomycosis in children: a systematic review. Pediatr Dermatol 2013; 30 (3): 294-302.

4 Chu DH, Rubin AI. Diagnosis and management of nail disorders in children. Pediatr Clin N Am 2014; 61 (2): 293-308.

5 Kim DM, Suh MK, Ha GY. Onychomycosis in children: an experience of 59 cases. Ann Dermatol 2013; 25 (3): 327-34.

6 Gupta AK, Skinner AR, Baran R. Onychomycosis in children: an overview. J Drugs Dermatol 2003; 2 (1): 31-4.

7 Young LS, Arbuckle HA, Morelli JG. Onychomycosis in the Denver pediatrics population, a retrospective study. Pediatr Dermatol 2014; 31 (1): 106-8.

8 Bonifaz A, Saúl A, Mena C, Valencia A, Paredes V, Fierro L, Araiza J. Dermatophyte onychomycosis in children under 2 years of age: experience of 16 cases. J Eur Acad Dermatol Venereol 2007; 21 (1): 115-7.

9 Feldstein S, Totri C, Friedlander SF. Antifungal therapy for onychomycosis in children. Clin Dermatol 2015; 33 (3): 333-9.

10 Ginter-Hanselmayer G, Weger W, Smolle J. Onychomycosis: a new emerging infectious disease in childhood population and adolescents. Report on treatment experience with terbinafine and itraconazole in 36 patients. J Eur Acad Dermatol Venereol 2008; 22 (4): 470-5.

11 Friedlander SF, Chan YC, Chan YH, Eichenfeld LF. Onychomycosis does not always require systemic treatment for a cure: a trial using topical therapy. Pediatr Dermatol 2013; 30: 316-22.

12 Binu A. Safety and pharmacokinetics of Efinaconazole Topical Solution in subjects with mild to severe onychomycosis. ClinicalTrials 2018. <https://clinicaltrials.gov/ct2/show/NCT02812771.>

13 Bonifaz A, Ibarra G. Onychomycosis in children: treatment with bifonazole-urea. Pediatr Dermatol 2000; 17: 310-4.

19

El abordaje podológico

Tracey C. Vlahovic

Los médicos podólogos se encuentran en una posición única desde el punto de vista de la práctica clínica, ya que por lo general atienden a diario casos de onicomicosis y en poblaciones específicas (*v.* Capítulo 17, "Onicomicosis en pacientes con diabetes"). Sin embargo, la onicopatía de los pies puede ser causada por diferentes problemas relacionados específicamente con los pies y no con los hongos: traumatismos provocados por el calzado, alteraciones biomecánicas e infección agravada por el calzado y las enfermedades periungueales (tiña de los pies interdigital). Al analizar el diagnóstico y el tratamiento de la onicomicosis de los pies, es importante que se aborden también las causas biomecánicas de onicodistrofia visualmente similares.

Los pacientes por lo general acuden al médico podólogo por dolor en las uñas de los pies (tanto de origen infeccioso como no infeccioso), coloración estéticamente desagradable o engrosamiento que genera presión con el calzado. Los pacientes suelen creer que esos problemas pueden ser causados por una infección fúngica; sin embargo, es fundamental tener en cuenta otros factores que afectan la unidad ungueal o la zona periungueal de los pies: la biomecánica y el calzado. La biomecánica describe las fuerzas patológicas y no patológicas involucradas en el ciclo de la marcha. Las fuerzas patológicas pueden provocar deformidades de los dedos, lesiones de tejidos blandos (callosidades), dedo gordo en valgo, dolor del arco y del talón e incluso escaras (especialmente en pacientes con neuropatías). Tanto en lo que respecta a la población que presenta neuropatía diabética como a las personas con problemas de dolor o alteraciones biomecánicas, el podólogo frecuentemente realiza una evaluación biomecánica, que consiste en el análisis de la marcha y de la función de las principales articulaciones del pie y del tobillo.

Evaluación del paciente

Para evaluar al paciente que presenta onicomicosis de los pies, el profesional debe comenzar con una anamnesis y un examen físico detallados. Las opciones terapéuticas pueden ser farmacológicas o quirúrgicas, y el conocimiento de los antecedentes médicos, farmacológicos y familiares permite realizar el diagnóstico diferencial y decidir el plan de tratamiento. Es fundamental preguntar al paciente el tiempo que transcurrió desde que notó los cambios en las uñas, si tiene dolor y si vio afectada su calidad de vida. También se le debe preguntar si puede inclinarse y llegar a cortarse las uñas. Conocer qué tipo de calzado usa cotidianamente, en qué trabaja y qué actividades deportivas realiza, así como cuáles son los ámbitos de trabajo y doméstico, contribuye a seleccionar el plan terapéutico. Deben tenerse en cuenta además el nivel de inmunodepresión, el estado vascular de los pies y la capacidad de tomar medicamentos o aplicarse medicamentos tópicos. Se deben examinar y analizar otras afecciones o erupciones cutáneas, porque la psoriasis y el eccema pueden confundirse con onicomicosis de los pies.

Es fundamental realizar una inspección visual. Desde que se publicó la clasificación de Zaias en 1972, se propusieron y se publicaron modificaciones para reflejar la gran variedad de dermatofitos, mohos no dermatofitos y levaduras, así como las combinaciones de distintas variantes de onicomicosis en la misma uña u otras enfermedades inflamatorias concomitantes.[1] Las formas de invasión de la lámina ungueal son las siguientes:

- Onicomicosis subungueal distal y lateral (OSDL), con inicio de la invasión en el hiponiquio y afectación del lecho ungueal distal.
- Onicomicosis subungueal proximal (OSP), con inicio de la invasión en la porción proximal.
- Onicomicosis blanca superficial (OBS), con inicio de la invasión en la superficie superior de la lámina ungueal.[1]
- Onicomicosis distrófica total, con afectación de toda la lámina ungueal y del tejido periungueal circundante.
- Onicomicosis endonix (OE), con invasión de la porción distal de la lámina ungueal que provoca penetración más profunda de las hifas.

Por otro lado, el médico debe constatar cuántas uñas están afectadas en un pie o en los dos, cuál es el porcentaje de compromiso ungueal, qué factores agravantes desde el punto de vista biomecánico podrían contribuir a la onicodistrofia (quinto dedo en aducción y en varo, dedo en martillo o dedo gordo en valgo) y la presencia de tiña de los pies interdigital o plantar.

Las onicomicosis representan aproximadamente el 50% de las onicopatías;[2] el resto de las enfermedades ungueales, tales como psoriasis, liquen plano, artritis reactiva, dermatitis de contacto alérgica o por irritación y eccema, se confunden con onicomicosis por la similitud de los signos y los síntomas. En el diagnóstico diferencial de onicomicosis también deben incluirse uñas peládicas, las alteraciones ungueales secundarias a problemas biomecánicos, el melanoma (y otras neoplasias malignas cutáneas), la onicólisis traumática, la distrofia de las veinte uñas y la paquioniquia.[3-5]

Dado que no todas las onicopatías son de origen micótico, es importante confirmar el diagnóstico con estudios de laboratorio si se va administrar tratamiento antimicótico oral, si se observa una enfermedad cutánea concomitante difícil de diferenciar en las uñas o si el paciente ha recibido previamente tratamiento antimicótico y se observa una recidiva. Los métodos diagnósticos de laboratorio son la microscopia directa (con hidróxido de potasio [KOH]), la biopsia de la lámina ungueal para realizar la tinción con ácido peryódico de Schiff

(PAS) y el cultivo fúngico. Por lo general, la prueba con KOH y el cultivo fúngico se realizan simultáneamente; el examen con KOH muestra la presencia de hifas, y los cultivos, las especies presentes. Lamentablemente, el cultivo fúngico es un proceso lento (lleva hasta cuatro semanas) y puede generar resultados falsos negativos en el 40% de los casos que dan positivo en la microscopia.[6] La técnica de tinción con PAS (habitualmente denominada biopsia, si bien no lo es en sentido estricto) consiste en enviar lámina ungueal para teñirla y determinar la presencia de dermatofitos. Esta técnica ofrece resultados más rápidos y es más sensible, mientras que el cultivo es el método más específico (permite determinar la especie de hongo).[7-9]

Las pruebas micológicas habituales (examen con KOH y cultivo fúngico) pueden generar resultados falsos negativos o falsos positivos y requieren tiempo para confirmar los microorganismos patógenos.[10] Con frecuencia se demora el diagnóstico preciso debido a la falta de métodos rápidos y específicos de identificación de patógenos. Cuando el resultado de los análisis micológicos es negativo y el cuadro clínico es muy indicativo de onicomicosis, la prueba de reacción en cadena de la polimerasa (PCR) puede ser una opción.[11] La eficacia y las dosis de los antimicóticos pueden variar para los diferentes microorganismos patógenos, y se ha planteado la hipótesis de que la onicomicosis mixta y la provocada por hongos no dermatofitos pueden dar lugar a una alta tasa de fracasos terapéuticos.[12] La mejor manera de orientar la estrategia terapéutica adecuada es aplicar un método rápidamente sensible para detectar e identificar microorganismos patógenos. La PCR detecta una secuencia específica de ADN; además, existen métodos diagnósticos por PCR específicos para especies fúngicas, lo que amplía nuestros conocimientos y los posibles tratamientos de la onicomicosis.[13-15] Dado que el ADN es muy resistente y puede persistir incluso si no hay hifas viables, las técnicas de amplificación de ADN tal como la PCR pueden ser un complemento útil del procedimiento habitual.[16] Con el tiempo se sabrá si realmente la PCR es una técnica ventajosa, tanto en el ámbito clínico como en el de la investigación.

Problemas ungueales podológicos

Onicomicosis de los pies

La onicomicosis o tiña de las uñas consiste en la invasión de la unidad ungueal por dermatofitos, mohos no dermatofitos o *Candida albicans*. Posiblemente el traumatismo ungueal de los pies por un problema biomecánico o de otra índole sea el principal factor predisponente de onicomicosis. Por ejemplo, una limitación en el movimiento de flexión plantar de la primera articulación metatarsofalángica puede predisponer a un traumatismo de la uña del dedo gordo del pie contra la puntera del calzado, lo que facilita la invasión dermatofítica. Además del traumatismo ungueal como factor predisponente de micosis, es posible encontrar tiña de los pies o tiña inguinal concomitantes, que pueden ser un foco de infección. Cuando un paciente presenta onicomicosis de los pies, es conveniente no solo examinar la zona interdigital y plantar para buscar signos de tiña de los pies sino también preguntar al paciente si tiene alguna erupción descamativa en algún lugar del cuerpo o si se ha aplicado un antimicótico tópico en otra región corporal.

Los médicos podólogos recomiendan los medicamentos orales y tópicos y los procedimientos con láser que se han descrito en este libro (Capítulos 19, 20 y 21). Algunos profesionales recomiendan remedios tópicos que se entregan en el consultorio, de venta sin receta y formulaciones magistrales, por la conveniencia y el ahorro que implican para el paciente; sin embargo, esos medicamentos no están autorizados por la Administración Federal de Fármacos y

Alimentos (FDA) de los Estados Unidos para el tratamiento de onicomicosis de los pies. Por otro lado, se usan habitualmente preparaciones tópicas con urea para ablandar, adelgazar y alisar la lámina ungueal durante el tratamiento antimicótico y con anterioridad, pero estas preparaciones no se han estudiado específicamente en un ensayo clínico.

El desbridamiento ungueal, uno de los procedimientos podológicos ambulatorios más frecuentes, se define como la reducción mecánica de la longitud y del grosor de las uñas del pie con un alicate o con una fresa giratoria (p. ej., una fresa Dremel). Puede ser un complemento útil para los pacientes que sienten dolor al caminar y cuando están calzados.[17] Si bien el desbridamiento por sí solo mejora la calidad de vida y reduce el grosor de las uñas, no logra la curación de la micosis.[18] En un estudio, el empleo simultáneo de ciclopirox tópico y desbridamiento mejoró la calidad de vida del paciente y logró la curación de la micosis.[18] No obstante, el beneficio del desbridamiento conjuntamente con el tratamiento antimicótico oral puede ser mínimo.[19, 20] El desbridamiento puede aliviar el dolor y mejorar la satisfacción del paciente, por lo cual es una oportunidad para alentar el cumplimiento terapéutico. Además, puede reducir la carga fúngica y mejorar la penetración de los medicamentos tópicos en la unidad ungueal. Si el paciente decide no seguir un tratamiento farmacológico, el desbridamiento permite que el uso del calzado sea más cómodo y que la presión sobre el lecho ungueal sea menor, especialmente si el paciente presenta neuropatía diabética. En el caso de pacientes diabéticos que presentan compromiso vascular y neurológico, el desbridamiento de la uña se realiza periódicamente en el consultorio del podólogo cada 9-12 semanas a fin de disminuir la presión y las complicaciones que pueden surgir por el grosor de la lámina ungueal, y así evitar que el paciente genere un problema al cuidarse él mismo las uñas.

La avulsión ungueal, un procedimiento que separa la lámina ungueal de su lecho, puede realizarse de manera no invasiva mediante la aplicación diaria de urea tópica al 40% durante 1-2 semanas.[21] Por lo general, este tratamiento es seguido de la aplicación de un antimicótico tópico, una vez que la uña del pie se ha extraído, mientras sea necesario. Este procedimiento es más frecuente en Europa.[21] La avulsión química de la uña puede ser útil para los pacientes que tienen fobia a los procedimientos con agujas, aquellos que presentan vasculopatía periférica u otra enfermedad concomitante que impida la intervención farmacológica o los que tienen una sola uña infectada. Sin embargo, la extracción de la uña no hará que la infección desaparezca, ni siquiera si después se administran antimicóticos tópicos.

Algunos pacientes que presentan dolor y engrosamiento ungueal considerables prefieren someterse a una intervención quirúrgica, que consiste en la aplicación de anestesia local en el dedo y la extirpación de la lámina ungueal en su totalidad. La avulsión total de la uña no es en sí misma un método curativo en casos de onicomicosis, dado que el procedimiento no trata el foco de infección. El mejor plan terapéutico es combinar la avulsión ungueal con antimicóticos tópicos. En un estudio que evaluó la eficacia de la avulsión ungueal total conjuntamente con la aplicación de un medicamento tópico del grupo de los azoles en forma de crema dos veces por día en el lecho ungueal, se observó una tasa elevada de abandono. Con esta estrategia, se observó fracaso terapéutico en todos los casos de onicomicosis distrófica total y curación en solo el 56% de los casos (15 pacientes de un total de 27), lo que indica que el procedimiento no debe indicarse como medida general para el tratamiento de onicomicosis.[22]

Se ha sugerido que la avulsión ungueal permite obtener una mejor muestra para el cultivo fúngico, pero solo debe realizarse cuando fracasaron los tratamientos antimicóticos sistémicos y tópicos.[21] Está contraindicada en casos de vasculopatía periférica, trastornos autoinmunitarios, enfermedad del tejido conjuntivo, diabetes, trastornos de la hemostasia e infección o inflamación aguda del tejido periungueal.[23] La posible queratinización del lecho ungueal a medida que crece la uña también es un problema, porque la lámina ungueal en ese caso nunca se adherirá a su lecho.[24]

Lesiones simuladoras de onicomicosis de los pies: onicodistrofia generalizada de los pies

El aspecto de las uñas de los pies y la molestia al usar calzado son los principales motivos por los que el paciente consulta al médico podólogo. Durante la consulta, es importante que el profesional indague sobre la causa de la alteración ungueal en los pies, conocida generalmente como onicodistrofia. La onicodistrofia, que consiste en la alteración de la estructura de la uña, abarca un amplio espectro de trastornos ungueales.[25] Puede ser causada por factores exógenos o endógenos, puede manifestarse con deformidad, daño, infección o cambio de color de la unidad ungueal y puede afectar las uñas de las manos, de los pies o de ambos simultáneamente.

Los términos morfológicos que habitualmente se usan para describir estas uñas afectadas son "onicólisis", "onicauxis" y "onicorrexis". La onicólisis es la separación de la lámina ungueal de su lecho y puede ser causada por un traumatismo exógeno, pero también por una enfermedad sistémica como la psoriasis. El "bolsillo" creado también favorece una vía de infección dermatofítica del lecho ungueal. Según Bodman, la onicólisis es causada por microtraumatismos reiterados, que pueden ser secundarios al uso de calzado que no queda bien ajustado y afectar en consecuencia la unidad ungueal.[26] Este problema suele afectar no solo los dedos más largos del pie sino también el dedo gordo y el quinto dedo, especialmente con el uso de zapatos de talón abierto que lo sostienen por detrás y que tienen puntera para que los dedos no se deslicen hacia adelante. También es posible observar onicólisis en personas con *hallux limitus*, que compensan la falta de movilidad de la primera articulación metatarsofalángica con una mayor movilidad de la articulación interfalángica del dedo gordo, lo que con el tiempo causa la afectación de la uña por el contacto con la puntera del calzado. La onicólisis distal puede ser secundaria a traumatismos crónicos causados por los instrumentos que se emplean en los salones de belleza durante las sesiones de pedicura.

La onicauxis es el engrosamiento de la unidad ungueal que se observa en los casos de onicomicosis y de psoriasis. La onicorrexis consiste en la presencia de crestas en la lámina ungueal paralelas al pliegue ungueal lateral. Puede ser un signo normal de envejecimiento o una manifestación de enfermedades subyacentes tales como liquen plano y psoriasis.[27] Las líneas de Beau son depresiones transversales en la lámina ungueal. El ancho de la depresión se relaciona con la longitud de la lesión de la matriz ungueal proximal.[25] Puede aparecer una sola línea (secundaria a un traumatismo) o bandas múltiples (traumatismos reiterados). Estos signos pueden verse en personas que acuden habitualmente a sesiones de pedicura, las que juegan al básquetbol o al tenis (o a cualquier deporte en el que las uñas golpean contra el frente del calzado) y aquellas que usan calzado ajustado o zuecos.

La onicoatrofia es la reducción de tamaño y grosor de la lámina ungueal que afecta por lo general la uña del quinto dedo del pie. Puede ser secundaria a microtraumatismos provocados por el calzado, a vasculopatía periférica o a liquen plano, entre otras causas. Puede ser también de origen congénito.

Los pacientes con estas onicodistrofias acuden al médico porque suelen creer que tienen onicomicosis. Mientras que la onicólisis puede ser el signo inicial de onicomicosis, las líneas de Beau pueden afectar las uñas micóticas y la onicoatrofia del quinto dedo del pie puede tener un aspecto similar a la micosis ungueal. Es importante que el profesional distinga estas deformidades secundarias a traumatismo de la unidad ungueal de la infección por dermatofitos.

El tipo más frecuente de onicodistrofia que observan los médicos podólogos es la onicomicosis, que representa aproximadamente la mitad de las onicopatías,[25] pero el médico debe conocer todas las demás enfermedades que pueden confundirse con micosis ungueales por dermatofitos tales como psoriasis, liquen plano, traquioniquia y traumatismos.

Onicodistrofia por traumatismo

El traumatismo ungueal puede ser de diferente origen; puede ser causado por factores exógenos o ser secundario a la estructura ósea propia del dedo.

Durante una sesión de pedicura, la manipulación de la cutícula puede generar líneas de Beau, que son depresiones en la lámina ungueal paralelas al pliegue ungueal proximal. Además, el raspado del hiponiquio puede provocar onicólisis, que deja un espacio que favorece la infección dermatofítica.

Por lo general, debido al calzado y a la forma y la orientación del quinto dedo del pie, la uña de ese dedo suele sufrir distrofia y engrosamiento.[26] Los pacientes y los profesionales confunden esta presentación con onicomicosis. Si el cuadro se presenta con onicomicosis concomitante y se administra al paciente un tratamiento sistémico, el médico debe hablar con el paciente sobre la posibilidad de que la uña del quinto dedo del pie no responda a los antimicóticos orales ni tópicos. La causa subyacente de la distrofia puede ser biomecánica (quinto dedo en aducción y varo, por lo que el dedo está rotado hacia afuera y la uña queda paralela al costado del calzado) o deberse al uso de calzado ajustado. También puede observarse la presencia de una lesión hiperqueratósica local, que el paciente suele describir como una "uña separada" lateral a la lámina ungueal.

La onicauxis, la onicólisis y el cambio de color secundarios a traumatismo en un dedo en martillo muy contraído pueden ser problemas frustrantes para el paciente que se somete a un tratamiento antimicótico y no observa una respuesta favorable. En estos casos, es fundamental explicarle la causa biomecánica del engrosamiento ungueal y las opciones terapéuticas, que abarcan desde comprar zapatos con una puntera más amplia para disminuir la presión hasta el tratamiento quirúrgico de la deformidad del dedo, si se justificara.

Trastornos de la marcha y problemas biomecánicos

Dado que la placa córnea que protege la falange distal está sometida a traumatismos diarios por el uso del calzado y por factores biomecánicos durante el ciclo de la marcha, las uñas de los pies pueden presentar afecciones que abarcan desde un hematoma hasta una infección.

Síndrome ungueal secundario a marcha asimétrica

Zaias describió una entidad clínica en la que la uña de uno de los dedos gordos del pie presenta distrofia u onicólisis y las otras nueve tienen un aspecto relativamente normal. Esta distrofia presente en una sola uña tiene un aspecto similar al de la onicomicosis y no responde a los tratamientos conservadores ni quirúrgicos, lo que genera la frustración del paciente. Esta patología puede corresponder al síndrome ungueal secundario a marcha asimétrica.[28]

Al analizar la marcha y observar patologías asociadas a marcha asimétrica, los médicos podólogos comprenden mejor que nadie que el cuerpo no es simétrico, ni siquiera en lo que respecta a las uñas. Como ya se mencionó, los problemas biomecánicos pueden afectar las uñas. El síndrome ungueal secundario a marcha asimétrica combina el aspecto biomecánico con el concepto según el cual los pies no son imágenes en espejo. Ese síndrome se define como una "anomalía ungueal sin infección dermatofítica generada por la fricción del dedo del pie con un zapato cerrado en pacientes que presentan marcha asimétrica".[28, 29] Comienza con la afectación de la uña de uno de los dedos gordos del pie, pero con el tiempo puede afectar también el otro. Además, los pacientes pueden referir dolor lumbar. Estas uñas tienen aspecto onicomicótico pero con frecuencia el resultado del cultivo fúngico es negativo. Se observa onicólisis distal y, en algunos casos, hiperqueratosis en la yema del dedo del pie y, tal y como describe Zaias, marcha asimétrica causada por alteración de la biomecánica del pie (lo cual pudo comprobar investigando patrones de desgaste del calzado). Las uñas afectadas podrían ser más opacas o estar más manchadas que las uñas sanas. Zaias planteó la hipótesis según la cual la fricción del calzado contra la uña en un paciente con alteración de la marcha genera el síndrome ungueal secundario a marcha asimétrica. Por lo tanto, parte de la estrategia terapéutica que propone es indicar al paciente que no use más calzado con puntera cerrada.

Según la experiencia de la autora, los pacientes que sufren este síndrome mejoran durante los meses de verano, cuando pueden usar calzado abierto todos los días. Sin embargo, esos cambios positivos desaparecen cuando el paciente vuelve a usar calzado con puntera cerrada en los meses de otoño e invierno. Además de recomendar al paciente que use zapatos con puntera abierta la mayor parte del año, el médico debe determinar cuál sería el mejor tratamiento desde el punto de vista biomecánico: plantillas, calzado con puntera amplia o calzado con puntera de licra, que cede al caminar. No se han evaluado estas estrategias específicamente para el síndrome ungueal secundario a marcha asimétrica, por lo que es preciso realizar más investigaciones en este sentido.

Otras afecciones ungueales causadas por problemas biomecánicos

El dedo gordo en valgo, o *hallux valgus*, es la rotación y el movimiento en abducción del primer dedo del pie hacia el segundo. Esta deformidad genera una saliente hipertrófica dorsomedial en el primer metatarsiano que puede provocar dolor o no provocarlo. El dedo gordo en valgo puede llegar a colocarse por encima o por debajo del segundo dedo o quedar muy pegado a él, lo que puede dar lugar a las siguientes afecciones: hipertrofia de la lámina ungueal, onicocriptosis, hematoma subungueal y onicólisis (que puede generar onicomicosis). La onicocriptosis puede afectar el borde ungueal interno o externo del dedo gordo. Si se acompaña de eritema, edema y tejido de granulación, se justifica realizar un avulsión parcial de la uña. Sin embargo, cabe destacar que esta entidad puede recidivar si no se trata la deformidad en valgo del dedo gordo. Una opción terapéutica para este problema ungueal, además de las mencionadas, es el uso de una ortesis funcional, con o sin cirugía, mediante la cual el dedo gordo del pie y el metatarsiano vuelven a alinearse. Otras alternativas conservadoras tanto para la asistencia biomecánica como para la corrección quirúrgica consisten en usar calzado con puntera más amplia y realizar el desbridamiento ungueal.

Hallux limitus y *hallux rigidus* son dos términos que describen una alteración de la primera articulación metatarsofalángica que provoca limitación del movimiento de dorsiflexión. Se acompaña de un mayor movimiento de la articulación interfalángica para compensar la disminución de movimiento mencionada. Como consecuencia, la uña del dedo gordo del pie se encuentra en posición de mayor dorsiflexión y se producen traumatismos reiterados de la uña contra la parte superior de la puntera del calzado. La uña del dedo gordo puede sufrir engrosamiento u onicólisis y así predisponer a una infección por dermatofitos. Los métodos terapéuticos conservadores consisten en el desbridamiento de la uña y el uso de una ortesis funcional. El procedimiento quirúrgico consiste en la manipulación del primer metatarsiano o la fusión de la primera articulación metatarsofalángica para alinear nuevamente el primer radio. En definitiva, de este modo se alteraría la unidad ungueal de manera positiva.

Los dedos contraídos o dedos en martillo son el resultado de fuerzas múltiples en el pie que generan la flexión en la articulación interfalángica proximal o la articulación interfalángica distal. En estos casos, la uña apunta hacia abajo y es sometida a microtraumatismos reiterados constantes contra el suelo y la suela del zapato. La uña sufre onicauxis y onicólisis, lo que puede predisponer a una onicomicosis por dermatofitos. Por otro lado, la uña podría no sufrir micosis y presentar hipertrofia simplemente como respuesta al traumatismo constante. Las medidas conservadoras consisten en el desbridamiento ungueal, el uso de dispositivos ortopédicos para aliviar la presión del extremo distal del dedo y el uso de calzado con puntera más amplia. Los métodos quirúrgicos consisten en un procedimiento invasivo para enderezar el dedo del pie mediante artroplastia de la articulación contraída.

La deformidad del quinto dedo del pie en aducción y varo se manifiesta como un dedo rotado, por lo que el paciente camina sobre el borde lateral de la uña del pie. Suele haber tejido hiperqueratósico local que se asemeja a una uña lateral a la lámina ungueal que da el aspecto de uña "separada". Además, podría haber una lesión hiperqueratósica (callo) en la articulación interfalángica proximal que provoca dolor al usar calzado. La uña del quinto dedo del pie puede sufrir hiperqueratosis y provocar dolor. El aspecto puede ser idéntico al de una onicomicosis, pero rara vez se observa infección por dermatofitos.[30] Las principales causas de esta onicopatía son el calzado y la biomecánica. El uso de calzado con puntera más ancha y las ortesis, conjuntamente con el desbridamiento ungueal, pueden ser útiles, pero muchos de estos pacientes luego se someterán a un procedimiento quirúrgico para corregir la rotación del quinto dedo del pie.

Conclusiones

Para la mayoría de los médicos podólogos, el cuidado y el tratamiento de las uñas de los pies afectadas por onicomicosis representan gran parte de la práctica clínica. No solo es importante que el podólogo trabaje en colaboración con otros especialistas al tratar a un paciente con esta entidad sino que es prudente que los médicos no especializados en podología conozcan el espectro de onicopatías de los pies que pueden ser causadas por factores externos. Debido al uso de calzado, a las fuerzas mecánicas del suelo y la marcha y al peso corporal en general, las uñas están sometidas a fuerzas deformantes que pueden provocar enfermedad ungueal. Se trata de una entidad única cuya evaluación no solo debe basarse en la inspección visual sino también en los factores exógenos que afectan cotidianamente a las uñas.

Bibliografía

1 Hay RJ, Baran R. Onychomycosis: A proposed revision of the clinical classification. J Am Acad Dermatol 2011; 65: 1219-27.

2 Faergemann J, Baran R. Epidemiology, clinical presentation and diagnosis of onychomycosis. Br J Dermatol 2003; 149: 1-4.

3 Murphy F, Jiaravuthisan MM, Sasseville D, et al. Psoriasis of the nail: anatomy, pathology, clinical presentation, and review of the literature on therapy. J Am Acad Dermatol 2007; 57 (1): 1-27.

4 Rich P, Elewski B, Scher RK, et al. Diagnosis, clinical implications, and complications of onychomycosis. Semin Cutan Med Surg 2013; 32 (2): S5-8.

5 Moll JM. Seronegative arthropathies in the foot. Baillieres Clin Rheumatol 1987; 1 (2): 289-314.

6 Fletcher CL, Hay RJ, Smeeton NC. Onychomycosis: the development of a clinical diagnostic aid for toenail disease. Part I. Establishing discriminating historical and clinical features. Br J Dermatol 2004; 150: 701-5.

7 Weinberg JM, Koestenblatt EK, Tutrone WD, et al. Comparison of diagnostic methods in the evaluation of onychomycosis. J Am Acad Dermatol 2003; 49 (2): 193-7.

8 Reisberger E-M, Abels C, Landthaler M, et al. Histopathological diagnosis of onychomycosis by periodic acid-Schiff-stained nail clippings. Br J Dermatol 2003; 148 (4): 749-54.

9 Borkowski P, Williams M, Holewinski J, et al. Onychomycosis: an analysis of 50 cases and a comparison of diagnostic techniques. J Am Podiatr Med Assoc 2001; 91 (7): 351-5.

10 Elewski BE. Diagnostic techniques for confirming onychomycosis. J Am Acad Dermatol 1996; 35: 56-60.

11 Arca E, Saracli MA, Akar A, et al. Polymerase chain reaction in the diagnosis of onychomycosis. Eur J Dermatol 2004; 14: 52-5.

12 Pierard GE, Arrese-Estrada J, Pierard-Franchimont C. Treatment of onychomycosis: traditional approaches. J Am Acad Dermatol 1993; 29: S41-5.

13 Spreadbury C, Holden D, Aufaurre-Brown A, et al. Detection of aspergillus fumigatus by polymerase chain reaction. J Clin Microbiol 1993; 31: 615-21.

14 Miyakawa Y, Mabuchi T, Kagaya K, et al. Isolation and characterization of a species-specific DNA fragment for detection of Candida albicans by polymerase chain reaction. J Clin Microbiol 1992; 30: 894-900.

15 Baharaeen S, Vishniac HS. 25S ribosomal RNA homologies of basidiomycetous yeasts: taxonomic and phylogenetic implications. Can J Microbiol 1984; 30: 613-21.

16 Walberg M, Mørk C, Sandven P, et al. 18S rDNA polymerase chain reaction and sequencing in onychomycosis diagnostics. Acta Derm Venereol 2006; 86: 223-6.

17 Potter LP, Mathias SD, Raut M, et al. The impact of aggressive debridement used as an adjunct therapy with terbinafine on perceptions of patients undergoing treatment for toenail onychomycosis. J Dermatolog Treat 2007; 18: 46-52.

18 Malay DS, Yi S, Borowsky P, et al. Efficacy of debridement alone versus debridement combined with topical antifungal nail lacquer for the treatment of pedal onychomycosis: a randomized, controlled trial. J Foot Ankle Surg 2009; 48: 294-308.

19 Jennings MB, Pollak R, Harkless LB, et al. Treatment of toenail onychomycosis with oral terbinafine plus aggressive debridement: IRON-CLAD, a large, randomized, open-label, multicenter trial. J Am Podiatr Med Assoc 2006; 96: 465-73.

20 Vlahovic TC, Joseph WS, Scher RK, Tosti A, Plasencia J, Pariser DM, Markinson BC. Diagnosis and management of onychomycosis: perspectives from a joint podiatry-dermatology roundtable. J Am Podiatr Med Assoc 2016; 106 (2): 155-62.

21 Gupta AK, Paquet M, Simpson FC. Therapies for the treatment of onychomycosis. Clin Dermatol 2013; 31 (5): 544-54.

22 Grover C, Bansal S, Nanda S, et al. Combination of surgical avulsion and topical therapy for single nail onychomycosis: a randomized controlled trial. Br J Dermatol 2007; 157 (2): 364-8.

23 Pandhi D, Verma P. Nail avulsion: Indications and methods (surgical nail avulsion). Indian J Dermatol Venereol Leprol 2012; 78: 299-308.

24 Daniel CR 3rd, Tosti A, Iorizzo M, Piraccini BM. The disappearing nail bed: a possible outcome of onycholysis. Cutis 2005; 76 (5): 325-7.

25 Allevato MAJ. Diseases mimicking onychomycosis. Clin Dermatol 2010; 28: 164-77.

26 Bodman MA. Nail Dystrophies. Clin Podiatr Med Surg 2004; 21 (4): 663-87.

27 Zaiac MN, Daniel CR. Nails in systemic disease. Dermatol Ther 2002; 15 (2): 99-106.

28 Zaias N, Rebell G, Casal G, Appel J. The asymmetric gait toenail unit sign. Skinmed 2012; 10 (4): 213-7.

29 Zaias N, Rebell G, Escovar S. Asymmetric gait nail unit syndrome: the most common worldwide toenail abnormality and onychomycosis. Skinmed 2014; 12 (4): 217-23.

30 Vlahovic TC, Schleicher SM. Nail disorders. En: Vlahovic TC, Schleicher SM (eds). Skin disease of the lower extremities: a photographic guide. Pennsylvania: HMP Communications, 2012.

20

Onicomicosis: procedimientos quirúrgicos y tratamiento con láser

Joseph Vella ▪ Tracey C. Vlahovic

Introducción

La onicomicosis es un problema observado con mucha frecuencia en la práctica podológica, con una incidencia del 3,22% en la población general, que oscila entre el 0,14% en niños y el 11,93% en poblaciones de riesgo, como los pacientes sometidos a diálisis.[1] Los tratamientos actuales consisten principalmente en administrar antimicóticos orales y, más recientemente, en indicar fármacos tópicos, como el efinaconazol y el tavaborol. Los antimicóticos orales sistemáticamente han resultado ser los más eficaces para tratar las micosis de las uñas de los pies, y la mayor eficacia de los nuevos medicamentos tópicos es sin duda alentadora. Sin embargo, su utilidad se pone en duda si el paciente no puede acceder a ellos o no puede usarlos debido a enfermedades concomitantes. En este caso, se plantea la siguiente pregunta: ¿existen otras modalidades terapéuticas para las micosis ungueales, sean del tipo subungueal distal y lateral o la variante distrófica total?

Desde hace poco tiempo se puede responder a esta pregunta de manera afirmativa porque en los últimos años ingresaron al mercado nuevas modalidades terapéuticas. En el pasado, la respuesta era la intervención quirúrgica con o sin tratamiento antimicótico simultáneo. Se estudiaron distintas opciones quirúrgicas, como el desbridamiento, la abrasión, la avulsión, la matricectomía, entre otras técnicas. Más recientemente, los investigadores comenzaron a interesarse por las técnicas con láser y la fototerapia. Este capítulo se ocupará de estos tratamientos alternativos y de las últimas investigaciones sobre su aplicación y eficacia.

Procedimientos quirúrgicos

Al igual que en el caso de infecciones bacterianas del pie diabético, el tratamiento quirúrgico de una infección fúngica suele ser una opción viable. Muchos médicos ya lo practican como parte del "cuidado ungueal de rutina", lo que en el caso de micosis ungueales correspondería a una resección quirúrgica. Podemos considerar que simplemente cortamos las uñas de los pacientes para su comodidad, pero al extraer esas porciones distales de la uña engrosadas y quebradizas también reducimos la carga fúngica, del mismo modo que si estuviéramos eliminando las bacterias contaminantes mediante el desbridamiento de una herida. En casos de onicomicosis muy limitadas, tal como un dermatofitoma dentro de la uña o una onicomicosis subungueal distal y lateral incipiente, este procedimiento puede ser suficiente para eliminar toda la carga fúngica.

Sin embargo, la mayoría de las veces, el simple desbridamiento de la uña no basta para lograr la curación completa de la micosis. Suele ser necesario administrar tratamiento antimicótico oral o tópico concomitante para erradicar por completo la infección. En 2009, Malay y cols. estudiaron a 55 pacientes con onicomicosis y compararon el "cuidado ungueal de rutina" (desbridamiento) con el desbridamiento de la uña combinado con el tratamiento antimicótico tópico. Como cabía esperar, ninguno de los pacientes del grupo sometido solo a desbridamiento alcanzó la curación micológica, mientras que sí lo hizo el 76,74% de los pacientes que recibieron tratamiento combinado.[2] En 2014, Ameen y cols. también recomendaron añadir tratamiento antimicótico al desbridamiento, pero no confiaban en la eficacia de esta estrategia debido a los resultados desalentadores de un ensayo controlado aleatorizado que se realizó casi al mismo tiempo.[3]

Algunos autores han sugerido que la abrasión o la perforación de la uña, en lugar del desbridamiento, pueden tener la misma eficacia para eliminar la micosis. Tchernev y cols. sugirieron la extirpación quirúrgica para las infecciones resistentes pero recomendaron la terapia de abrasión o el raspado superficial de la uña, de ser posible.[4] Por otro lado, en 2013, Cursi y cols. estudiaron la eficacia de la combinación de antimicóticos orales y tópicos con la abrasión ungueal.[5] Veinticinco pacientes alcanzaron solo el 32%-36% de curación completa o parcial después de doce meses, y hubo un 24% de recidivas incluso en los pacientes que habían logrado la curación. Por lo tanto, es necesario realizar más estudios sobre el tema.

En ocasiones, no es suficiente realizar el desbridamiento, ni siquiera combinado con tratamiento antimicótico, y es preciso practicar procedimientos quirúrgicos más radicales, tales como avulsiones o matricectomías. En lo que respecta a la avulsión, se puede aliviar fácilmente la presión dolorosa debida al engrosamiento de una uña micótica mediante la extirpación temporaria de toda la uña o de parte de ella, pero también debe administrarse tratamiento antimicótico tópico u oral concomitante porque, de otro modo, el resultado durará tan poco como el procedimiento.[6] Por otro lado, deberían evitarse las avulsiones ungueales completas porque pueden provocar el acortamiento del lecho ungueal, el crecimiento hacia adentro del borde distal y el crecimiento hacia arriba del lecho ungueal debido a la pérdida de la fuerza de compresión que ejerce la lámina ungueal.[7] En 1985, Baran y cols. lograron la curación total de veinte pacientes tratados con avulsiones ungueales parciales combinadas con tratamiento antimicótico tópico y sistémico; no obstante, el tratamiento llevó entre seis y dieciocho meses.[8] Más recientemente, Lai y cols. practicaron 33 avulsiones ungueales en 32 pacientes y lograron la curación completa o casi completa en el 88% de los casos, si bien estos pacientes también recibieron tratamiento antimicótico tópico o sistémico.[9]

Cuando las avulsiones combinadas con tratamiento antimicótico no son eficaces, debe considerarse la posibilidad de practicar una matricectomía permanente. Pese a lo que suele creerse, hay muchas maneras de hacerlo. La técnica más empleada consiste en extirpar toda la uña o parte de ella con la matriz adherida y después aplicar una sustancia química tal como fenol al 89% o hidróxido de sodio al 10% en la matriz para evitar que vuelva a crecer. Quienes proponen usar hidróxido de sodio alegan que de ese modo la tasa de éxito es más elevada y se observa menores secreción y tiempo de cicatrización.[6] En cualquiera de los dos casos, se debe usar un torniquete porque la presencia de sangre en el campo quirúrgico diluye la sustancia química y reduce la eficacia. La sustancia química suele aplicarse de tres a cuatro veces durante treinta segundos cada vez, tras lo cual se enjuaga con alcohol (si se usa hidróxido de sodio, se neutraliza debido a una reacción acidobásica). Debe tenerse precaución de aplicar la sustancia no solo en la matriz sino también en el lecho ungueal a fin de extraer la matriz ungueal ventral y evitar que vuelva a crecer.

Existen otros métodos para extirpar la uña pero se emplean con mucha menos frecuencia. Estos métodos consisten en el empleo de corriente galvánica negativa, energía eléctrica por radiofrecuencia, láser de dióxido de carbono, urea oclusiva y procedimientos incisionales tales como los de Winograd, Frost y Zadik. La corriente galvánica negativa produce calor e hidróxido de sodio mediante electrólisis en el cátodo que se aplica en la matriz durante 4-7 minutos. Quienes emplean con frecuencia esta técnica refieren que con este método se observa menores dolor posoperatorio, inflamación y secreción que con la matricectomía química.[6] La energía eléctrica por radiofrecuencia fue descrita por Hettinger y cols. en 1991 y se aplica directamente en la matriz con una sonda. Solo lleva de dos a cuatro segundos y logra la destrucción de la matriz y la hemostasia mediante un efecto de electrocauterización. Quienes aplican este método refieren que provoca un menor dolor posoperatorio y menos inflamación e infección que otras técnicas, pero no hay datos que respalden esta afirmación. Por supuesto, esta técnica no puede aplicarse a personas con marcapasos.[6] Los denominados procedimientos incisionales, tales como el de Frost y el de Zadik, son útiles para tratar casos muy resistentes, y tienen la ventaja adicional de permitir acceder a exostosis que deben extirparse.

No todos los procedimientos tienen por objetivo extraer la uña. En 2012, Gupta y cols. analizaron nuevos productos que empleaban iontoforesis o ultrasonido para aumentar el transporte de medicamentos a través de la lámina ungueal.[10] Dos dispositivos en fase de investigación emplearon iontoforesis y corriente eléctrica para aumentar la incorporación del fármaco en la lámina ungueal en modelos cadavéricos, con una penetración de 7-13 veces mayor. En un ensayo que incluyó 38 participantes, se observó que la combinación de iontoforesis con terbinafina tópica logró una tasa de curación de la micosis en el 84% de los pacientes en doce semanas. El ultrasonido aumentó una vez y media la permeabilidad de la uña en modelos caninos.

Terapia con láser

La terapia con láser para tratar la onicomicosis ha sido un tema muy importante durante los últimos años. En muchos artículos se afirmó que su eficacia para eliminar la micosis es considerable y que los efectos secundarios son pocos o inexistentes.

Recientemente, se analizó la eficacia de la terapia con láser para el tratamiento de la onicomicosis en varias revisiones sistemáticas, incluidas las llevadas a cabo por Bristow en 2014 y por Ledon y cols. el mismo año. En la búsqueda bibliográfica inicial de Bristow, se incluyeron 268 artículos, que luego se limitaron a doce al excluir los que no cumplían con los criterios de inclusión a causa del diseño deficiente, el pequeño tamaño muestral y la poca validez interna o externa.[11] Incluso entre los artículos que cumplieron con los criterios de inclusión, Bristow tuvo dificultades con el análisis a mayor escala debido a la heterogeneidad del diseño de los estudios y de los métodos diagnósticos. Además, el período de seguimiento de la mayoría de los estudios fue de 12-24 semanas, si bien en realidad podría llevar veinticuatro meses evaluar por completo la eficacia de la técnica para tratar la micosis ungueal. Ningún estudio comparó la terapia con láser con otras terapias más convencionales como la terbinafina oral o el efinaconazol tópico. Por último, solo en un estudio no se hizo declaración de conflicto de intereses, lo que hace difícil aceptar los resultados sin que quede una sensación de falta de parcialidad.

Pese a lo antedicho, existieron algunas tendencias y hallazgos interesantes que pueden ser de utilidad para quienes están considerando la posibilidad de emplear la terapia con láser para tratar la onicomicosis y definir qué técnica es la más eficaz. Por ejemplo, el láser Nd:YAG (cuyo medio activo es un cristal granate de itrio y aluminio dopado con iones de neodimio) parecer ser el método que se investiga con más frecuencia, si bien los resultados de los estudios son desiguales. Kalokasidis y cols. realizaron uno de los estudios a mayor escala, en el que 131 pacientes con onicomicosis confirmada mediante estudio microbiológico fueron tratados con un láser Nd:YAG especial (*Q-switched*) de 1064/532 nm de longitud de onda después de la reducción de la uña con una fresa. Después de dos tratamientos, con un intervalo de treinta días entre ellos, usando las dos longitudes de onda, se logró una tasa de curación del 95,4% confirmada mediante microscopia y cultivo. Cabe destacar que se estudiaron solo casos de onicomicosis subungueal distal y lateral (OSDL) y de onicomicosis blanca superficial (OBS), lo que plantea la duda respecto de la eficacia del método para tratar infecciones más extensas, tal como la onicomicosis distrófica total (ODT).[11]

En otro estudio a gran escala, Zhang y cols. aplicaron la terapia con láser Nd:YAG de pulso largo de 1064 nm para estudiar 154 uñas de 33 pacientes con onicomicosis confirmada mediante microscopia y cultivo. Los pacientes recibieron cuatro u ocho tratamientos con un intervalo de una semana; se realizó seguimiento durante veinticuatro semanas. No se observó diferencia significativa respecto de la tasa de curación micológica entre los dos grupos, pero cabe destacar que se alcanzaron tasas de curación del 53% y el 51%, respectivamente. Se observó recidiva en diez uñas dentro de los 2-4 meses posteriores al tratamiento, lo que sugiere que la terapia con láser inhibió el crecimiento fúngico en las uñas solo temporariamente.[11]

Por otro lado, Hollmig y cols. estudiaron la eficacia del láser Nd:YAG de 1064 nm en 27 pacientes con onicomicosis confirmada mediante cultivo o tinción de PAS. Un grupo de pacientes no recibió tratamiento y otro grupo recibió dos tratamientos con láser con un intervalo de dos semanas; se realizó seguimiento a los tres meses y al año. A los tres meses, el resultado del cultivo fue negativo solo en el 33% de los pacientes del grupo tratado con láser y en el 20% del grupo control; no se observó diferencia estadísticamente significativa entre los dos grupos. A los doce meses no hubo diferencia entre los grupos, lo que una vez más indica que la terapia con láser posiblemente solo tiene un efecto transitorio en los casos de onicomicosis.[11]

Uno de los pocos estudios que no aplicaron la terapia con láser Nd:YAG fue realizado por Landsman y cols. en 2010. En ese ensayo controlado aleatorizado, se asignó a 36 pacientes con onicomicosis confirmada a un grupo que recibiría terapia con láser de onda continua de 870/930 nm o a un grupo control que recibiría tratamiento simulado. Los pacientes fueron tratados el primer día y a los 14, 42 y 60 días. A los seis meses, solo dos uñas tratadas (y dos del grupo control) habían mejorado por completo o considerablemente, y se observó mejoría leve o moderada en dieciocho uñas tratadas y tres del grupo control. El estudio fue financiado exclusivamente por una empresa fabricante de equipos láser, y los empleados figuraron como coautores.[11]

En otra revisión sistemática de Ledon y cols. de 2014 se estudió una mayor variedad de terapias con láser y fototerapias para el tratamiento de la onicomicosis.[12] Además de incluirse estudios sobre el láser Nd:YAG, también se analizaron estudios sobre láser de dióxido de carbono (CO_2) y de longitud de onda dual de 870 nm y 930 nm, fototerapia con luz UV y terapia fotodinámica. Los autores además señalaron que la Administración Federal de Fármacos y Alimentos (FDA) de los Estados Unidos autorizó sistemas con láser para "aumentar transitoriamente la transparencia de las uñas onicomicóticas".

El láser de CO_2 se analizó en primer término, dado que es la primera terapia con láser que se aplicó para tratar la onicomicosis. Algunos de los primeros estudios mostraron resultados promisorios (eficacia del 66%-75%); sin embargo, esos resultados eran dudosos debido a factores de confusión tales como el uso simultáneo de antimicóticos tópicos, el adelgazamiento ungueal periódico y la falta de confirmación de la curación mediante cultivo. Además, los nuevos tratamientos menos invasivos han desplazado esta técnica, que por lo tanto ya casi no se aplica.[12]

La fototerapia con luz UV fue en su momento un tratamiento promisorio para la onicomicosis. Se sabe que la radiación UV es un germicida potente, lo que condujo a los investigadores a estudiar su empleo en los casos de onicomicosis. De hecho, Dai y cols. estudiaron la susceptibilidad *in vitro* de *T. rubrum* a la luz UVC y lograron una curación del 100% con 144 J/cm^2.[12] No se observó resistencia de *T. rubrum* a esta terapia. Sin embargo, el empleo de luz UV se ha visto limitado dado su potencial mutagénico, por lo que tampoco se han realizado más estudios sobre su eficacia.

La terapia fotodinámica (TFD) consiste en combinar una sustancia fotosensibilizante (tal como ácido δ-aminolevulínico [ALA]) con irradiación con una longitud de onda específica. Los estudios *in vitro* fueron promisorios, y uno de ellos, el de Donnelly y cols., alcanzó una reducción de la viabilidad del 90% en los casos de infección por *C. albicans* y del 79% en los de infección por *T. interdigitale*. Los estudios *in vivo* fueron menos alentadores: en un ensayo clínico que evaluó la TFD después de la avulsión química de la uña del pie, se observó una tasa de curación clínica y micológica del 43,3% después de tres sesiones de administración de ALA al 20% durante tres horas y a los doce meses de seguimiento. En otros estudios de casos, se observó cierto éxito de la TFD sin avulsión química de la uña. Otros agentes sensibilizantes, tales como Sylsens B, han demostrado ser eficaces *in vitro*, específicamente contra la infección cutánea con *T. rubrum*.[12] Ameen y cols. también citaron un estudio reciente de TFD en el cual los investigadores habían obtenido una tasa de curación del 44,3% a los doce meses, que bajó al 36,6% a los dieciocho meses.[3] Llegaron a la conclusión de que es necesario realizar más estudios, específicamente en uñas de personas vivas.

La terapia con láser de longitud de onda dual de 870/930 nm ha tenido un éxito limitado en la bibliografía. Además de citar el mencionado artículo de Landsman y cols., Ledon encontró un pequeño estudio de casos de Bornstein y cols. en el que se trató a siete pacientes con cuatro sesiones de terapia con láser de 870/930 nm durante sesenta días. En este estudio de pequeño tamaño muestral, la tasa de cultivos negativos fue del 100%, pero solo en cuatro pacientes se observó curación clínica.[12]

Conclusiones

En resumen, es necesario investigar más a fondo los procedimientos alternativos y la terapia con láser y luz UV para tratar la onicomicosis. Si bien parte de la investigación es promisoria y contiene principios sólidos para el tratamiento, es difícil recomendar estas terapias debido a la heterogeneidad del diseño de los estudios y al pequeño tamaño muestral. Dada la cantidad de estudios que se realizaron en los últimos años, no debería faltar mucho tiempo para contar con evidencia sólida que nos guíe en la dirección indicada. Por el momento, el tratamiento de referencia es la farmacoterapia con o sin desbridamiento o la resección quirúrgica de la uña.

Conflicto de intereses

El autor declara no tener ningún conflicto de interés ni intereses financieros pertinentes.

Bibliografía

1 Gupta AK, Daigle D, Foley KA. The prevalence of culture-confirmed toenail onychomycosis in at-risk patient populations. J Eur Acad Dermatol Venereol 2015; 29 (6): 1039-44.

2 Malay DS, Yi S, Borowsky P, et al. Efficacy of debridement alone versus debridement combined with topical antifungal nail lacquer for the treatment of pedal onychomycosis: a randomized, controlled trial. J Foot Ankle Surg 2009; 48: 294-308.

3 Ameen M, Lear JT, Madan V, et al. British Association of Dermatologists' guidelines for the management of onychomycosis 2014. Br J Dermatol 2014; 171: 937-58.

4 Tchernev G, Penev PK, Nenoff P, et al. Onychomycosis: modern diagnostic and treatment approaches. Wien Med Wochenschr 2013; 163 (1-2): 1-12.

5 Cursi IB, Silva RT, Succi IB, et al. Onychomycosis due to neoscytalidium treated with oral terbinafine, ciclopirox nail lacquer and nail abrasion: a pilot study of 25 patients. Mycopathologia 2013; 175: 75-82.

6 McInnes BD, Dockery GL. Surgical treatment of mycotic toenails. JAPMA 1997; 87 (12): 557-64.

7 Grover C, Khurana A. An update on treatment of onychomycosis. Mycoses 2012; 55: 541-51.

8 Baran R, Hay RJ. Partial surgical avulsion of the nail in onychomycosis. Clin Exp Dermatol 1985; 10: 413-8.

9 Lai WY, Tang WY, Loo SK, et al. Clinical characteristics and treatment outcomes of patients undergoing nail avulsion surgery for dystrophic nails. Hong Kong Med J 2011; 17: 127-31.

10 Gupta AK, Simpson FC. Medical devices for the treatment of onychomycosis. Dermatol Ther 2012; 25: 574-81.

11 Bristow IR. The effectiveness of lasers in the treatment of onychomycosis: a systematic review. J Foot Ankle Res 2014; 7: 34-43.

12 Ledon JA, Savas J, Franca K, et al. Laser and light therapy for onychomycosis: a systematic review. Lasers Med Sci 2014; 29: 823-9.

21

Nuevos antimicóticos tópicos

Tracey C. Vlahovic

Hasta hace poco tiempo, se empleaban fórmulas con laca (p. ej., ciclopirox) para el tratamiento tópico de la onicomicosis. Estas fórmulas son soluciones orgánicas de polímeros formadores de películas. Al aplicar la laca en la superficie de la uña, el solvente se evapora y deja una película de polímeros resistente al agua sobre la lámina ungueal. Esta película oclusiva actúa como un reservorio de fármacos que facilita la liberación de la sustancia y su penetración a través de la uña. Luego se debe retirar la película por medios mecánicos o con solventes orgánicos y aplicar laca nueva para reponer el reservorio del fármaco.[1, 2]

Las tasas de curación completa con el tratamiento de la onicomicosis con ciclopirox en laca varían del 5,5% al 8,5%.[3] Varios autores han sugerido que el factor principal que limita el uso de antimicóticos tópicos para tratar la onicomicosis es la poca penetración del fármaco en la uña, lo que se relaciona de manera directa con las propiedades únicas de la lámina ungueal, su grosor y su estructura relativamente compacta, así como con las propiedades fisicoquímicas del antimicótico y su formulación.[4-10]

La infección crónica de la lámina ungueal provoca el engrosamiento de la uña.[11, 12] Otros autores han observado que esa infección crónica genera fragilidad de la unidad ungueal (mayor porosidad de la estructura y erosión de la matriz intracelular), lo que aumenta la permeabilidad del tejido a los fármacos de aplicación tópica, especialmente cuando se trata de una formulación con vehículo acuoso.[13]

Antimicóticos tópicos recientemente autorizados: efinaconazol y tavaborol

En 2014, la Administración Federal de Fármacos y Alimentos (FDA) de los Estados Unidos autorizó el empleo de dos soluciones tópicas para el tratamiento de la onicomicosis: efinaconazol (Jublia®, Valeant Pharmaceuticals) y tavaborol (Kerydin®, PharmaDerm). Las tasas de curación completa con tavaborol en solución al 5% son del 6,5%-9,1% y las correspondientes al efinaconazol en solución al 10% son del 15,2%-17,8%.[14-16] Tanto el efinaconazol como el tavaborol fueron estudiados en ensayos clínicos de fase III con protocolos diferentes. En los dos estudios, los pacientes se aplicaron el antimicótico tópico o el vehículo una vez por día durante 48 semanas, y se realizó un seguimiento de cuatro semanas; sin embargo, los criterios fueron diferentes con respecto, por ejemplo, al porcentaje de compromiso ungueal y al límite de edad. Por lo tanto, es imposible establecer una comparación directa entre los dos medicamentos.

Elewski y cols. evaluaron la eficacia, la seguridad y la tolerabilidad del efinaconazol en dos estudios multicéntricos aleatorizados, doble ciego, controlados con vehículo en los que se incluyeron 1655 pacientes con onicomicosis leve o moderada (compromiso de la uña de interés del 20%-50%).[16] Además de las tasas de curación completa mencionadas, los investigadores notaron tasas de curación micológica mayores para los pacientes tratados con efinaconazol que para los del grupo control (55,2% y 53,4%, respectivamente).

Elewski y cols. también estudiaron el tavaborol en dos estudios de diseño paralelo de 1197 pacientes con onicomicosis leve o moderada (compromiso de la uña del pie afectada del 20%-60%) con ligeras diferencias en los criterios de inclusión.[14, 15] En los dos estudios, a las 52 semanas se alcanzó la curación clínica completa o casi completa de la uña en el 26,1% y el 27,5% de los pacientes tratados con tavaborol y en el 9,3% y el 14,6% de los pacientes del grupo control. Los autores además observaron que las tasas de estudios micológicos negativos fueron del 31,1% y del 35,9% para los grupos tratados con tavaborol y del 7,2% y el 12,2% para los grupos que recibieron el vehículo.

Los tratamientos tópicos con laca se aplican principalmente en la parte externa de la lámina ungueal, y el fármaco alcanza el sitio de infección esencialmente por la permeabilidad de la uña.[4, 5, 17] Mucho se ha escrito sobre los tratamientos tópicos de la onicomicosis y la dificultad de penetración efectiva después de la aplicación del fármaco en la lámina ungueal, debido a que la capa dorsal actúa como el principal obstáculo para la penetración.[18, 19] Los investigadores han recalcado la necesidad de que el ingrediente activo atraviese la lámina ungueal para llegar al sitio de infección y han sugerido que algunos factores fisicoquímicos (tales como el tamaño molecular, la naturaleza hidrofílica o lipofílica del fármaco, el pH, la fuerza iónica y la naturaleza del vehículo de la formulación) son factores importantes que influyen en la permeabilidad.[18] Se ha observado una permeabilidad ungueal variable para todas las preparaciones tópicas disponibles en los Estados Unidos, y se sigue investigando para encontrar fármacos y formas galénicas que mejoren la penetración ungueal.[20-23]

El efinaconazol es una solución alcohólica que crea una tensión superficial baja y que tiene buenas propiedades humectantes.[24] En un estudio de once pacientes con onicomicosis, Elewski y cols. observaron que la aplicación de solución con el vehículo de efinaconazol solamente en el hiponiquio disemina el agente tópico en el espacio subungueal entre la lámina ungueal y el lecho ungueal, y así llega al sitio de infección.[25] La aplicación en el hiponiquio y en la cara ventral de la lámina ungueal puede ser importante, si el paciente desea seguir usando esmalte de uñas.[25] Si bien el esmalte de uñas no parece influir en la penetración del efinaconazol, puede volverse pegajoso con las aplicaciones repetidas.[26]

El tavaborol también es una solución alcohólica que crea baja tensión superficial, pero que además tiene un ingrediente activo de bajo peso molecular que penetra bien a través de la lámina ungueal en personas.[16] En un estudio realizado con uñas de cadáver humano, la penetración del tavaborol en la lámina ungueal fue cuarenta veces mayor que la del ciclopirox tópico.[27] Aparentemente, pueden aplicarse hasta cuatro capas de esmalte de uñas sin que se inhiba la penetración del tavaborol.[29] El esmalte de uñas no está contraindicado, ni se evaluó el efecto que tiene en la eficacia del efinaconazol ni del tavaborol.

A medida que la uña crece en sentido distal, la nueva lámina ungueal reemplaza la uña enferma, un proceso que puede llevar 12-18 meses.[28] Datos provenientes de ensayos clínicos sugieren que el tavaborol y el efinaconazol deben aplicarse diariamente en las uñas de los pies durante al menos 48 semanas. Algunos pacientes pueden necesitar tratamiento bastante más prolongado debido al crecimiento lento de las uñas, a la gravedad de la enfermedad o a alguna otra razón. No se sabe si los tratamientos más prolongados con tavaborol o efinaconazol son más eficaces; sin embargo, se han informado tasas de curación más altas después de períodos de seguimiento más prolongados con otros fármacos.[29-31]

Es importante que los pacientes reconozcan que "curación" podría no significar que la uña quede completamente transparente.[32] Se ha confirmado que el cumplimiento terapéutico con todos los tratamientos prolongados es bajo.[33] Se han realizado algunos análisis retrospectivos del tratamiento con efinaconazol a fin de identificar mejor los factores pronósticos de éxito terapéutico. El sexo[34] y la gravedad de la enfermedad[35] influyeron significativamente en la curación completa durante el período de estudio; en la práctica clínica, las mujeres y los pacientes con enfermedad más leve pueden esperar resultados mucho más rápidos, mientras que los varones y los pacientes con enfermedad moderada o grave pueden requerir un tratamiento más prolongado o un tratamiento combinado con antimicóticos orales. Si bien el tratamiento de la onicomicosis es más difícil en varones, no se conocen bien los motivos. Los varones suelen acudir al médico cuando la enfermedad está más avanzada y sufrir más traumatismos ungueales; además, sus uñas son más gruesas. La menor velocidad de crecimiento y el grosor de las uñas pueden ser factores que influyen en la gravedad de la enfermedad, si bien tal vez esos pacientes simplemente requieran tratamientos más prolongados.

La tiña de los pies es un factor causal importante de onicomicosis, y se observan mejores resultados cuando también se trata la tiña de los pies concomitante.[36] Además, el tratamiento de la tiña de los pies es fundamental para reducir al mínimo la posibilidad de recidiva.

Opciones terapéuticas y posterapéuticas para pacientes con onicomicosis

Onicodistrofia de las uñas de los pies: terapia combinada con productos sanitarios, cosméticos y suplementos nutricionales

Durante el tratamiento de la infección subyacente observada en casos de onicomicosis y una vez finalizado aquel, la lámina ungueal posiblemente no recupere su aspecto original. Los médicos deben considerar la posibilidad de emplear otros tratamientos y productos sanitarios conjuntamente con un tratamiento antimicótico o administrar tratamiento antimicótico tópico posterior que se adhiera a la lámina ungueal, que brinde apoyo mecánico y que sea fácil de aplicar.

Hay dos productos sanitarios para el tratamiento de la onicodistrofia: Genadur® (hidroxipropil quitosano, Medimetriks) y Nuvail® (poliurea uretano al 16%, Cipher). Estas son lacas no farmacológicas que se aplican localmente en la uña antes de acostarse. Genadur está indicado para "proteger las uñas dañadas por los efectos de la humedad, la fricción o el cizallamiento" a fin de aliviar los síntomas de onicodistrofia.[37] Es un compuesto hidrosoluble que el paciente debe aplicar después de lavar y secar las uñas. En estudios de uñas psoriásicas, se ha observado mejoría en la fragilidad de la uña, disminución de la división ungueal y un 63% de reducción de la onicólisis.[38]

Nuvail es un producto resistente al agua que forma una película flexible alrededor de la uña para protegerla de la abrasión directa y mantiene un equilibrio óptimo para proteger la uña de los efectos de la humedad.[39] Nasir y cols. realizaron el seguimiento de 53 pacientes con onicodistrofia que usaron Nuvail todas las noches.[40] Después de seis meses de uso, se observó un 60% de mejoría en la evaluación clínica del color, la onicólisis y la hiperqueratosis subungueal.

Además, si la estética es una preocupación para el paciente, se puede aplicar la resina para uñas Keryflex® como camuflaje y medio de protección de la unidad ungueal. El tratamiento podológico en el consultorio con Keryflex® (Podiatree Company) ha sido empleado para cubrir la micosis ungueal y otras onicodistrofias tanto si el paciente recibe tratamiento sistémico para la enfermedad subyacente como si no lo recibe. Este producto tiene diversos usos y se aplica, por ejemplo, después de la terapia con láser para tratar la onicomicosis y para cubrir una uña distrófica que fue sometida a cirugía por paroniquia. Es una resina flexible para uñas que no es apta para las uñas de las manos. Es adecuada para los deportistas y los bailarines, que sufren traumatismos ungueales periódicos, porque el producto se mueve con el pie y absorbe algo del impacto de las fuerzas externas.

La biotina, una opción de tratamiento oral para las uñas quebradizas, tiene un efecto favorable en las uñas distróficas aproximadamente 2-3 meses después de que el paciente comienza a tomar este componente vitamínico.[41] Si bien no existe un protocolo sobre la duración óptima de uso, el tratamiento complementario con biotina debería continuar en tanto se observe una mejoría clínica.

Conclusiones

La onicomicosis seguirá siendo una onicopatía frecuente que debe tratarse de manera efectiva y temprana para prevenir su avance a un estado más grave, debilitante y doloroso. Además, es probable que la prevalencia siga aumentando a medida que envejece la población y que más pacientes busquen tratamiento debido al resurgimiento del interés de los medios de comunicación. La elaboración de productos se centrará en las propiedades fisicoquímicas apropiadas para tratar la onicomicosis y los avances en la investigación de formulaciones para asegurar que suficiente cantidad del producto llegue al lugar de la infección en el lecho ungueal. Probablemente cobren importancia otras vías para llegar a la infección (no solo la permeabilidad a través de la lámina ungueal).

Es probable que en el futuro se investigue la posibilidad de otras vías de penetración para el tratamiento tópico. Los beneficios de la administración subungueal son claros, y se podría lograr una mayor eficacia con un abordaje dual que consista en la administración transungueal y la aplicación del producto por debajo del hiponiquio. La administración subungueal puede también ser importante para los pacientes que quieren seguir usando esmalte para uñas o desean comenzar a usar esmalte una vez que observan mejoría en las uñas de los pies.

Con la llegada al mercado de nuevos productos tópicos, probablemente sean mayores los conocimientos y las expectativas de los pacientes. Será fundamental brindar información al paciente en lo que respecta al tratamiento de la enfermedad, al tiempo que tardará la uña en recuperar el aspecto normal y a lo que puede hacer él mismo para prevenir que la enfermedad se disemine o que la uña vuelva a infectarse.

Bibliografía

1 Murdan S. The nail: anatomy, physiology, diseases and treatment. En: Murthy SN, Maibach HI (eds). Topical nail products and ungual drug delivery. Boca Raton: CRC Press, 2013; p. 1-36.

2 Sparavigna A, Setaro M, Frisenda L. Physical and microbiological properties of a new nail protective medical device. J Plastic Dermatol 2008; 4 (1): 5-12.

3 Gupta AK, Joseph WS. Ciclopirox 8 % nail lacquer in the treatment of onychomycosis of the toenails in the United States. J Am Podiatr Med Assoc 2000; 90 (10): 495-501.

4 Baran R, Kaoukhov A. Topical antifungal drugs for the treatment of onychomycosis: an overview of current strategies for monotherapy and combination therapy. J Eur Acad Dermatol Venereol 2005; 19 (1): 21-9.

5 Lecha M, Effendy I, de Chauvin M F, Di Chiacchio N, Baran R. Treatment options - development of consensus guidelines. J Eur Acad Dermatol Venereol 2005; 19 (1): 25-33.

6 Murdan S. Drug delivery to the nail following topical application. Int J Pharm 2002; 236 (1-2): 1-26.

7 Baker SJ, Hui X, Maibach HI. Progress on new therapeutics for fungal nail infections. Annu Rep Med Chem 2005; 40: 323-34.

8 Mertin D, Lippold BC. In-vitro permeability of the human nail and of a keratin membrane from bovine hooves: influence of the partition coefficient octanol/water and the water solubility of drugs on their permeability and maximum flux. J Pharm Pharmacol 1997; 49 (1): 30-4.

9 Y, Komatsu T, Sumi M, Numajiri S, et al. In vitro permeation of several drugs through the human nail plate: relationship between physicochemical properties and nail permeability of drugs. Eur J Pharm Sci 2004; 21 (4): 471-7.

10 Tatsumi Y, Yokoo M, Senda H, Kakehi K. Therapeutic efficacy of topically applied KP-103 against experimental tinea unguium in guinea pigs in comparison with amorolfine and terbinafine. Antimicrob Agents Chemother 2002; 46 (12): 3797-801.

11 Baraldi A, Jones SA, Guesne S, et al. Human nail plate modifications induced by onychomycosis: implications for topical therapy. Pharm Res 2015; 32 (5): 1626-33.

12 Tosti A, Daniel R, Piraccini BM, Iorizzo M. Color atlas of nails. Berlin: Springer, 2010; p. 15-22.

13 Hamilton JB, Terada H, Mestler GE. Studies of growth throughout the lifespan in Japanese: growth and size of nails and their relationship to age, sex, heredity, and other factors. J Gerontol 1955; 10 (4): 401-15.

14 Elewski BE, Rich P, Wiltz H, et al. Effectiveness and safety of tavaborole, a novel boron-based molecule for the treatment of onychomycosis: results from two phase 3 studies. Waimea: Winter Clinical Meeting, 2014.

15 Elewski BE, Aly R, Baldwin SL, et al. Efficacy and safety of tavaborole topical solution, 5 %, a novel boron-based antifungal agent, for the treatment of onychomycosis: results from 2 randomized phase-III studies. J Am Acad Dermatol 2015; 73: 62-9.

16 Elewski BE, Rich P, Pollak R, et al. Efinaconazole 10 % solution in the treatment of toenail onychomycosis: two phase III multicenter, randomized, double-blind studies. J Am Acad Dermatol 2013; 68 (4): 600-8.

17 Singh G, Haneef NS, Uday A. Nail changes and disorders among the elderly. Indian J Dermatol Venereol Leprol 2005; 71 (6): 386-92.

18 Thatai P, Sapra B. Transungual delivery: deliberations and creeds. Int J Cosmet Sci 2014; 36 (5): 398-411.

19 Kobayashi Y, Miyamoto M, Sugibayashi K, et al. Drug permeation through the three layers of the human nail plate. J Pharm Pharmacol 1999; 51 (3): 271-8.

20 Monti D, Tampucci S, Chetoni P, et al. Ciclopirox vs amorolfine: in vitro penetration through human health nails of commercial nail lacquers. J Drugs Dermatol 2014; 13 (2): 143-7.

21 Monti D, Saccomani L, Chetoni P, et al. Validation of bovine hoof slices as a model for infected human toenails: in vitro ciclopirox transungual permeation. Br J Dermatol 2011; 165 (1): 99-105.

22 Hui X, Baker SJ, Wester RC, et al. In vitro penetration of a novel oxaborole antifungal (AN 2690) into the human nail plate. J Pharm Sci 2007; 96 (10): 2622-31.

23 Sakamoto M, Sugimoto N, Kawabata H, et al. Transungual delivery of efinaconazole: its deposition in the nail of onychomycosis patients and in vivo fungicidal activity in the human nails. J Drugs Dermatol 2014; 13 (11): 1338-92.

24 Bhatt V, Pillai R. Efinaconazole topical solution, 10 %: formulation development program of a new topical treatment of toenail onychomycosis. J Pharm Sci 2015; 104: 2177-82.

25 Elewski BE, Pollak RA, Pillai R, et al. Access of efinaconazole topical solution, 10 %, to the infection site by spreading through the subungual space. J Drugs Dermatol 2014; 13: 1394-8.

26 Zeichner JA, Stein Gold L, Korotzer A. Penetration of (14C)-efinaconazole solution does not appear to be influenced by Nail Polish. J Clin Aesthet Dermatol 2014; 7 (9): 45-8.

27 Elewski BE, Tosti A. Tavaborole for the treatment of onychomycosis. Expert Opin Pharmacother 2014; 15 (10): 1439-48.

28 Vlahovic T, Merchant T, Chanda S, et al. In vitro nail penetration of tavaborole topical solution, 5 % through nail polish on ex vivo human fingernails. J Drugs Dermatol 2015; 14 (7): 675-8.

29 Del Rosso JQ. Advances in the treatment of superficial fungal infections: focus on onychomycosis and dry tinea pedis. J Am Osteopath Assoc 1997; 97: 339-46.

30 Sigurgeirsson B, Billstein S, Rantanen T, et al. L.I.ON. Study: efficacy and tolerability of continuous terbinafine compared to intermittent itraconazole in the treatment of toenail onychomycosis. Br J Dermatol 1999; 141 (56): 5-14.

31 Baran R, Tosti A, Hartmane I, et al. An innovative water-soluble biopolymer improves efficacy of ciclopirox nail lacquer in the management of onychomycosis. J Eur Acad Dermatol Venereol 2009; 23: 773-81.

32 Baran R, Sigurgeirsson B, de Berker D, et al. A multicenter, randomized, controlled study of the efficacy, safety and cost-effectiveness of a combination therapy with amorolfine nail lacquer and oral terbinafine compared with oral terbinafine alone for the treatment of onychomycosis. Br J Dermatol 2007; 157 (1): 149-57.

33 Hay RJ. The future of onychomycosis therapy may involve a combination of approaches. Br J Dermatol 2001; 145: 3-8.

34 Rosen T. Evaluation of gender as a clinically relevant outcome variable in the treatment of onychomycosis with efinaconazole topical solution 10 %. Cutis 2015; 96 (3): 197-201.

35 Rodriguez DA. Efinaconazole topical solution, 10 % for the treatment of mild and moderate toenail onychomycosis. J Clin Aesthet Dermatol 2015; 8 (6): 24-9.

36 Markinson B, Caldwell B. Efinaconazole topical solution, 10 %: efficacy in onychomycosis patients with co-existing tinea pedis. J Am Podiatr Med Assoc 2015; 105 (5): 407-11.

37 Genadur PI. Medimetriks. <http://medimetriks.com/PIs/Genadur_PI.pdf.>

38 Cantoresi F, Sorgi P, Arcese A, et al. Improvement of psoriatic onychodystrophy by a water-soluble nail lacquer. J Eur Acad Dermatol Venereol 2009; 23 (7): 832-4.

39 Nuvail PI. Innocutis. <http://innocutis.com/wp-content/uploads/2012/06/nuvail-pi_0612.pdf.>

40 Nasir A, Goldstein B, van Cleff M, Swick L. Clinical evaluation of safety and efficacy of a new topical treatment for onychomycosis. J Drugs Dermatol 2011; 10 (10): 1186-91.

41 Scheinfeld N, Dahdah MJ, Scher R. Vitamins and minerals: their role in nail health and disease. J Drugs Dermatol 2007; 6 (8): 782-7.

22

Nuevos antimicóticos tópicos y sistémicos

Gabriela Moreno-Coutiño ▪ Roberto Arenas

Conceptos principales

- La búsqueda del tratamiento ideal para la onicomicosis aún continúa.
- Los nuevos tratamientos tópicos predominan sobre los sistémicos.
- Muchos estudios se centran en la permeabilidad de la lámina ungueal.
- Se deben considerar los factores de riesgo para determinar cuál es la mejor terapia en cada caso.
- Los casos resistentes suelen ser secundarios a infección por mohos no dermatofitos.

Introducción

La onicomicosis es una infección fúngica progresiva y crónica de la lámina ungueal que causa la destrucción y la deformidad de las estructuras normales, con los consecuentes malestar y estrés psicológico que lleva a los pacientes a buscar tratamiento.

La historia de los antimicóticos (Tabla 22.1) comenzó en la década de 1950 con la aparición de la anfotericina B, un antifúngico poliénico de la misma familia que la nistatina y la pimaricina. La griseofulvina, el primer fármaco oral de efecto antidermatofítico, fue autorizada por la Administración Federal de Fármacos y Alimentos (FDA) de los Estados Unidos a fines de 1959. Luego, en la década de 1970, llegaron la fluocitosina y los azoles, de los cuales el último autorizado por la FDA en 2015 es el sulfato de isavuconazonio.[1, 2]

Respecto del grupo de las alilaminas, en la década de 1990 aparecieron la terbinafina y la naftifina, y años después, la amorolfina. Las equinocandinas, como la anidulafungina, la caspofungina y la micafungina, comenzaron a usarse aproximadamente en 1980.

Tabla 22.1 Principales grupos de antimicóticos

- Poliénicos
- Azoles
- Alilaminas
- Inhibidores de la β-glucano sintasa (equinocandinas)
- Análogos de la pirimidina
- Inhibidores mitóticos
- Inhibidores de la aminoacil-ARNt-sintetasa
- Otros

Algunos de estos fármacos tienen acción fungistática, fungicida o mixta. Muchos de ellos son antimicóticos de amplio espectro que pueden administrarse para tratar micosis superficiales o sistémicas. Sin embargo, aunque la lista de antimicóticos es larga y sigue creciendo, el desarrollo de nuevos antifúngicos es algo lento, si se compara con el de nuevos antibióticos, pese a la cantidad cada vez mayor de micosis sistémicas. La principal razón es que las células fúngicas, al igual que las humanas, son eucariotas, por lo que los antimicóticos pueden ser más tóxicos para los humanos que los antibióticos. También pueden causar interacciones medicamentosas y toxicidad hepática o renal con más frecuencia que los antibióticos. Por este motivo, los nuevos fármacos sistémicos se reservan casi exclusivamente para tratar micosis sistémicas potencialmente mortales.[3]

En consecuencia, aun cuando la onicomicosis es la onicopatía más frecuente y su prevalencia aumenta con la edad y con la población cada vez mayor de pacientes inmunodeprimidos, el desarrollo de nuevos fármacos necesarios para la cura no se centra en el desarrollo de fármacos sistémicos sino en obtener opciones tópicas y extremadamente eficaces que, hasta el momento, no existen. Pese al tratamiento adecuado, más del 20% de los casos de onicomicosis tratados con fármacos orales no se resuelven, ni siquiera si se combinan con una opción tópica adyuvante.[4, 5]

Tratamientos por difusión

La onicomicosis es de distribución cosmopolita y afecta a aproximadamente el 8% de la población; la prevalencia y los microorganismos causales son relativamente similares en todo el mundo.

Por lo general, la infección es causada por dermatofitos, pero se aíslan también levaduras y mohos no dermatofitos. La incidencia aumenta con la edad y se asocia a otras enfermedades tales como insuficiencia vascular periférica, diabetes y cualquier otro tipo de inmunodepresión.[6]

La prevalencia en pacientes de más de 60 años es del 20%, pero aumenta drásticamente al 50% diez años más tarde. Además el riesgo es de 1,9-2,8 veces mayor para las personas con diabetes. En el caso de pacientes infectados por el VIH, la prevalencia oscila entre el 15% y el 40%.[7]

Todas las opciones terapéuticas, sistémicas o tópicas, nuevas o antiguas presentan la desventaja de requerir administración prolongada. Hasta el momento, el tratamiento habitual es la administración de terbinafina o de itraconazol oral, que presentan tasas de curación del 76% y el 63%, respectivamente; el fluconazol tiene una tasa de curación de solo el 48%.[7, 8]

Estos tres antimicóticos presentan resultados muy similares en adultos y en niños.[9] Sin embargo, como los ancianos son el grupo más afectado, las interacciones medicamentosas y la toxicidad hepática con frecuencia desalientan la administración sistémica de antimicóticos. Por lo tanto, se prefieren los fármacos tópicos, pese a lo cual todavía es necesario encontrar una opción mejor, porque la tasa de curación sigue siendo muy baja.[10, 11]

En un estudio, se analizaron los casos de resultados inicialmente negativos del examen con hidróxido de potasio (KOH) para detectar onicomicosis. Se observó que hasta el 94% de las pruebas supuestamente negativas resultaron positivas después de un examen más minucioso, por lo que los autores concluyen que debería indicarse el tratamiento antimicótico sistémico sobre la base del diagnóstico clínico. Personalmente, estamos en desacuerdo, porque hay dos factores importantes que influyen en el diagnóstico: la experiencia de la persona que realiza la preparación con KOH y la capacidad clínica del médico para diagnosticar onicomicosis.[12] Además debemos considerar lo mencionado por Feuilhade de Chauvin, quien afirmó que tienen que identificarse las especies de hongos para elegir el antimicótico correcto, porque si bien los dermatofitos son los agentes causales más frecuentes, las levaduras y los mohos no dermatofitos también pueden causar onicomicosis.[13]

La American Academy of Dermatology reafirmó la recomendación de realizar pruebas confirmatorias de onicomicosis antes de iniciar el tratamiento sistémico a fin de reducir los efectos secundarios y la carga económica. No obstante, también reconoce que realizar pruebas confirmatorias es más costoso que tratar los presuntos casos de onicomicosis y que los efectos secundarios potencialmente nocivos causados por el tratamiento oral (habitualmente terbinafina o itraconazol) son sumamente infrecuentes.[14]

En consecuencia, en el ámbito clínico suelen realizarse pruebas confirmatorias, pero si el objetivo es optimizar los recursos, es muy probable que no se soliciten. Las dos opciones están respaldadas desde el punto de vista ético.

Tratamiento

Tratamiento sistémico

No hay hasta el momento novedades en lo que respecta al tratamiento oral de primera línea. La terbinafina y el itraconazol siguen siendo los antimicóticos de elección, y el primero se considera el fármaco de referencia.[15-18]

Sin embargo, lo que podría significar un avance es la terapia secuencial, que es la combinación de dos antimicóticos orales que actúan en diferentes vías del metabolismo del ergosterol, con el objetivo de reducir la duración del tratamiento. Con este fin, se administra a los pacientes dos pulsos de itraconazol y, posteriormente, uno o dos de terbinafina.[19-21]

El fluconazol es un antimicótico hidrofílico y queratinofílico del grupo de los azoles con acción similar a la del itraconazol, que actúa inhibiendo las enzimas dependientes del citocromo P450. Se administra como tratamiento para la onicomicosis con dosis semanales durante un período de 6-9 meses. No está autorizado por la FDA para esta indicación,[22] pero a veces se elige por la posología conveniente y por ser de amplio espectro.

El género *Candida* y los mohos no dermatofitos también pueden causar onicomicosis, y estos hongos con frecuencia no responden al tratamiento de primera línea. El voriconazol, un antimicótico del grupo de los azoles que habitualmente se reserva para tratar las micosis sistémicas graves, ha sido eficaz en los casos de onicomicosis por mohos no dermatofitos resistentes (*Scytalidium dimidiatum*). En un estudio, se mencionan resultados excelentes del tratamiento de una paciente con onicodistrofia total de una uña de la mano y tiña en las manos y los pies. La paciente fue tratada durante tres meses, controlando las concentraciones plasmáticas del fármaco.[23-25]

El posaconazol ha demostrado tener una actividad antimicótica potente *in vitro* contra los dermatofitos. En un ensayo clínico de fase II, en el que se evaluó el posaconazol para tratar onicomicosis con dosis de 100 mg, 200 mg o 400 mg una vez por día durante 24 semanas o una dosis de 400 mg una vez por día durante 12 semanas, se observó que la difusión del fármaco a la lámina ungueal es similar a la de otros antimicóticos, como el itraconazol o la terbinafina, y que las concentraciones en la lámina ungueal siguen siendo altas después de suspender el tratamiento, lo que sugiere que se acumula en la matriz ungueal.[17, 26]

En un caso de un paciente infectado por el VIH con onicomicosis blanca proximal causada por *Fusarium falciforme* y resistente al tratamiento con itraconazol y terbinafina, se administró posaconazol en dosis semanales durante un mes. Con este tratamiento, se logró la curación micológica y clínica, que se mantuvo durante al menos 16 meses.[27]

El albaconazol es un antimicótico de amplio espectro que demostró tener actividad contra dermatofitos y mohos no dermatofitos *in vitro* y en modelos de experimentación. Se ha estudiado en ensayos de fases I y II para tratar la dermatofitosis superficial. Todavía deben realizarse estudios de fase III.[28]

El pramiconazol es otro antimicótico sistémico del grupo de los azoles que comenzó a comercializarse a fines de la década de 2000. Este fármaco es uno de los pocos desarrollados específicamente para tratar las micosis superficiales, tal como la pitiriasis versicolor, la tiña corporal, la tiña de los pies, la tiña inguinal y la onicomicosis. En ensayos clínicos de fases I y II, se observó que la actividad antimicótica era similar o superior a la del ketoconazol y del itraconazol. Presentó buena absorción y una semivida prolongada, de modo que fue suficiente la administración de una dosis diaria. Se ha demostrado la reducción del crecimiento de *Candida albicans*, *Malassezia globosa*, *Microsporum canis*, *Trichophyton mentagrophytes* y *T. rubrum*. Sin embargo, después de obtenerse estos resultados alentadores, el laboratorio fue vendido a otra compañía farmacéutica y los estudios se interrumpieron.[29]

Este antimicótico posteriormente fue usado para el tratamiento oral de la dermatitis seborreica y la vulvovaginitis en un ensayo de fase IIa, y los resultados respecto de las infecciones por levaduras fueron promisorios. Sin embargo, no se realizaron más estudios con tratamiento oral para infecciones por dermatofitos.[30, 31] En estudios *in vitro*, se observó que el pramiconazol presenta actividad contra dermatofitos y levaduras, y con la aplicación de este antimicótico tópico se obtuvieron resultados similares a los obtenidos con la administración por vía oral de itraconazol, miconazol y terbinafina.[32]

Si bien no es un hecho que se relacione de manera directa con los antimicóticos, se ha comprobado que los pacientes que presentan infección por el VIH y onicomicosis pueden mejorar o incluso curarse después de iniciada la terapia antirretroviral combinada. Estos resultados pueden ser multifactoriales y es necesario realizar más estudios; sin embargo, este tipo de recuperación no se observa en el contexto de otras enfermedades que, con el tratamiento específico necesario, condicionan la inmunodepresión.[33]

Tratamiento tópico

El ciclopirox en laca tiene una nueva formulación basada en un biopolímero hidrosoluble, lo cual supone un avance respecto de los productos en laca anteriores. Todavía se están realizando estudios con terbinafina en solución para uñas.[19]

El hidrocloruro de naftifina al 1% en gel ha mostrado ser útil para tratar la onicomicosis subungueal distal de las manos; se observaron resultados satisfactorios y pocos efectos secundarios.[34]

Recientemente, se publicaron varios estudios sobre el efinaconazol tópico en solución al 10%, que se comercializa desde hace algunos años. Este fármaco derivado de los azoles ha sido estudiado para evaluar su eficacia, seguridad y tolerabilidad como tratamiento para la onicomicosis leve o moderada. Los resultados fueron superiores que los observados al administrar el vehículo, que contiene alcohol, ésteres lipofílicos y ciclometicona. Después de 52 semanas de tratamiento, el 18,5% de los pacientes presentaron curación completa, algo que se observó solamente en un 4,7% de los pacientes del grupo control. Se registró curación micológica en el 56,3% de los casos y curación completa o parcial en el 2,7%; cabe destacar además que la media de crecimiento de la uña nueva no afectada fue mayor cuando se administró efinaconazol que cuando se administró solo el vehículo.[35, 36]

Se ha estudiado el efinaconazol para evaluar su toxicidad, que se observa durante la gestación en ratas, pero no en conejos. No tiene efectos teratógenos en ninguno de estos dos modelos de experimentación.[37-39]

Sobre la base de todos los estudios publicados sobre el efinaconazol tópico al 10%, los autores concuerdan que es una opción segura y efectiva, particularmente para tratar la onicomicosis leve y que, al igual que otros tratamientos tópicos estudiados con anterioridad, puede actuar como adyuvante para pacientes que reciben tratamiento sistémico. Si bien, por su vía de administración, no es esperable que el paciente presente reacciones adversas potencialmente mortales, se han informado casos de dermatitis de contacto.[40, 41]

El tavaborol en solución tópica al 5% es una nueva opción terapéutica. Es un antimicótico de amplio espectro de la familia de los benzoxaboroles, que ha sido estudiado en ensayos de fase III para evaluar su eficacia y seguridad en el tratamiento de pacientes adultos y ancianos con onicomicosis.[42, 43] En comparación con otros antimicóticos tópicos, tiene bajo peso molecular, lo que puede mejorar la penetración en la lámina ungueal, si bien mostró tener una baja tasa de curación micológica (30%-36%).[44, 45]

Perspectiva: avances futuros

Al considerar las nuevas opciones terapéuticas, debe tenerse en cuenta que la unidad ungueal intrínsecamente requiere una estructura gruesa y resistente contra los riesgos ambientales y ocupacionales.

Una de las desventajas de los tratamientos tópicos es el tiempo excesivamente prolongado durante el cual debe aplicarse el fármaco (p. ej., doce meses para las uñas de los pies), por lo que una alternativa para mejorar el tratamiento tópico es aumentar la capacidad de penetración del fármaco a través de la lámina ungueal. En un estudio sobre la penetración de los antimicóticos tópicos, se observó que la onicomicosis altera la permeabilidad de la uña, al abrir los poros ungueales y, de este modo, facilita el paso de moléculas hidrofílicas sin modificar el de las moléculas hidrofóbicas. Los autores sugieren que debería aprovecharse el cambio provocado por la micosis ungueal y administrar un antimicótico hidrofílico de bajo peso molecular y baja afinidad por la queratina.[46, 47]

Se están desarrollando otras estrategias para mejorar la penetración de los fármacos tópicos. Estas técnicas son, entre otras, la iontoforesis, la abrasión ungueal, la microporación, la ablación ungueal con láser y la terapia con láser.[19]

El compuesto ME1111 [2-(3,5-dimetil-1H-pirazol-1-yl)-5-metilfenol] se está desarrollando como un nuevo fármaco contra dermatofitos, pero todavía está en estudio.[10]

El ravuconazol es un fármaco de amplio espectro del grupo de los azoles que hasta el momento solo se ha evaluado para tratar las micosis sistémicas y la enfermedad de Chagas.[48]

El luliconazol es un antimicótico tópico del grupo de los azoles que ha sido evaluado en solución al 10% en ensayos de fases I y IIa y en estudios de casos como tratamiento tópico para la onicomicosis, y alcanzó concentraciones plasmáticas estables. También ha sido evaluado *in vitro* contra *Trichophyton rubrum* y *T. mentagrophytes*. Los autores llegaron a la conclusión de que este fármaco tiene una potente acción fungicida en comparación con otros fármacos tópicos del grupo de los azoles y promete buenos resultados como opción terapéutica en un futuro cercano. Se ha demostrado que es más potente que el lanoconazol y otros antimicóticos.[49-52]

La miltefosina, que es un alquilfosfolípido indicado para tratar la leishmaniosis y las metástasis mamarias cutáneas, ha demostrado tener una potente actividad *in vitro* contra biopelículas de *Fusarium oxysporum* y *Candida albicans*. En consecuencia, probablemente en un futuro cercano, se realizarán más estudios con este fármaco, que promete alcanzar buenos resultados como tratamiento tópico de la onicomicosis por hongos no dermatofitos.[53]

La terapia combinada de dos tratamientos orales, de tratamiento oral y tópico, de tratamiento oral y láser y de tratamiento tópico y láser todavía se está evaluando en numerosos estudios, y los resultados son variables pero razonables.[54]

Aparentemente, al menos durante un tiempo, los tratamientos orales seguirán siendo los mismos. Los estudios de sensibilidad a antimicóticos *in vitro* mencionan la terbinafina como el antimicótico más potente contra los dermatofitos, seguido del itraconazol y del fluconazol.[55]

Por último, no debemos olvidar que la prevención de los factores de riesgo siempre tendrá una importancia fundamental.[7]

Síntesis para el profesional

Dado que la onicomicosis es una onicopatía muy frecuente y que no existe un tratamiento ideal, hay muchas opciones terapéuticas que ofrecen resultados variables. Si bien esta es una desventaja, podemos aprovechar la posibilidad de contar con una gran cantidad de tratamientos que pueden adaptarse a las necesidades médicas y sociales de cada paciente, teniendo siempre en cuenta el estado general de salud, la capacidad socioeconómica, la edad y las posibles interacciones medicamentosas.

Reflexiones clínicas

- Cuando sea posible, se debe confirmar el diagnóstico de onicomicosis mediante examen con KOH y cultivo.
- Incluso después de la curación micológica, la uña puede presentar distrofia porque la curación clínica lleva más tiempo.
- Se seguirán investigando nuevos tratamientos para mejorar los resultados obtenidos hasta el momento.

Bibliografía

1 Dixon DM, Walsh TJ. Antifungal agents. En: Baron S (ed). Medical microbiology. 4a ed. Galveston: Univ of Texas Medical Branch, 1996.

2 Azanza JR, García-Quetglas E, Sádaba B. Farmacología de los azoles. Rev Iberoam Micol 2007; 24: 223-7.

3 Lewis RE. Current concepts in antifungal pharmacology. Mayo Clin Proc 2011; 86: 805-17.

4 Gupta AK, Simpson F, Drummond-Main C. Future therapies for onychomycosis. En: Baran R, Rigopoulos D (eds). Nail therapies. London: Informa Healthcare, 2010; p. 17-29.

5 Barber K, Barber J. Onychomycosis: therapy directed by morphology and mycology. Skin Therapy Lett 2009; 14: 1-2.

6 Ribeiro CS, Zaitz C, Framil VM, Ottoboni TS, Tonoli MS, Ribeiro RP. Descriptive study of onychomycosis in a hospital in Sao Paulo. Braz J Microbiol 2015; 46: 485-92.

7 Westerberg DP, Voyack MJ. Onychomycosis: current trends in diagnosis and treatment. Am Fam Physician 2013; 88: 762-70.

8 Coelho de Sá D, Bottolamas AP, Tosti A. Oral therapy for onychomycosis: an evidence based review. Am J Clin Dermatol 2014; 15: 17-36.

9 Gupta AK, Paquet M. Systemic antifungals to treat onychomycosis in children: a systematic review. Pediatr Dermatol 2013; 30: 294-302.

10 Takahata S, Kubota N, Takei-Masuda N, Yamada T, Maeda M, Mahdi Alshahni M, Abe S, Tabata Y, Maebashi K. Mechanism of action of ME1111, a novel antifungal agent for topical treatment of onychomycosis. Antimicrob Agents Chemother 2016; 60: 873-80.

11 Vilaverde Schmitt J, Bombonatto G, Trierweiler SM, Buosi Fabri A. General aspects of drug interactions with systemic antifungals in a retrospective study sample. An Bras Dermatol 2013; 88: 476-9.

12 Amichai B, Davidovici B, Trau H, Lyakhovitsky A, Grunwaldt MH, Shemer A. A rationale for systemic treatment in onychomycosis with negative results on fungal examination. Clin Exp Dermatol 2011; 36: 724-7.

13 Feuilhade de Chauvin M. Traitement des onychomycoses. J Mycologie Medicale 2014; 24: 296-302.

14 Mikailov A, Cohen J, Joyce C, Mostaghimi A. Cost-effectiveness of confirmatory testing before treatment of onychomycosis. JAMA Dermatol 2016; 152: 276-81.

15 Yin Z, Xu J, Luo D. A meta-analysis comparing long-term recurrences of toenail onychomycosis after successful treatment with terbinafine versus itraconazole. J Dermatol Treat 2012; 23: 449-52.

16 Yadav P, Singal A, Pandhi D, Das S. Comparative efficacy of continuous and pulse dose terbinafine regimes inn toenail dermatophytosis: a randomized double-blind trial. Indian J Dermatol Venereol Leprol 2015; 81: 363-9.

17 Gupta AK, Simpson FC. New pharmacotherapy for the treatment of onychomycosis: an update. Expert Opin Pharmacother 2015; 16: 227-36.

18 Eldrige ML, Chambers CJ, Sharon VR, Thompson III GR. Fungal infections of the skin and nail: new treatment options. Expert Rev Anti Infect Ther 2014; 12: 1389-405.

19 Singal A, Khanna D. Onychomycosis: diagnosis and management. Indian J Dermatol Venereol Leprol 2011; 77: 659-72.

20 Bueno JG, Martinez C, Zapata B, Sanclemente G, Gallego M, Mesa AC. In vitro activity of fluconazole, itraconazole, voriconazole and terbinafine against fungi causing onychomycosis. Clin Exp Dermatol 2009; 35: 658-63.

21 Ataides FS, Chaul MH, El Essal FE, Costa CR, Souza LKH, Fernandes OFL, Silva MRR. Antifungal susceptibility patterns of yeasts and filamentous fungi isolated from nail infection. J Eur Acad Dermatol Venereol 2012; 26: 1479-85.

22 Welsh O, Vera-Cabrera L, Welsh E. Onychomycosis. Clin Dermatol 2010; 28: 151-9.

23 Spriet I, Lambrecht C, Lagrou K, Verhamme B. Successful eradication of Scytalidium dimidiatum-induced ungula and cutaneous infection with voriconazole. Eur J Dermatol 2012; 22: 197-9.

24 24. Baudraz-Rosselet F, Ruffieux C, Lurati M, Bontems O, Monod M. Onychomycosis insensitive to systemic terbinafine and azole treatments reveals non dermatophyte moulds as infectious agents. Dermatol 2010; 220: 164-8.

25 Badali H, Fakhim H, Zarei F, Nabili M, Vaezi A, Poorzad N, Dolatabadi S, Mirhendi H. In vitro activities of five antifungal drugs against opportunistic agents of Aspergillus nigri complex. Mycopathologia 2015; doi: 10.1007/s11046-015-9968-0.

26 Krishna G, Ma L, Martinho M, Prasad P, Wahl J, Tavakkol A. Determination of posaconazole levels in toenails of adults with onychomycosis following oral treatment with four regimens of posaconazole for 12 or 24 weeks. Antimicrob Agents Chemother 2011; 55: 4424-6.

27 Al-Hatmi AMS, Bonifaz A, Calderón L, Curfs-Breuker I, Meis JF, van Diepeningen AD. Proximal subungual onychomycosis caused by Fusarium falciforme successfully cured with posaconazole. Br J Dermatol 2015; 173: 253-5.

28 Guillon R, Pagniez F, Picot C, Hédou D, Tonnerre A, Chosson E, Duflos M, Besson T, Logé C, Le Pape P. Discovery of a novel broad-spectrum antifungal agent derived from albaconazole. ACS Med Chem Lett 2013; 4: 288-92.

29 Geria AN, Scheinfeld NS. Pramiconazole, a triazole compound for the treatment of fungal infections. J Drugs Dermatol 2008; 11: 661-70.

30 Donders G, Ausma J, Wouters L, Cauwenbergh G, Borgers M, Janssens D. Efficacy of a single oral dose of 200 mg pramiconazole in vulvovaginal yeast infections: an exploratory phase IIa trial. Acta Derm Venereol 2008; 88: 462-6.

31 Gupta AK, Richardson M, Paquet M. Systematic review of oral treatments for seborrheic dermatitis. J Eur Acad Dermatol Venereol 2014; 28: 16-26.

32 de Wit K, Paulussen C, Matheeussen A, van Rossem K, Cos P, Maes L. In vitro profiling of pramiconazole and in vivo evaluation in Microsporum canis dermatitis and Candida albicans vaginitis laboratory models. Antimicrob Agents Chemother 2010; 54: 4927-9.

33 Ruíz-López P, Moreno-Coutiño G, Fernández-Martínez R, Espinoza-Hernández J, Rodríguez-Zulueta P, Reyes-Terán G. Evaluation of improvement of onychomycosis in HIV-infected patients after initiation of combined antiretroviral therapy without antifungal treatment. Mycoses 2015; 58: 516-21.

34 Meyerson MS, Scher RK, Hochman LG, Cohen JL, Pappert AS, Holwell JE. Cutis 1993; 51: 205-7.

35 Tosti A, Elewski BE. Treatment of onychomycosis with efinaconazole 10 % topical solution and quality of life. J Clin Aesthet Dermatol 2014; 7: 25-306.

36 LaSenna CE, Tosti A. Patient considerations in the management of toe onychomycosis: role of efinaconazole. Patient Prefer Adherence 2015; 5: 887-91.

37 Glynn M, Jo W, Minowa K, Sanada H, Nejishima H, Matsuuchi H, Okamura H, Pillai R, Mutter L. Efinaconazole: developmental and reproductive toxicity potential of a novel antifungal azole. Reprod Toxicol 2015; 52: 18-25.

38 Rodriguez DA. Efinaconazole topical solution, 10 %, for the treatment of mild and moderate toenail onychomycosis. J Clin Aesthet Dermatol 2015; 8: 24-9.

39 Lipner SR, Scher RK. Efinaconazole in the treatment of onychomycosis. Infect Drug Resist 2015; 8: 163-72.

40 Gupta AK, Cernea M. How effective is efinaconazole in the management of onychomycosis? Expert Opin Pharmacother 2016; 17: 611-8.

41 Hirohata A, Hanafusa T, Mabuchi-Kiyohara E, Ikegami R. Contact dermatitis caused by efinaconazole solution for treatment of onychomycosis. Contact Dermatitis 2015; 73: 182-93.

42 Elewski BE, Aly R, Baldwin SL, González-Soto RF, Rich P, Weisfeld M, Wiltz H, Zane LT, Pollak R. Efficacy and safety of tavaborole topical solution, 5 %, a novel boron-based antifungal agent, for the treatment of toenail onychomycosis: results from 2 randomized phase III studies. J Am Acad Dermatol 2015; 73: 62-9.

43 Del Rosso JQ. The role of topical antifungal therapy for onychomycosis and the emergence of newer agents. JN Clin Aesthet Dermatol 2014; 7: 10-8.

44 Jinna S, Finch J. Spotlight on tavaborole for the treatment of onychomycosis. Drug Des Devel Ther 2015; 9: 6185-90.

45 Sharma N, Sharma D. An upcoming drug for onychomycosis: tavaborole. J Pharm Pharmacol 2015; 6: 236-9.

46 McAuley WJ, Jones SA, Traynor MJ, Guesné S, Murdan S, Brown MB. An investigation of how fungal infection influences drug penetration through onychomycosis patient's nail plates. Eur J Pharm Biopharm 2016; doi: http://dx.doi.org/10.1016/j.ejpb.2016.03.008.

47 Elewski BE, Tosti A. Risk factors and comorbidities for onychomycosis. Implications for treatment with topical therapy. J Clin Aesthet Dermatol 2015; 8: 38-42.

48 Ahmed SA, Kloezen W, Duncanson F, Zijlstra EE, de Hoog GS, Fahal AH, van de Sande WW. Madurella mycetomatis is highly susceptible to ravuconazole. PLoS Negl Trop Dis 2014; doi: 10.1371/journal.pntd.0002942.eCollection 2014.

49 Maeda J, Nanjoh Y, Koga H, Toga T, Makimura K, Tsuboi R. In vitro fungal activity of luliconazole against Trichophyton spp. Med Mycol J 2016; 57: J1-6.

50 Shimamura T, Hasegawa N, Kubota N. Antifungal activity of luliconazole nail solution on in vitro and in vivo onychomycosis model. Med Mycol J 2016; 57: J13-8.

51 Wiederhhold NP, Fothergill AW, McCarthy DI, Tavakkol A. Luliconazole demonstrates potent in vitro activity against dermatophytes recovered from patients with onychomycosis. Antimicrob Agents Chemother 2014; 58: 3553-5.

52 Khanna D, Bharti S. Luliconazole for the treatment of fungal infections: an evidence based review. Core Evid 2014; 9: 113-24.

53 Machado Vila TV, Sousa Quintanilha N, Rozental S. Miltefosine is effective against Candida albicans and Fusarium oxysporum nail biofilms in vitro. J Med Microbiol 2015; 64: 1436-49.

54 Xu Y, Miao X, Zhou B, Luo D. Combined oral terbinafine and long-pulsed 1,604-nm Nd: YAG laser treatment is more effective for onychomycosis than either treatment alone. Dermatol Surg 2014; 40: 1201-7.

55 Sarifakioglu E, Seckin D, Demirbilek M, Can F. In vitro antifungal susceptibility patterns of dermatophyte strains causing tinea unguium. Clin Exp Dermatol 2007; 32: 675-9.

23

Mitos sobre el tratamiento de la onicomicosis

Tracey C. Vlahovic ▪ Cara L. Dawes

Muchas veces por semana, el médico se encuentra en su consultorio con un paciente que formula preguntas respecto de cómo apareció la onicomicosis en las uñas o que le habla sobre un remedio casero que encontró en internet y que supuestamente cura la onicomicosis. Cualquier especialista en uñas, sea un dermatólogo o un médico podólogo, puede hacer una lista interminable de las posibles "curas" racionales e irracionales que aparecen al buscar en internet. Cuando el médico se enfrenta con un paciente que ha probado estos remedios caseros y no observó el resultado deseado, lo mejor es no juzgar ni tomar a la ligera la conducta del paciente, sino darle información sobre la posible causa de la micosis y explicarle por qué los remedios caseros dieron o no dieron resultado.

Los hongos en las uñas de los pies son infrecuentes, por lo que solo quienes no se ocupan del cuidado de los pies sufren onicomicosis

Dado que los dermatofitos son ubicuos en el ambiente, la micosis ungueal es la onicopatía más frecuente en todo el mundo y afecta a todas las culturas y etnias. Los casos de onicomicosis están aumentando, y representan hasta el 90% de las infecciones de las uñas de los pies y al menos el 50% de las de las uñas de las manos.[1] La onicomicosis afecta al 10% de la población general, al 20% de las personas mayores de 60 años y al 50% de los mayores de 70.[2] No obstante, no se trata únicamente de que el paciente esté expuesto a la presencia de dermatofitos en el ambiente, sino que también hay una combinación entre la salud del paciente y la predisposición genética, que genera la situación perfecta para la invasión fúngica. La vasculopatía periférica, los trastornos inmunitarios y la diabetes se relacionan con la mayor prevalencia de onicomicosis en adultos mayores. El riesgo de onicomicosis es de 1,9-2,8 veces superior en las personas que tienen diabetes mellitus, mientras que en los pacientes con infección por el VIH las tasas de prevalencia oscilan entre el 15% y el 40%.[2] Otros factores predisponentes son la edad avanzada, el sexo (es más frecuente en varones que en mujeres), la predisposición genética, la tiña de los pies (variedades interdigital o "en mocasín"), la arteriopatía periférica, el tabaquismo, el traumatismo ungueal, la mala higiene de las uñas y los antecedentes familiares de onicomicosis y de hiperhidrosis.[2]

Los pacientes adultos son el grupo que más solicita tratamiento, pero cada vez son más los casos pediátricos, posiblemente debido al aumento cada vez mayor de los casos de obesidad infantil y de diabetes pediátrica. Con una prevalencia mundial que oscila entre el 0% y el 2,6%, la onicomicosis pediátrica es relativamente infrecuente, si se compara con la onicomicosis en adultos, pero aun así es una de las onicopatías más frecuentes en niños.[3] Fundamentalmente, es una enfermedad multifactorial que no solo es provocada por la mala higiene ni el uso de calzado inadecuado.

Los remedios caseros y los productos de venta libre para el cuidado de los pies disponibles en la góndola de la farmacia son infalibles para curar la onicomicosis

El profesional diariamente se enfrenta con pacientes que le hablan de diversos productos para "curar" la onicomicosis tales como Listerine®, Vicks VapoRub®, aceite de orégano, vinagre de manzana, lavandina y aceite de melaleuca, por mencionar algunos. Los pacientes tienen a su disposición una enorme cantidad de remedios para el cuidado de los pies en la góndola de la farmacia que prometen curar la uña en poco tiempo.

El vinagre de manzana se promociona como un tónico que cura muchas enfermedades, y hay sitios web dedicados a difundir sus propiedades. Por lo general es económico y fácil de conseguir. Los pacientes son bombardeados con frases como "¡Mis uñas se ven mejor!", con las que, sin un rostro ni una imagen, se alega que la enfermedad de esa persona anónima se curó. ¿Qué tiene el vinagre de manzana? Contiene ácido maleico, ácido acético, pectina, betacaroteno, acetoína, metanol, alanina, etanol, acetato de etilo, ácido láctico, metanol, glicerol y ácido tartárico, además de sales minerales, fósforo, potasio, cloruro, sodio y otros minerales.[4, 5] Es el ácido maleico el que supuestamente presenta propiedades bactericidas y fungicidas. Algunos autores han planteado que el acetato puede inhibir la lanosterol demetilasa, lo que significa que tendría efecto en la síntesis de ergosterol en una célula fúngica; otros creen que el ácido acético penetra en la membrana celular y que su presencia es tóxica para la célula.[6, 7]

No se han realizado ensayos clínicos que demuestren que con vinagre de manzana se alcanza la curación micológica o clínica de la onicomicosis. El estudio que investigó en mayor profundidad las propiedades antimicóticas del vinagre de manzana se publicó en el *Journal of Prosthodontics*; los autores estudiaron el vinagre de manzana para evaluar su eficacia en la estomatitis protésica, que habitualmente es causada por *Candida albicans*.[4] En este estudio, se comparó la concentración inhibitoria mínima (CIM) del vinagre de manzana con la de la nistatina, un antimicótico usado con frecuencia para tratar infecciones por *Candida*, pero lo que es más importante, se mostró la curva de muerte microbiana. La curva de muerte microbiana es una medida más dinámica porque permite el "análisis cuantitativo de la actividad fungicida y del tiempo que debe transcurrir hasta la muerte del microbio",[4] lo que en definitiva muestra el comportamiento del antimicótico frente al microorganismo. En este estudio, la cinética de la actividad antimicótica del vinagre de manzana fue diferente de la de la nistatina y de la del grupo control, con todas las concentraciones y con todos los intervalos. En todos los grupos (vinagre de manzana y nistatina), se observó actividad fungistática cuando se probó con CIM y CIM x 2 hasta los 180 minutos. Cuando se probó con CIM x 4, el vinagre de manzana mostró actividad fungistática solo hasta los 30 minutos; sin embargo, después de los 30 minutos comenzó a mostrar actividad fungicida. Por lo tanto, en definitiva, en lo que respecta a *Candida albicans*, la concentración del vinagre de manzana y el tiempo de exposición del microorganismo influyen en su comportamiento como agente fungistático o fungicida.

En la práctica clínica, no hay datos de la CIM ni curvas de muerte microbiana sobre el efecto del vinagre de manzana sobre *T. rubrum* o *T. mentagrophytes*, los dermatofitos más frecuentemente implicados en la onicomicosis de los pies. Si bien aparentemente el vinagre de manzana presenta un comportamiento antimicótico *in vitro*, no se puede establecer una relación directa *in vivo* para tratar la onicomicosis o determinar la concentración y el tiempo de exposición necesarios para obtener un efecto fungicida. Es necesario realizar más estudios para determinar qué efecto real, si lo hubiera, puede tener en las uñas micóticas de los pies. Por el momento, sigue siendo un remedio muy usado con resultados muy variables.

Se ha descrito otro remedio popular para el tratamiento de la onicomicosis, que se encuentra fácilmente en internet y que es recomendado por los médicos: Vicks VapoRub® (Procter and Gamble), un ungüento mentolado de venta libre. Muchos médicos creen que es beneficioso en relación con los costos usar un producto que se adquiere fácilmente y que no tiene efectos secundarios, pero no conocen investigaciones sobre este producto.

Los componentes de Vicks VapoRub® son timol, mentol, alcanfor y aceite de eucaliptus, que aparentemente serían antiinfecciosos de amplio espectro que mostraron actividad *in vitro* contra *Candida*, *Aspergillus* y algunos dermatofitos.[8] Se han generado algunos datos sobre su actividad *in vivo* en el tratamiento de la onicomicosis de los pies.

El primer ensayo clínico que se completó sobre el efecto de Vicks VapoRub® en uñas micóticas es un estudio piloto realizado por un grupo de medicina familiar.[8] Dieciocho pacientes con onicopatías completaron el estudio de 48 semanas. Hay algunos aspectos positivos de este estudio, pero no siguió todos los protocolos habituales de los estudios de antimicóticos tópicos. A diferencia de los ensayos clínicos de fase III para evaluar la onicomicosis de los pies, en este estudio no se incluyeron únicamente pacientes con infecciones por dermatofitos como *T. rubrum* o *T. mentagrophytes* y no se limitó el porcentaje de afectación ungueal al 50%-60%. En lugar de ello, se permitió que ingresaran pacientes con cultivos positivos para microorganismos como "elementos fúngicos", *Cryptococcus*, *Candida*, *Penicillium* y *Fusarium* y que las uñas infectadas estuvieran visualmente afectadas en un 100%. Solo en nueve de los 18 pacientes se obtuvieron cultivos positivos para *T. rubrum* o *T. mentagrophytes*.

Los resultados fueron los siguientes: cinco de los 18 pacientes (27,8%) presentaron curación clínica y micológica, y diez (55,6%) presentaron "curación parcial". Pero, si analizamos los resultados con mayor profundidad, de los nueve pacientes en los que se encontraron los dermatofitos que con más frecuencia causan onicomicosis, los que presentaron infección por *T. rubrum* tuvieron los peores resultados: cinco presentaron curación parcial (en algunos casos solo un 10% de mejoría en el aspecto de la uña a las 48 semanas) y uno no presentó ningún cambio. Los mejores resultados se observaron en las uñas infectadas por *T. mentagrophytes*: los tres pacientes lograron la curación completa, si bien la curación completa no se definió como un 0% de afectación de la superficie ungueal; estos pacientes presentaron un 5% o una porción mayor de la uña visualmente afectada a las 48 semanas. De los demás pacientes infectados con los otros organismos implicados, los dos que estaban infectados por *Candida parapsilosis* presentaron curación completa, en tanto que el paciente infectado por especies de *Penicillium* y el infectado por *Candida albicans* no presentaron cambios.

Diez de los 18 pacientes tenían más del 60% de la uña afectada al inicio del estudio; algunos de ellos tenían una afectación ungueal del 89%-100%. Esto es sumamente infrecuente en un ensayo clínico sobre onicomicosis de los pies y, sin duda, puede afirmarse que un tratamiento de 48 semanas no es suficientemente prolongado para tratar una uña con distrofia total. Agregar una modalidad terapéutica como el desbridamiento ungueal podría tener un efecto sinérgico en el tratamiento tópico de pacientes con uñas tan afectadas.

Si bien este estudio constituye un buen comienzo para respaldar o echar por tierra el uso de un ungüento mentolado para tratar uñas micóticas, es poco convincente para llevar a recomendar este tratamiento en el consultorio. Un estudio que controle el porcentaje de afectación ungueal, el grosor de las uñas, el desbridamiento, los microorganismos cultivados y el producto empleado (algunos pacientes lo usaban a diario, en tanto que otros, solo de tres a cinco veces por semana) y que a la vez cuente con un grupo control que reciba el vehículo de la formulación y tenga un tamaño muestral mayor daría lugar a un protocolo basado en la evidencia más convincente. El tiempo dirá si con este ungüento realmente se puede eliminar la micosis o si, en virtud de sus propiedades, simplemente se logra que la uña esté más hidratada y que tenga, en consecuencia, un aspecto más sano.

El aceite de melaleuca, otro producto de venta libre, es un aceite esencial derivado de las hojas de *Melaleuca alternifolia* que se ha descrito como antiinflamatorio, antibacteriano y antimicótico.[9] Sin embargo, también puede causar irritación cutánea y dermatitis de contacto alérgica.[9]

Cuando se elabora un antimicótico tópico, se debe considerar el tamaño de la partícula, de modo que pueda atravesar los poros de la lámina ungueal, así como las propiedades lipofílicas e hidrofílicas de la molécula. En un estudio, se colocó aceite de melaleuca en una formulación en nanoemulsión o en nanocápsula que, en teoría, podía penetrar mejor en la unidad ungueal. En este estudio *in vitro* controlado, se trató polvo de uñas (extraído de uñas sanas) infectado con *T. rubrum*, con una de las dos formulaciones que contenían aceite de melaleuca. Dado que la hidratación de la uña mejora la penetración de fármacos poco hidrosolubles en la lámina ungueal, una solución acuosa hidrataría la queratina de la uña y posiblemente agrandaría los poros.[10, 11] Finalmente, el aceite de melaleuca en nanocápsulas presentó la mayor actividad antimicótica, posiblemente por ser una suspensión acuosa con partículas de pequeño tamaño.

El estudio antes mencionado se realizó en un laboratorio y no incluyó personas. En un estudio controlado aleatorizado doble ciego en el que se comparó la aplicación tópica de clotrimazol en solución al 1% y aceite de melaleuca al 100%, los pacientes usaron uno de los dos productos dos veces por día durante seis meses.[12] Se incluyeron 116 pacientes con onicomicosis subungueal distal por infección por *T. rubrum* o *T. mentagrophytes* confirmada mediante cultivo. Después de seis meses, los resultados se expresaron como "curación confirmada por cultivo" (clotrimazol, 10%; aceite de melaleuca, 18%), y en la evaluación clínica la cura parcial o completa fue del 61% para quienes usaron clotrimazol y del 60% para los que usaron aceite de melaleuca. Se observaron más efectos adversos (eritema e irritación) en el grupo tratado con aceite de melaleuca que en el tratado con clotrimazol. En comparación con ensayos clínicos de fase III sobre onicomicosis, este es un estudio breve en el que se usó clotrimazol como "control". La solución de clotrimazol no está autorizada por la Administración de Fármacos y Alimentos (FDA) de los

Estados Unidos para el tratamiento tópico de la onicomicosis, y se ha observado un beneficio leve en unos pocos estudios. Un diseño de protocolo más convincente habría sido incorporar un grupo que recibiera vehículo para compararlo con la solución de aceite de melaleuca durante 48 semanas. Una vez más, los resultados fueron interesantes y ligeramente positivos, pero no hay suficientes datos para crear un cambio de paradigma en el consultorio.

El resto de los productos para el cuidado de los pies que el paciente podría encontrar en la góndola de una farmacia o en el consultorio del médico son productos tópicos que extienden al máximo la autorización de la FDA para uso en infecciones dermatofíticas. Muchos de ellos tienen impresa una uña con micosis en el envase, pero si se lee la letra chica, se verá que el producto está indicado para su aplicación en la "piel que rodea la uña" y que está aprobado por la FDA para tratar "micosis" o "tiña de los pies". Ninguno de los productos está autorizado para el tratamiento de la onicomicosis de los pies. Son formulaciones que contienen ácido undecilénico, clotrimazol, tolnaftato y varios antisépticos como el polihexametileno biguanida (PHMB). En conclusión, aunque el precio sea razonable y el envase sea persuasivo, los clientes deben tener en cuenta que la comercialización de todos estos productos se basa en transmitir un mensaje con palabras y gráficos creativos y poca información.

Si se extirpa la uña, se elimina la infección fúngica

Cuando una uña provoca mucho dolor o es muy gruesa, algunos pacientes posiblemente opten por la extirpación total de la lámina ungueal. La avulsión total de la uña micótica no es en sí misma curativa, porque el procedimiento no implica tratar la infección. El plan terapéutico preferido, según se ha descrito, es combinar la avulsión ungueal con antimicóticos tópicos. En un estudio, la avulsión ungueal total con la aplicación de una crema tópica del grupo de los azoles dos veces por día en el lecho ungueal expuesto generó una tasa elevada de abandono. Todos los pacientes con onicomicosis distrófica total presentaron fracaso terapéutico, y solo el 56% de los pacientes (15 de 27) se curaron con este método,[13] lo que sugiere que el procedimiento no debería recomendarse en todos los casos para el tratamiento de la onicomicosis.

Los hongos de las uñas de los pies desaparecen solos

Los pacientes solicitan tratamiento debido al aspecto estético de las uñas, pero el médico debe informarles que se trata de una infección. La onicomicosis es una enfermedad que consiste en la invasión dermatofítica del lecho ungueal, que posteriormente provoca alteraciones tanto en el lecho ungueal como en la lámina ungueal. Las uñas de los pies micóticas son un reservorio para los dermatofitos, razón por la cual la sequedad de la piel que, según refieren los pacientes, no responde a los productos humectantes no es xerosis, sino tiña de los pies, causada muy probablemente por el mismo dermatofito que invadió la uña. A la inversa, la tiña de los pies en la región interdigital o en la planta de los pies también actúa como reservorio para la uña.[14] Si se trata únicamente una de las dos infecciones, solo se obtienen frustración y un resultado insuficiente. Se deben tratar tanto la piel como la uña, si se quieren alcanzar los objetivos del tratamiento antimicótico (curación micológica y mejor aspecto).

Dentro de la uña, la infección puede comenzar en la porción distal (hiponiquio) y permanecer allí durante meses o años, o bien, con el tiempo, avanzar en sentido proximal, dando lugar a una uña más afectada visualmente. Además, con el paso del tiempo, las uñas adyacentes pueden infectarse. Si bien este avance lento (o, en ocasiones, de velocidad moderada) no se ha documentado en una línea de tiempo clara y predecible, sin duda la progresión la han observado tanto los pacientes como los profesionales. Cabe decir entonces que las uñas afectadas por micosis no se curan solas sin intervención. La onicomicosis no es una enfermedad autolimitada.

Los antimicóticos orales "destruyen" el hígado

Una idea errónea frecuente que tienen los médicos de atención primaria, algunos especialistas y los pacientes es que los antimicóticos orales provocan hepatopatía casi inmediatamente después de tomarlos, por lo que deben evitarse terminantemente. Estos fármacos (la terbinafina, el itraconazol y el fluconazol) han sido objeto de muchos estudios para determinar su seguridad y eficacia. La terbinafina y el itraconazol están autorizados por la FDA para el tratamiento de la onicomicosis de los pies. Antes de administrar al paciente uno de estos fármacos, es fundamental determinar si la enfermedad ungueal es realmente una micosis y no una de las tantas enfermedades que se incluyen en el diagnóstico diferencial. En segundo lugar, se deben realizar una anamnesis y un examen físico completos, conjuntamente con un análisis de sangre apropiado antes de administrar la primera dosis. Al igual que con cualquier medicamento, la selección del paciente es clave. Por último, la seguridad de estos fármacos fue evaluada en un metaanálisis de 122 estudios en los que se incluyeron veinte mil pacientes. Los riesgos combinados de interrupción del tratamiento por reacciones adversas por la terapia continua fueron del 3,44% para la terbinafina (250 mg/día) y del 4,21% para el itraconazol (100 mg/día). En cuanto al tratamiento intermitente, esos riesgos fueron del 2,09% para la terbinafina en pulsos, del 2,58% para el itraconazol en pulsos y del 1,98% para la terapia intermitente con fluconazol (150 mg/semana).[15] El riesgo de lesión hepática que requirió la interrupción del tratamiento farmacológico osciló entre el 0,11% (con itraconazol continuo) y el 1,22% (con fluconazol continuo). El riesgo de aumento de los valores en las pruebas de función hepática sin presencia de síntomas y que no requirieron interrupción del tratamiento fue de menos del 2% para todos los tratamientos evaluados. Por lo tanto, en una población de pacientes inmunocompetentes, el riesgo de reacciones adversas por tomar estos antimicóticos es bajo. Por supuesto, los antimicóticos orales no pueden administrarse a cualquier paciente, pero quienes perpetuaron durante años el mito según el cual los antimicóticos causan daño hepático inminente a pacientes sanos deben reevaluar ese concepto.

La infección por hongos en las uñas de los pies no puede curarse: los medicamentos tópicos y orales no son eficaces

La palabra "curación" implica un desafío, porque denota carácter definitivo. Tratar uñas micóticas no es tratar una infección cutánea superficial con un antibiótico. Como sabe todo aquel que ha tratado o sufrido una onicomicosis, la enfermedad puede reaparecer por distintas razones. Es preciso ser diligente no solo respecto del tratamiento farmacológico de esta entidad clínica sino también del manejo del ambiente (medias, zapatos, duchas compartidas) e informar al paciente que su predisposición (trastorno médico o genético) puede dar lugar a recidivas en el futuro.[16] Conjuntamente con la infección de la uña, debe tratarse la tiña de los pies concomitante. Se debe informar al paciente cuáles son los primeros signos de onicopatía o de afectación cutánea para que acuda al médico.

Se ha comprobado la eficacia de los antimicóticos orales y tópicos en el tratamiento de esta infección (Capítulos 19 y 20). Con estos fármacos, se puede lograr que las uñas alcancen la curación micológica y clínica, pero también es preciso tener en cuenta y manejar adecuadamente el ambiente para lograr que la curación de la uña (y de la piel) sea más prolongada.

Se deben abordar las expectativas del paciente. Con frecuencia, las uñas presentan micosis durante años, lo que puede causar alteraciones ungueales permanentes. Una vez que se logró la curación clínica, es posible que las uñas presenten cierto grado de distrofia, que les confiere un aspecto poco estético. Además, si las uñas están afectadas por factores biomecánicos (p. ej., un dedo en martillo), las uñas posiblemente presenten onicauxis secundaria al traumatismo reiterado crónico a la que están sometidas. Es fundamental informar al paciente que las uñas están expuestas a factores ambientales y fuerzas externas en permanente cambio.

Bibliografía

1 Ghannoum MA, Hajjeh RA, Scher R, et al. A large-scale North American study of fungal isolates from nails: the frequency of onychomycosis, fungal distribution, and antifungal susceptibility patterns. J Am Acad Dermatol 2000; 43: 641-8.

2 Westerberg DP, Yoyack MJ. Onychomycosis: current trends in diagnosis and treatment. Am Fam Physician 2013; 88 (11): 762-70.

3 Gupta AK, Skinner AR, Baran R. Onychomycosis in children: an overview. J Drugs Dermatol 2003; 2: 31-4.

4 Mota AC et al. Antifungal activity of apple cider vinegar on candida species involved in denture stomatitis. J Prosthodont 2015; 24 (4): 296-302.

5 Heikefelt C. Chemical and sensory analyses of juice, cider and vinegar produced from different apple cultivars. Alnarp: Swedish University of Agricultural Sciences, 2011.

6 Arneborg N, Jespersen L, Jakobsen M. Individual cells of Saccharomyces cerevisiae and Zygosaccharomyces bailii exhibit different short-term intracellular pH responses to acetic acid. Arch Microbiol 2000; 174: 125-8.

7 Guldfeldt L, Arneborg U. Measurement of the effects of acetic acid and extracellular pH on intracellular pH of nonfermenting, individual Saccharomyces cerevisiae cells by fluorescence microscopy. Appl Environ Microbiol 1998; 64: 530-4.

8 Derby R, Rohal P, Jackson C, et al. Treatment of onychomycosis using mentholated ointment. J Am Board Fam Med 2011; 24: 69-74.

9 Flores FC, de Lima JA, Ribeiro RF, Alves SH, Rolim CM, Beck RC, da Silva CB. Antifungal activity of nanocapsule suspensions containing tea tree oil on the growth of Trichophyton rubrum. Mycopathologia 2013; 175 (3-4): 281-6.

10 Gunt H, Kasting GB. Effect of hydration on the permeation of ketoconazole through human nail plate in vitro. Eur J Pharm Sci 2007; 32: 254-60.

11 Murdan S. Drug delivery to the nail following topical application. Int J Pharm 2002; 236: 1-26.

12 Buck DS, Nidorf DM, Addino JG. Comparison of two topical preparations for the treatment of onychomycosis: melaleuca alternifolia (tea tree) oil and clotrimazole. J Fam Pract 1994; 38 (6): 601-5.

13 Grover C, Bansal S, Nanda S, et al. Combination of surgical avulsion and topical therapy for single nail onychomycosis: a randomized controlled trial. Br J Dermatol 2007; 157 (2): 364-8.

14 Vlahovic TC, Joseph WS, Scher RK, Tosti A, Plasencia J, Pariser DM, Markinson BC. Diagnosis and management of onychomycosis: perspectives from a joint podiatry-dermatology roundtable. J Am Podiatr Med Assoc 2016; 106 (2): 155-62.

15 Chang CH, Young-Xu Y, Kurth T, Orav JE, Chan AK. The safety of oral antifungal treatments for superficial dermatophytosis and onychomycosis: a meta-analysis. Am J Med 2007; 120: 791-8.

16 Gupta AK, Paquet M. Improved efficacy in onychomycosis therapy. Clin Dermatol 2013; 31: 555-63.

Índice de términos